JN277244

ENT[耳鼻咽喉科]臨床フロンティア

Clinical Series of the Ear, Nose and Throat

Frontier

# のどの異常とプライマリケア

専門編集　久　育男　京都府立医科大学

編集委員　小林俊光　東北大学
　　　　　髙橋晴雄　長崎大学
　　　　　浦野正美　浦野耳鼻咽喉科医院

中山書店

【読者の方々へ】

本書に記載されている診断法・治療法については，出版時の最新の情報に基づいて正確を期するよう最善の努力が払われていますが，医学・医療の進歩からみて，その内容がすべて正確かつ完全であることを保証するものではありません．したがって読者ご自身の診療にそれらを応用される場合には，医薬品添付文書や機器の説明書など，常に最新の情報に当たり，十分な注意を払われることを要望いたします．

中山書店

# シリーズ刊行にあたって

　この《ENT 臨床フロンティア》は，耳鼻咽喉科の日常診療に直結するテーマに絞った全 10 巻のユニークなシリーズです．従来の体系化された教科書よりも実践的で，多忙な臨床医でも読みやすく，日常診療の中で本当に必要と考えられる項目のみを，わかりやすく解説するという方針で編集しました．

　各巻の内容を選択するにあたっては，実地医家の先生方からの意見や要望を参考にさせていただき，現場のニーズを反映し，それにきめ細かく応える内容を目指しました．その結果，もっとも関心が高かった「検査」，「処置・小手術」，「急性難聴」，「めまい」，「薬物療法」，「口腔・咽頭・歯牙疾患」，「風邪」，「のどの異常」，「子どもと高齢者」，「がんを見逃さない」の 10 テーマを選びました．

　内容は臨床に直ぐに役立つような実践的なものとし，大病院のようなフル装備の診断機器を使わなくてもできる診断法，高価な機器を必要としない処置，小手術などに重点をおきました．また最新の診療技術や最近の疾患研究などの話題もコラムやトピックスの形で盛り込みました．記載にあたっては視覚的に理解しやすいように，写真，図表，フローチャートを多用するとともに，病診連携も視野に入れ，適宜，インフォームドコンセントや患者説明の際に役立つツールを加えました．

　各巻の編成にあたっては，テーマごとにそれぞれのスペシャリストの先生方に専門的な編集をお願いし，企画案の検討を重ね，ようやくここに《ENT 臨床フロンティア》として刊行開始の運びとなりました．また，ご執筆をお願いした先生方も，なるべく「実戦重視」の方針を叶えていただくべく，第一線でご活躍の方々を中心に選定させていただきました．

　このシリーズは，耳鼻咽喉科診療の第一線で直ぐに役立つことを最大のポイントとするものですが，実地医家や勤務医のみならず，耳鼻咽喉科専門医を目指す研修医の先生方にも広く活用していただけるものと大いに期待しております．

2012 年 5 月吉日

小林俊光，髙橋晴雄，浦野正美

# 序

　多くの耳鼻咽喉科医にとって「のどの異常への対応」は，耳疾患や鼻・副鼻腔疾患に比較して，苦手なのではないだろうか．その理由として，各疾患の経験症例数が少ないことがあげられる．若年型喉頭乳頭腫などは，重要な疾患であるにもかかわらず経験したことがない方も結構おられるのではと思っている．

　このような状況を勘案し，咽頭・喉頭疾患に関する教科書はすでに種々のものが出版されているが，本書を企画した．そのため，「シリーズ刊行にあたって」にあるように，教科書のようにすべてを網羅するのではなく，咽頭・喉頭疾患の診療に際して重要かつ読者が興味を持たれるであろう事項について，分担執筆者により実践的に解説していただくように依頼した．また，題名に「プライマリケア」としたのは，研修医や実地医家の方々にも理解しやすいようにすることを目的にしたためでもある．

　総論では，咽頭・喉頭疾患の主な症状の3つ，「咽頭痛」，「嗄声」そして「嚥下障害」を訴え来院した患者に対する一般的な診療の流れについて，フローチャートを用いて理解しやすいように解説していただいた．検査の実際では，代表的な検査である，喉頭ストロボスコピー，喉頭内視鏡検査，音声機能検査，CT検査，MRI検査について，何故その検査が必要なのか，把握すべき事項はどういったものなのかが質問形式で解説されており，それぞれの検査の要点がよく理解できるものとなっている．治療の実際では，扁桃摘出術を病巣感染症との関連，音声治療の方法とそれぞれの適応，診療所でも行える内視鏡下喉頭手術をとりあげた．いずれも，実地診療に役立つものである．

　各論では，炎症・腫瘍と類似疾患のなかで，興味深いものやぜひ知っておかなければならない疾患，また，声帯麻痺や嚥下障害といった重要な疾患の診断と治療の大切な点について，日常診療において気を付けなければならないことを主体としてわかりやすく解説していただいた．

　通読していただくのもよし，手引書として診察ユニットの横に常備の上，必要に応じて，適宜参照していただくのもよしと考えている．

2013年3月

京都府立医科大学耳鼻咽喉科・頭頸部外科学教室
久　育男

ENT 臨床フロンティア
# のどの異常とプライマリケア
## 目次

## 第1章 診療の進め方

### 「咽頭痛」を訴える患者の鑑別診断と実際の診療の進め方 …… 梅野博仁 2
咽頭痛の診療手順—発熱あり 3／咽頭痛の診療手順—発熱なし 7

### 「嗄声」を訴える患者の鑑別診断と実際の診療の進め方 ……… 平野 滋 9
嗄声の診断上の留意点 9／嗄声の診断手順 9／緊急性のある疾患に対する診療手順 13／見逃してはいけない疾患 14

### 「嚥下障害」を訴える患者の鑑別診断と実際の診療の進め方
………………………………………………………………… 唐帆健浩, 佐藤哲也 15
嚥下障害の原因疾患 15／診断の流れ 15／専門的な検査 20

## 第2章 検査の実際

### 喉頭ストロボスコピーで何がわかるのか？ ……………………… 田村悦代 26
良い声とは？ 26／声帯振動とは 26／喉頭ストロボスコピーとは 27／喉頭ストロボスコピーの使い方と種類 27／喉頭ストロボスコピーによる評価法 30／症例提示 32

### 喉頭内視鏡検査の観察項目 ……………………………………… 土師知行 34
喉頭内視鏡で使用される機器について 34／喉頭内視鏡挿入の注意点 34／喉頭内視鏡の観察項目 35／喉頭内視鏡で観察すべき主な病変 37

**Topics** 画像の記録法について ……………………………………… 加納 滋 38

### 簡便な音声検査にはどのようなものがあるか？ ……… 牧山 清, 高根智之 40
音声検査の種類 40／簡便な音質検査 40／簡便な発声能力検査 43／空気力学的検査 45

### 咽頭・喉頭疾患で CT 検査はどのような場合に有用か？ ……… 露無松里 47
CT の撮影を考慮する状況 47／CT の撮影条件に関する留意事項 47／疾患別 CT 検査 48

### 咽頭・喉頭疾患で MRI 検査はどのような場合に有用か？
………………………………………………………… 中田誠一, 藤井直子, 鈴木賢二 53
頭頸部疾患と MRI 53／CT と比べた MRI の特徴 53／各部位における MRI での診断のポイント 53／特定の疾患における MRI での有用性 54

## 第3章 治療の実際

### 扁桃摘出術の適応は変わったか？ ……………………………… 高原　幹　62
習慣性扁桃炎　62／扁桃周囲膿瘍　62／掌蹠膿疱症　62／IgA 腎症　63／胸肋鎖骨過形成症　65／アナフィラクトイド紫斑病　65／扁桃病巣疾患における扁摘の適応　66

### 音声治療はどのような症例に有用か？　その実際は？ ………… 小川　真　69
音声治療とは？　69／どのような疾患に音声治療を用いるか？　69／それぞれの疾患に対する音声治療の方法　70

**Advice**　音声治療実施にあたっての留意点 ………………………… 東川雅彦　76

### 内視鏡下喉頭手術の実際 ……………………………………… 多田靖宏　78
本手術を行うにあたっての理想的な患者条件　78／適応疾患　78／手術使用器具　78／ポリープ切除術の進め方　80

**Tips**　内視鏡下喉頭手術を確実に行うために ……………………… 児嶋久剛　82

## 第4章 炎症・腫瘍と類似疾患

### 急性喉頭蓋炎の診断と治療の留意点と気道管理 ………………… 大脇成広　86
急性喉頭蓋炎の疫学，原因，症状　86／診断　87／治療　87

**Advice**　医療安全からみた急性喉頭蓋炎 ……………… 矢部はる奈，小川　郁　92

### 慢性喉頭炎にはどのように対応すればよいか？ ………………… 佐藤公則　94
慢性炎症とは　94／喉頭にどのような所見を認めれば，喉頭の慢性炎症を疑うか　94／喉頭に慢性炎症をきたす病態にはどのようなものがあるのか　95／喉頭に慢性炎症をきたす病態の診断・治療はどうしたらよいのか　96

### 咽喉頭逆流症とは？　診断と治療はどのようにすればよいか？
………………………………………………………………… 三枝英人　99
咽喉頭逆流症とは　99／いかにして LPRD が発生するのか？　100／LPRD の診断をいかに行うか？　100／LPRD の治療を行うにあたって　106

**Topics**　咽喉頭逆流症に関する最近の話題—喉頭粘膜上皮におけるペプシンの役割 ………………………………… 折舘伸彦，溝口兼司　108

### 声帯ポリープに対してはどのように治療すべきか？ …………… 望月隆一　109
声帯ポリープとは　109／声帯ポリープの診断　109／声帯ポリープの治療　110／手術適応について　111

### 声帯結節に対してはどのように治療・指導すべきか？ ………… 本吉和美　115
声帯結節とは　115／成因　115／診断　115／治療　116

## 喉頭肉芽腫症の診断と治療の実際 ……………………………… 二藤隆春　120
喉頭肉芽腫の病態　120／喉頭肉芽腫の診断　121／喉頭肉芽腫の治療　122

## 喉頭囊胞の種類とそれぞれの治療法 …………………………… 楠山敏行　126
喉頭囊胞の概要　126／声帯囊胞の概要　126／その他の喉頭囊胞　130

## 喉頭乳頭腫はどのようにすれば完治するのか？ ……………… 齋藤康一郎　132
疫学的背景　132／診断　132／治療　133／今後：HPV ワクチン　137

**Informed Conent**　若年型喉頭乳頭腫症患者の両親への IC …… 廣瀬正幸，佐野光仁　139

## 喉頭結核はどのように診断すればよいか？ …………………… 花澤豊行　141
喉頭結核とは　141／喉頭結核の診断手順　141／結核患者発生時の対応　143

## 咽頭癌・喉頭癌を見逃さないための留意点は？ ……………… 倉富勇一郎　145
日常的な耳鼻咽喉症状を訴える患者において咽頭癌・喉頭癌を見逃さないための留意点　145／喫煙・飲酒以外の咽頭癌・喉頭癌の発症リスク　145／視診・内視鏡検査において咽頭癌・喉頭癌を見逃さないための留意点　146／頸部腫瘤を主訴に受診してきた患者において癌を見逃さない診断の進め方　147

**Topics**　咽頭癌に関する最近の話題 ………………………… 中原　晋，猪原秀典　149

## 声帯溝症にはどのように対応すればよいか？ ………………… 角田晃一　152
声帯溝症とは　152／厚生労働省難治疾患克服研究事業でわかった声帯溝症対策の問題点　152／治療法の選択　155

## 痙攣性発声障害にはどのように対応すればよいか？ ………… 中村一博　158
痙攣性発声障害とは　158／診断のポイント　158／治療の選択　159／インフォームドコンセントのポイント　162／治療成績の比較と術式選択のポイント　162／ADSD を見逃さないために　163

## 咽喉頭異常感症にはどのように対応すればよいか？ ………… 平林秀樹　165
咽喉頭異常感症とは　165／診断の進め方　165／鑑別すべき疾患と鑑別のポイント　167

## 声帯白板症にはどのように対応すればよいか？ ……………… 原　浩貴　171
声帯白板症とは　171／声帯白板症を診たらどのように対応するか　171／治療方針　172／症例提示　175

## 声変わり障害(変声障害)にはどのように対応すればよいか？
…………………………………………………………………………… 小川　真　177
声変わり障害とは　177／思春期男性に発症する声変わり障害(狭義の変声障害)　177／思春期の後に認められるピッチの障害(広義の変声障害)　179

# 第5章 声帯麻痺

## 声帯麻痺の診断に際しての留意点 ............................................ 牧山　清，平井良治　182
喉頭内視鏡検査のポイント　182／麻痺原因検索のポイント　185

## 片側声帯麻痺に対する甲状軟骨形成術Ⅰ型の有用性と欠点 ..... 讃岐徹治　188
喉頭枠組み手術とは　188／手術適応　188／手術手技について　189／術後のケアと術後成績　191／有用性と欠点について　192／病診連携について　192

### Tips　甲状軟骨形成術Ⅰ型の工夫 ............................................ 庄司和彦　193

## 片側声帯麻痺に対する披裂軟骨内転術 ................................... 楯谷一郎　195
披裂軟骨内転術とは　195／手術適応　195／麻酔　196／手術手技の実際　196／術後管理　198／有用性と欠点　198

### Tips　披裂軟骨内転術を確実に行うために ............................ 渡嘉敷亮二　200

## 両側声帯麻痺にはどのように対応すればよいか？ ................. 廣田隆一　202
両側声帯麻痺と両側声帯運動障害　202／診療の流れ　204／高次医療機関へ紹介する場合の留意点　207

### Informed Conent　両側反回神経麻痺の患者に対するIC ................. 塩谷彰浩　209

# 第6章 嚥下障害

## 嚥下内視鏡検査の実際と意義 ................................................... 梅﨑俊郎　214
検査の実際　214／嚥下機能評価における本検査の意義　218

### Tips　嚥下内視鏡検査結果の評価 ............................................ 兵頭政光　220

## 嚥下造影検査はどのような場合に有用か？ ........................... 津田豪太　222
嚥下造影検査とは　222／主要観察項目　222／VFで評価するべき特殊な病態　223／準備と配慮　224

## 嚥下障害に対する外科的治療の実際 ........................................ 馬場　均　226
嚥下障害に対する外科的治療法　226／嚥下機能改善手術　226／誤嚥防止手術　229

### Informed Conent　嚥下障害の外科的治療にあたってのIC ............. 田山二朗　232

## 嚥下障害に対するリハビリテーションにはどのようなものがあるか？ ......................................................................................... 大前由紀雄　234
嚥下リハの考え方　234／リハビリテーションの種類　234

### Tips　頭頸部癌治療後の嚥下リハビリテーション ................. 藤本保志　240

## 付 録　診察に役立つ資料集

### 患者への説明書類 実例集
　　再発性乳頭腫について ……………………………………………… 廣瀬正幸，佐野光仁　244
　　両側反回神経麻痺について ……………………………………………………… 塩谷彰浩　246
　　喉頭挙上術＋輪状咽頭筋切断術＋気管切開術について ………………………… 田山二朗　248
　　声門閉鎖術について ……………………………………………………………… 田山二朗　250
　　声の衛生について ………………………………………………………………… 本吉和美　252

### 患者への説明用イラスト
　　口腔・咽頭・喉頭 …………………………………………………………………………… 253
　　喉頭 …………………………………………………………………………………………… 254
　　嚥下のしくみ ………………………………………………………………………………… 255
　　頸部 …………………………………………………………………………………………… 256

索引 …………………………………………………………………………………………………… 257

## ■ 執筆者一覧 (執筆順)

|  |  |
|---|---|
| 梅野博仁 | 久留米大学耳鼻咽喉科・頭頸部外科 |
| 平野　滋 | 京都大学耳鼻咽喉科・頭頸部外科 |
| 唐帆健浩 | 杏林大学耳鼻咽喉科 |
| 佐藤哲也 | 杏林大学耳鼻咽喉科 |
| 田村悦代 | 東海大学医学部付属東京病院耳鼻咽喉科／東海ボイスクリニックセンター |
| 土師知行 | 倉敷中央病院耳鼻咽喉科・頭頸部外科 |
| 加納　滋 | 加納耳鼻咽喉科医院 |
| 牧山　清 | 駿河台日本大学病院耳鼻咽喉科 |
| 髙根智之 | 駿河台日本大学病院耳鼻咽喉科 |
| 露無松里 | 慈恵会医科大学耳鼻咽喉科 |
| 中田誠一 | 藤田保健衛生大学坂文種報德會病院耳鼻咽喉科・頭頸部外科 |
| 藤井直子 | 藤田保健衛生大学坂文種報德會病院放射線科 |
| 鈴木賢二 | 藤田保健衛生大学坂文種報德會病院耳鼻咽喉科・頭頸部外科 |
| 高原　幹 | 旭川医科大学耳鼻咽喉科・頭頸部外科 |
| 小川　真 | 大阪大学耳鼻咽喉科・頭頸部外科 |
| 東川雅彦 | 大阪府済生会中津病院耳鼻咽喉科・頭頸部外科 |
| 多田靖宏 | 福島県立医科大学耳鼻咽喉科・頭頸部外科 |
| 児嶋久剛 | 児嶋耳鼻咽喉科 |
| 大脇成広 | 滋賀医科大学耳鼻咽喉科学 |
| 矢部はる奈 | 慶應義塾大学耳鼻咽喉科 |
| 小川　郁 | 慶應義塾大学耳鼻咽喉科 |
| 佐藤公則 | 佐藤クリニック耳鼻咽喉科・頭頸部外科／久留米大学耳鼻咽喉科・頭頸部外科 |
| 三枝英人 | 日本医科大学耳鼻咽喉科・頭頸部外科 |
| 折舘伸彦 | 横浜市立大学耳鼻咽喉科・頭頸部外科 |
| 溝口兼司 | 北海道大学耳鼻咽喉科・頭頸部外科 |
| 望月隆一 | 大阪厚生年金病院耳鼻咽喉科／大阪ボイスセンター |
| 本吉和美 | 城南耳鼻咽喉科クリニック |
| 二藤隆春 | 東京大学耳鼻咽喉科 |
| 楠山敏行 | 東京ボイスクリニック |
| 齋藤康一郎 | 慶應義塾大学耳鼻咽喉科 |
| 廣瀬正幸 | 大阪府立母子保健総合医療センター耳鼻咽喉科 |
| 佐野光仁 | 大阪府立母子保健総合医療センター耳鼻咽喉科 |
| 花澤豊行 | 千葉大学耳鼻咽喉科・頭頸部腫瘍学 |
| 倉富勇一郎 | 佐賀大学耳鼻咽喉科・頭頸部外科 |
| 中原　晋 | 大阪大学耳鼻咽喉・頭頸部外科 |
| 猪原秀典 | 大阪大学耳鼻咽喉・頭頸部外科 |
| 角田晃一 | 国立病院機構東京医療センター臨床研究センター |
| 中村一博 | 東京医科大学八王子医療センター耳鼻咽喉科・頭頸部外科 |
| 平林秀樹 | 獨協医科大学耳鼻咽喉・頭頸部外科 |
| 原　浩貴 | 山口大学耳鼻咽喉科 |
| 平井良治 | 駿河台日本大学病院耳鼻咽喉科 |
| 讃岐徹治 | 熊本大学耳鼻咽喉科・頭頸部外科 |
| 庄司和彦 | 天理よろづ相談所病院耳鼻咽喉科 |
| 楯谷一郎 | 京都大学耳鼻咽喉科・頭頸部外科 |
| 渡嘉敷亮二 | 新宿ボイスクリニック |
| 廣田隆一 | 京都府立医科大学耳鼻咽喉科・頭頸部外科 |
| 塩谷彰浩 | 防衛医科大学校耳鼻咽喉科 |
| 梅﨑俊郎 | 九州大学耳鼻咽喉科・頭頸部外科 |
| 兵頭政光 | 高知大学耳鼻咽喉科 |
| 津田豪太 | 福井県済生会病院耳鼻咽喉科・頸部外科 |
| 馬場　均 | 大津市民病院耳鼻咽喉科 |
| 田山二朗 | 国立国際医療研究センター病院耳鼻咽喉科・頭頸部外科 |
| 大前由紀雄 | 尚寿会大生水野クリニック耳鼻咽喉科 |
| 藤本保志 | 名古屋大学耳鼻咽喉科 |

# 第1章 診療の進め方

第1章 診療の進め方

# 「咽頭痛」を訴える患者の鑑別診断と実際の診療の進め方

- 診療所外来へ「咽頭痛」を訴え来院した患者に対する一般的な診療の流れを解説する．
- 咽頭痛の診療手順を発熱の有無，咽頭所見，検査・所見，診断，治療の順に沿って❶のフローチャートに示す．

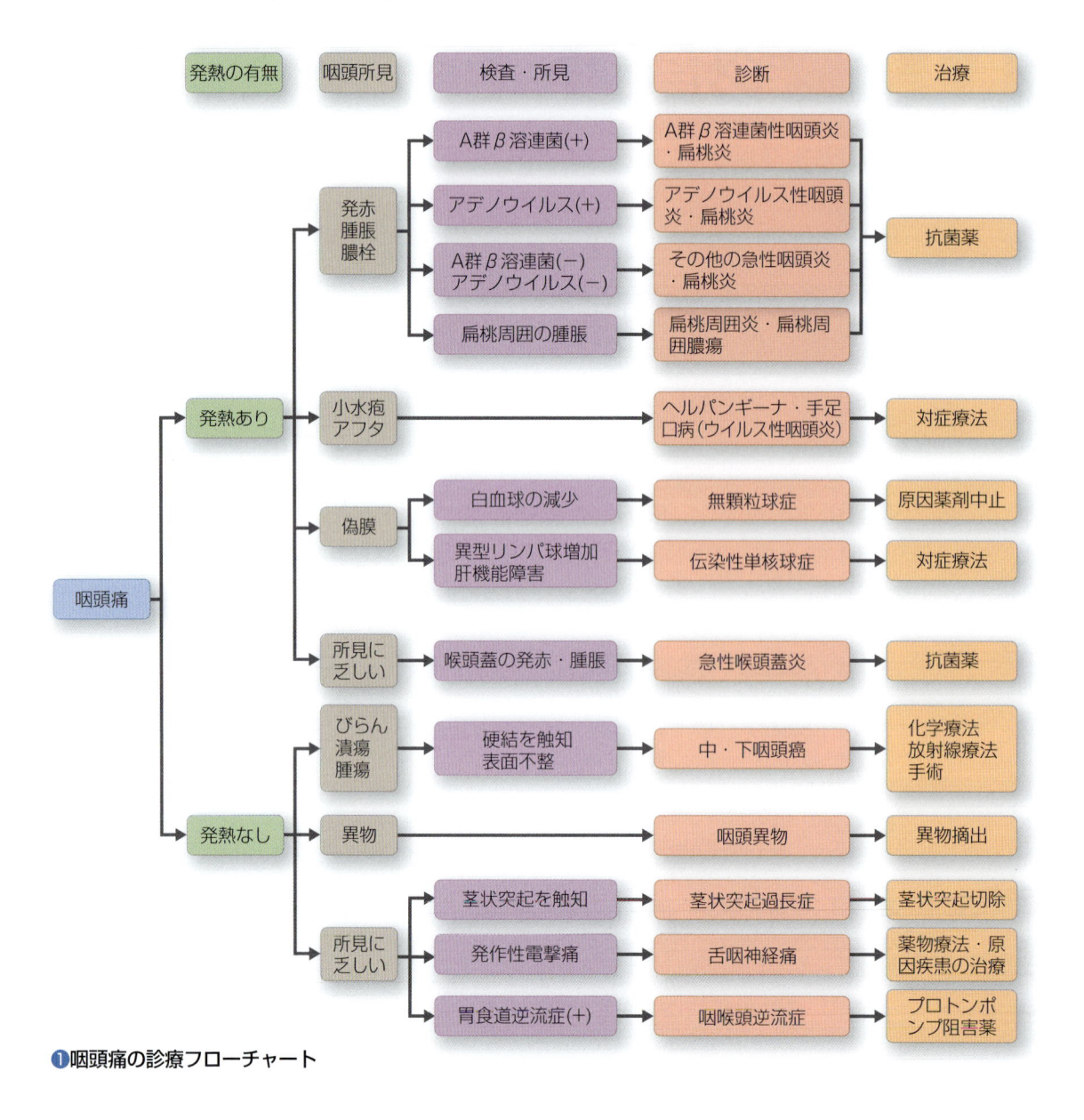

| 発熱の有無 | 咽頭所見 | 検査・所見 | 診断 | 治療 |
|---|---|---|---|---|
| 咽頭痛 — 発熱あり | 発赤・腫脹・膿栓 | A群β溶連菌(＋) | A群β溶連菌性咽頭炎・扁桃炎 | 抗菌薬 |
| | | アデノウイルス(＋) | アデノウイルス性咽頭炎・扁桃炎 | 抗菌薬 |
| | | A群β溶連菌(－) アデノウイルス(－) | その他の急性咽頭炎・扁桃炎 | 抗菌薬 |
| | | 扁桃周囲の腫脹 | 扁桃周囲炎・扁桃周囲膿瘍 | 抗菌薬 |
| | 小水疱 アフタ | | ヘルパンギーナ・手足口病(ウイルス性咽頭炎) | 対症療法 |
| | 偽膜 | 白血球の減少 | 無顆粒球症 | 原因薬剤中止 |
| | | 異型リンパ球増加 肝機能障害 | 伝染性単核球症 | 対症療法 |
| | 所見に乏しい | 喉頭蓋の発赤・腫脹 | 急性喉頭蓋炎 | 抗菌薬 |
| 発熱なし | びらん 潰瘍 腫瘍 | 硬結を触知 表面不整 | 中・下咽頭癌 | 化学療法 放射線療法 手術 |
| | 異物 | | 咽頭異物 | 異物摘出 |
| | 所見に乏しい | 茎状突起を触知 | 茎状突起過長症 | 茎状突起切除 |
| | | 発作性電撃痛 | 舌咽神経痛 | 薬物療法・原因疾患の治療 |
| | | 胃食道逆流症(＋) | 咽喉頭逆流症 | プロトンポンプ阻害薬 |

❶咽頭痛の診療フローチャート

- 咽頭痛を訴える疾患で，発熱の有無は疾患の鑑別に重要である．発熱がある疾患の多くは感染症であり，発熱がない疾患の多くは感染症ではないと考えてよい．
- 咽頭の視診所見で疾患のおおよその鑑別が可能である．咽頭粘膜・口蓋扁桃の所見は「発赤・腫脹・膿栓付着」，「小水疱・アフタ形成」，「偽膜形成」，「びらん・潰瘍・腫瘍形成」，「異物の存在」，「所見に乏しい」に分類できる．

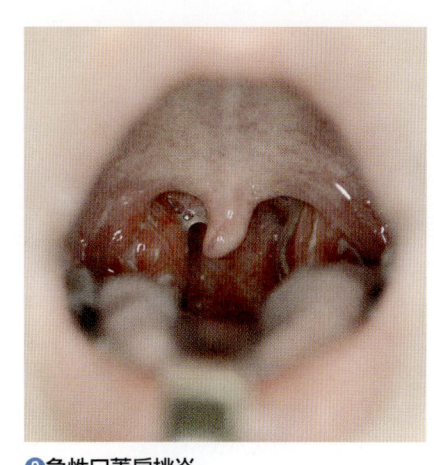

❷ 急性口蓋扁桃炎
両側口蓋扁桃に発赤・腫脹・膿栓付着を認める．

## 咽頭痛の診療手順──発熱あり

### ■ 発熱があり，咽頭粘膜・口蓋扁桃の所見に発赤・腫脹・膿栓付着がある場合

- 病変の発生部位により，上咽頭炎，咽頭側索炎，顆粒性咽頭炎，口蓋垂炎，口蓋扁桃炎，舌根扁桃炎に分類される．
- 以下に発症原因を主体とした診断手順を示す．

> 発熱の有無と咽頭所見でおおよその診断が可能である

### 病変部の迅速診断キットでA群β溶連菌が検出された場合

- A群β溶連菌性咽頭炎・扁桃炎の診断が得られる．急性口蓋扁桃炎の所見を❷に示す．
- 小児に多く，発疹を伴う場合は猩紅熱とよばれる．舌が赤く腫脹する「イチゴ舌」が見られる場合もある．
- 治療はペニシリン系抗菌薬（サワシリン®〈アモキシシリン水和物〉やクラバモックス®〈アモキシシリン水和物・クラブラン酸カリウム配合〉）の投与を行う．
- 適切な治療が行われなかった場合，急性糸球体腎炎やリウマチ熱などの合併症をきたすおそれがある．

> 小児で発疹を伴えば猩紅熱と呼ばれる

### アデノウイルス検出用キットでアデノウイルスが検出された場合

- アデノウイルス性咽頭炎・扁桃炎の診断が得られる．
- 夏かぜのプール熱（咽頭結膜熱）の原因となる．結膜が充血し，結膜炎を合併することもある．発症は学童に多い．
- 治療は抗菌薬が無効なため対症療法が基本であるが，二次感染予防目的でセフェム系抗菌薬（メイアクトMS®〈セフジトレンピボキシル〉やフロモックス®〈セフカペンピボキシル塩酸塩水和物〉），ペニシリン系抗菌薬（サワシリン®やクラバモックス®）などの投与を行ってもよい．

> 結膜炎を合併すればプール熱と呼ばれる

### A群β溶連菌およびアデノウイルスが検出されなかった場合

- 黄色ブドウ球菌，肺炎球菌などの細菌やライノウイルス，インフルエンザウイルスなどのウイルス感染が原因と考えられるが，臨床所見のみでの鑑別は困難である．

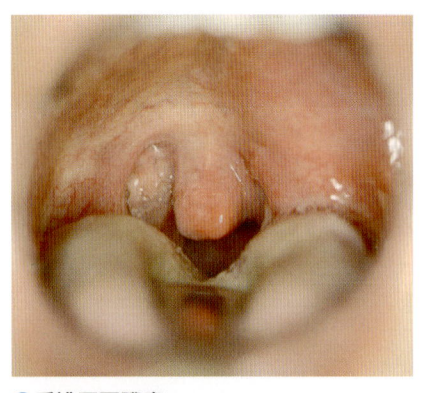

❸ 扁桃周囲膿瘍
左側扁桃周囲の腫脹が認められる.

- 治療はセフェム系抗菌薬(メイアクト MS®やフロモックス®),ペニシリン系抗菌薬(サワシリン®やクラバモックス®)などの投与を行う.

### 扁桃周囲の腫脹

- 急性扁桃炎に続発し,扁桃周囲の腫脹がみられた場合,扁桃周囲炎または扁桃周囲膿瘍の診断が得られる.扁桃周囲膿瘍症例の咽頭所見を❸に示す.
- 通常は片側で,感染が拡大すれば耳への放散痛や開口障害が出現する.
- 治療はニューキノロン系抗菌薬(オゼックス®〈トスフロキ

### Advice 切開排膿のコツ

扁桃周囲膿瘍に対する切開部の目安として,Thompson 点と Chiari 点(❹)が知られている.しかし,実際の臨床ではこれらの切開点を意識する必要はない.発赤と腫脹が最も著明な部位を切開し,排膿するのが原則である.メスによる切開が深部まで及ぶと内頚動脈の損傷を起こしかねない.切開は粘膜と筋層までにとどめ,切開部位に麦粒鉗子を挿入し,創部を広げて排膿するのがコツである.

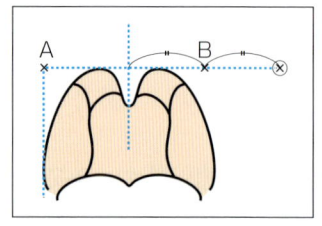

❹ Thompson 点と Chiari 点
Thompson 点(A)は前口蓋弓上縁を通る水平線と前口蓋弓側縁を通る垂直線との交点.
Chiari 点(B)は口蓋垂基部と患側上顎智歯(⊗)を結ぶ線の中点.

### Column 急性咽頭炎・扁桃炎の重症度分類

急性咽頭炎・扁桃炎の診療については❺に示すように重症度分類が考案されている.日常生活の困難度,咽頭痛・嚥下痛,発熱の3項目からなる症状スコア,咽頭粘膜の発赤・腫脹,扁桃の発赤・腫脹,扁桃の膿栓の3項目からなる咽頭・扁桃スコアを設定し,それぞれ0〜2点の3段階に分けて点数化する方法である.さらに症状スコアと咽頭・扁桃スコアの合計で0〜3点を軽症,4〜8点を中等症,9〜12点を重症と分類し,重症度分類に対応した治療が行われている[1].

❺ 急性咽頭炎・扁桃炎の重症度スコア

|  | 0点 | 1点 | 2点 | 重症度分類 | 症状スコアと咽頭・扁桃スコアの合計 |
|---|---|---|---|---|---|
| 症状スコア<br>　日常生活の困難度 | さほど支障なし | 支障はあるが休むほどではない | 仕事,学校を休む | 軽　症<br>中等症<br>重　症 | 0〜3点<br>4〜8点<br>9〜12点 |
| 　咽頭痛・嚥下痛<br>　発熱 | 違和感または軽度<br>37.5℃未満 | 中等度<br>37.5〜38.5℃ | 接触困難なほど痛い<br>38.6℃以上 | | |
| 咽頭・扁桃スコア<br>　咽頭粘膜の発赤・腫脹<br>　扁桃の発赤・腫脹<br>　扁桃の膿栓 | 発赤のみ<br>発赤のみ<br>なし | 中等度<br>中等度<br>扁桃に散見 | 高度に発赤腫脹<br>高度に発赤腫脹<br>扁桃全体 | | |

サシントシル酸塩水和物〉やクラビット®〈レボフロキサシン水和物〉）など嫌気性菌にも抗菌作用をもつ広域抗菌薬の投与を行うか，セフェム系抗菌薬（ロセフィン®〈セフトリアキソンナトリウム水和物〉）とリンコマイシン系抗菌薬（ダラシンS®〈クリンダマイシン〉）の2剤併用点滴静注を行う．
- 扁桃周囲に膿瘍の存在が疑われる場合には，18G針で穿刺排膿し，同部位のメスによる切開排膿を行う．

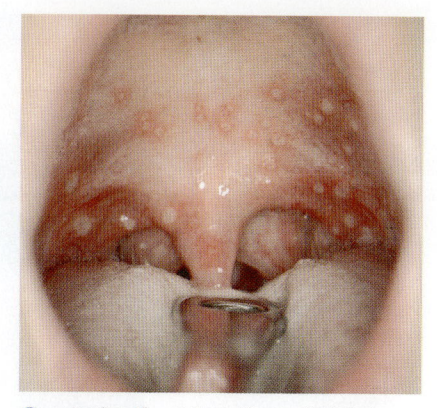

**❻ ヘルパンギーナによるアフタ性病変**
舌口蓋弓から軟口蓋を主体に，多発したアフタ性病変を認める．

## ■ 発熱があり，軟口蓋に小水疱・アフタがある場合

- コクサッキーウイルスの感染によるヘルパンギーナをまず最初に考える．
- 軟口蓋の水疱が破れるとアフタ病変として観察できる．ヘルパンギーナによるアフタ性病変の咽頭所見を❻に示す．
- 夏季に小児間で流行する．
- 治療は咽頭痛が強ければ解熱鎮痛消炎薬のアセトアミノフェン（カロナール®やアンヒバ®）などの投与を行う．抗菌薬の投与は無効であるので，輸液など対症療法を行う．
- ヘルパンギーナに加え，手掌や足底，殿部，膝窩などに有痛性の水疱性丘疹が生じた場合には手足口病と診断する．治療はヘルパンギーナと同様に対症療法を行う．

## ■ 発熱があり，口蓋扁桃に偽膜形成を認める場合

### 白血球の減少を認める場合
- 抗甲状腺薬，抗癌剤，抗菌薬などの薬剤が原因で白血球の好中球が$500/\mu L$以下まで減少した場合，無顆粒球症と診断する．
- 治療は原因薬剤の投与を中止する．
- 原因薬剤には抗甲状腺薬（チアマゾール〈メルカゾール®〉），シメチジン（シメチラン®，タガメット®），カルバマゼピン（テグレトール®），アセトアミノフェン（カロナール®，アンヒバ®）などがある．
- 感染予防のために無菌室で抗菌薬，ステロイド，G-CSF製剤などの薬物治療を行う場合もある．

### 異型リンパ球を認める場合
- リンパ球の著しい増加と異型リンパ球を認め，頸部リンパ節腫脹，肝機能障害と肝脾腫を伴う場合，EBウイルスの初感染である伝染性単核球症[*1]を最初に考える．
- 初感染では抗EBNA抗体陰性，抗EBV VCA-IgGまたはEBV VCA-IgM抗体陽性，抗EBV EA-IgG抗体陽性となる．
- 抗菌薬が無効であり，ペニシリン系抗菌薬を投与すると発熱や肝機能障害

---

扁桃周囲炎または扁桃周囲膿瘍において，穿刺排膿のみを行ったら扁桃周囲膿瘍穿刺を算定する

試験穿刺を行い膿汁を認め直ちに切開した場合は扁桃周囲膿瘍切開術を算定する

発熱し，軟口蓋に小水疱・アフタがあれば対症療法を行う

偽膜形成＋異型リンパ球出現で伝染性単核球症を考える

★1
伝染性単核球症は幼児期の感染では数日で自然治癒するので，症状は軽度である．成人での感染は肝脾腫，頸部リンパ節腫脹を伴い，血球貪食症候群など重症化する場合がある．

**❼ 急性喉頭蓋炎**
a：急性喉頭蓋炎で発赤を伴い腫脹した喉頭蓋の電子内視鏡写真．
b：急性喉頭蓋炎患者の頸部側面単純X線写真．腫脹した喉頭蓋がthumb print sign（→）として描出されている．
（梅野博仁ほか．成人の急性喉頭蓋炎．MB ENT 2004；40：14より引用）

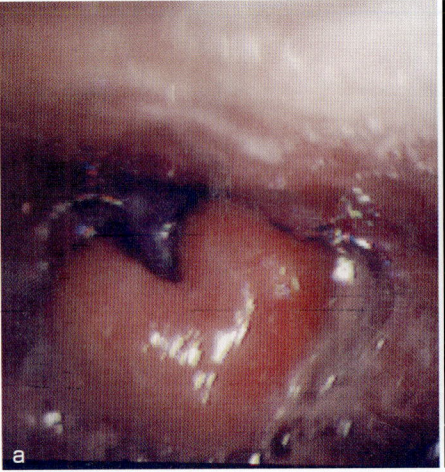

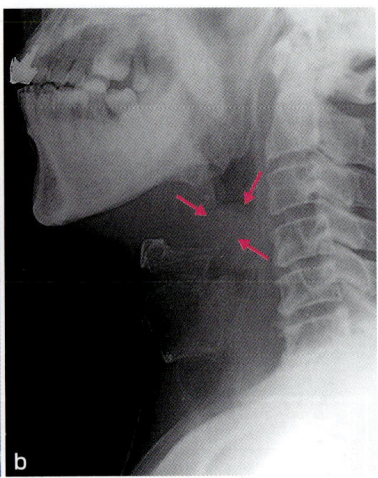

が増悪し，皮疹が高頻度に出現するので注意が必要である．
● 成人での感染経路は飲料の回し飲み，キスなど経口感染で発症するため，別名 kissing disease ともよばれる．

### ■ 発熱があり，咽頭に異常所見が乏しい場合

● 患者に咽頭痛か喉頭痛かの区別は難しい．咽頭に異常がなくても，声門上部が炎症の主体である急性喉頭蓋炎では咽頭痛を主訴に受診する場合が最も多い[2]．

*発熱し，咽頭所見なしで，喉頭の炎症を考える*

● 炎症が披裂喉頭蓋ひだや披裂部に及ぶと吸気性喘鳴が生じ，急速に呼吸困難が出現し進行する．

*急速に進行する呼吸困難に注意する*

● 診断は間接喉頭鏡検査または喉頭内視鏡検査で腫大した喉頭蓋を確認するが，頸部側面単純X線検査でも，腫大した喉頭蓋の確認は可能である．❼-aに急性喉頭蓋炎で発赤を伴い腫脹した喉頭蓋の電子内視鏡写真を示す．また，急性喉頭蓋炎患者の頸部側面単純X線写真を❼-bに示す．腫脹した喉頭蓋がthumb print signとして描出されている．

● 治療は嫌気性菌にも効果を示す広い抗菌域をもつニューキノロン系抗菌薬（オゼックス®，クラビット®）の投与を行うか，セフェム系抗菌薬（ロセフィン®）とリンコマイシン系抗菌薬（ダラシンS®R）の抗菌薬点滴静注を行う．喉頭浮腫に対してステロイド投与が有効な場合が多い．

● 呼吸困難が進行する成人には緊急気管切開が必要である．気道確保が遅れると窒息してしまうので，迅速な対処が必要である．

*小児では気管挿管が安全である*

● 小児の急性喉頭蓋炎の場合には気管切開ではなく，気管挿管で呼吸管理を行

> **Column**
> 　原発不明頸部転移癌の原発巣は口蓋扁桃である可能性が最も高い．PET検査も有用であるが，頸部郭清術を行うと同時に原発巣の確定診断と治療を兼ねて口蓋扁桃摘出術を施行するとよい．

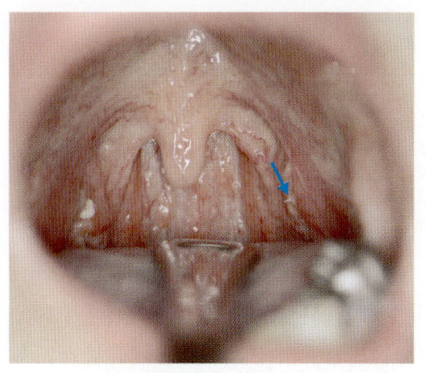

### Advice 異物摘出のコツ

口蓋扁桃の異物摘出には把持力の強い麦粒鉗子を用いる．鑷子を用いた摘出も可能ではあるが，絞扼反射や嚥下反射で異物が脱落すると危険である．

❽ 左口蓋扁桃に刺入した魚骨異物

ったほうが安全である[3]．小児の気管切開は気道狭窄などの術後合併症を考慮すると，なるべく避けたほうがよい．

## 咽頭痛の診療手順――発熱なし

### ■ 発熱がなく，咽頭粘膜・口蓋扁桃の所見にびらん・潰瘍・腫瘍がある場合

- 悪性腫瘍を疑い，生検を行う．
- NBI (narrow band imaging) など異常血管病変が観察しやすい特殊光での観察機能が付随した電子内視鏡での観察を行うと，早期での診断が得られやすい．
- 扁平上皮癌の場合，治療は表在癌であれば切除のみ，早期癌であれば切除か（化学）放射線治療を施行し，進行癌であれば化学療法で原発巣の反応を診たうえで化学放射線療法か再建を含めた拡大切除術かの適応を決める．
- 頸部リンパ節転移に対しては頸部郭清術を適宜行う．組織生検の結果が悪性リンパ腫であれば，病期分類を行い，化学療法のみか放射線照射も行うか，検討が必要である．

❾ 顔面単純X腺撮影により診断された右茎状突起過長症
矢印は右茎状突起を示す．

「表在癌の診断には NBI が有用である」

### ■ 発熱がなく，咽頭に異物を認める場合

- 舌圧子による口蓋扁桃観察で口蓋扁桃に魚骨などの異物を認めることが最も多く，次いで舌根扁桃に異物が確認される場合が多い．口蓋扁桃に刺入した魚骨異物症例の咽頭所見を❽に示す．
- 舌根部の異物摘出には麦粒鉗子での把持が困難なため，鉗子チャンネル付き電子内視鏡下にチャンネルから把持鉗子を挿入し，異物の摘出を行う．

「咽頭異物は口蓋扁桃に最も多い」

### ■ 発熱がなく，咽頭所見に異常がない場合
#### 茎状突起先端を触知する場合

- 単純X線による後頭前頭法や Water's 法，顔面側面撮影（❾）で診断は可能であるが，とくに 3D-CT 撮影は確実な診断が得られる[4]．

★2 摘出のポイント
咽頭痛が扁桃下極に限局している場合は，口腔内からのアプローチによる茎状突起先端の切除のみで咽頭痛は軽減する場合が多い．しかし，咽頭痛が電撃痛で耳・頸部への放散痛を伴う場合，茎状突起が舌咽神経を圧迫しているため，頸部外切開によるアプローチでできるだけ茎状突起基部での切除が必要となる．

舌咽神経痛は原因の精査が必要である

- 治療は茎状突起先端の切除を行う★2．
- 茎状突起の長さは2.5 cmを超えると過長症であるが，過長症のうち，実際に症状を呈するのは4％程度といわれている．
- 扁桃窩経由で茎状突起周囲にキシロカインを浸潤麻酔し，症状消失の有無をみると診断が得られる[5]．

### 咽頭痛が発作性電撃痛の場合

- 咀嚼や嚥下，あくび，会話などで誘発される扁桃・舌根部から外耳・中耳にかけての発作的な痛みの場合，舌咽神経痛と診断する．40歳代の男性に多く，症候性と特発性に分類される．
- 原因は不明である場合も多いが，脳腫瘍や脳動脈瘤の存在や，舌咽神経が血管や茎状突起で圧迫されて起こる場合もある．
- 治療はカルバマゼピン（テグレトール®）やジェネリックのカルバマゼピン（アメル®，レキシン®），フェニトイン（アレビアチン®）などの薬物療法を行うが，薬物療法が著効せずに原因が不明な場合，血管減圧術が選択される．

### 基礎疾患に胃食道逆流症がある場合

- 胃内容が食道下部の逆流防止機構を越えて食道内に逆流するため，胃酸による咽頭炎を併発する場合がある．
- 治療はプロトンポンプ阻害薬（パリエット®〈ラベプラゾールナトリウム〉やタケプロン®〈ランソプラゾール〉）の投与を行う．

（梅野博仁）

---

**引用文献**

1) 原渕保明ほか．扁桃炎の治療指針について―急性咽頭・扁桃炎―．口咽科 2002；17：189-95．
2) 末吉慎太郎ほか．当科における急性喉頭蓋炎73例の臨床的検討．喉頭 2010；22：119-23．
3) 西山耕一郎．小児の急性喉頭蓋炎．MB ENT 2004；40：8-12．
4) Nakamura Y, et al. Auris Nasus. Larynx 2002；29：55-7．
5) 竹内俊二．咽喉頭異常感症と過茎状突起症．MB ENT 1989；5：1103-6．

第1章 診療の進め方

# 「嗄声」を訴える患者の鑑別診断と実際の診療の進め方

## 嗄声の診断上の留意点

- 嗄声をきたす疾患は種々多様であり，一通りの疾患は念頭においておく必要がある．
- 鑑別診断には，問診，内視鏡所見が重要であり，可能であればストロボスコピーが望まれる．とくに声帯硬化性病変の診断にはストロボスコピーが必須である．
- 声帯出血，急性喉頭蓋炎など緊急性のある疾患群がある．
- 悪性疾患や背景に潜んでいる神経疾患を見逃さないことが重要である．

## 嗄声の診断手順

- ❶に基本的な流れを，❷に鑑別のフローチャートを示す．

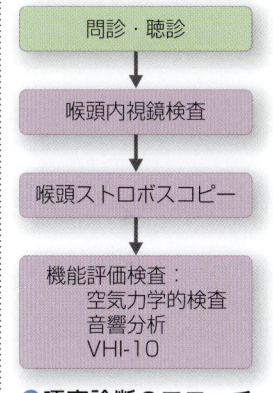

❶ 嗄声診断のフローチャート

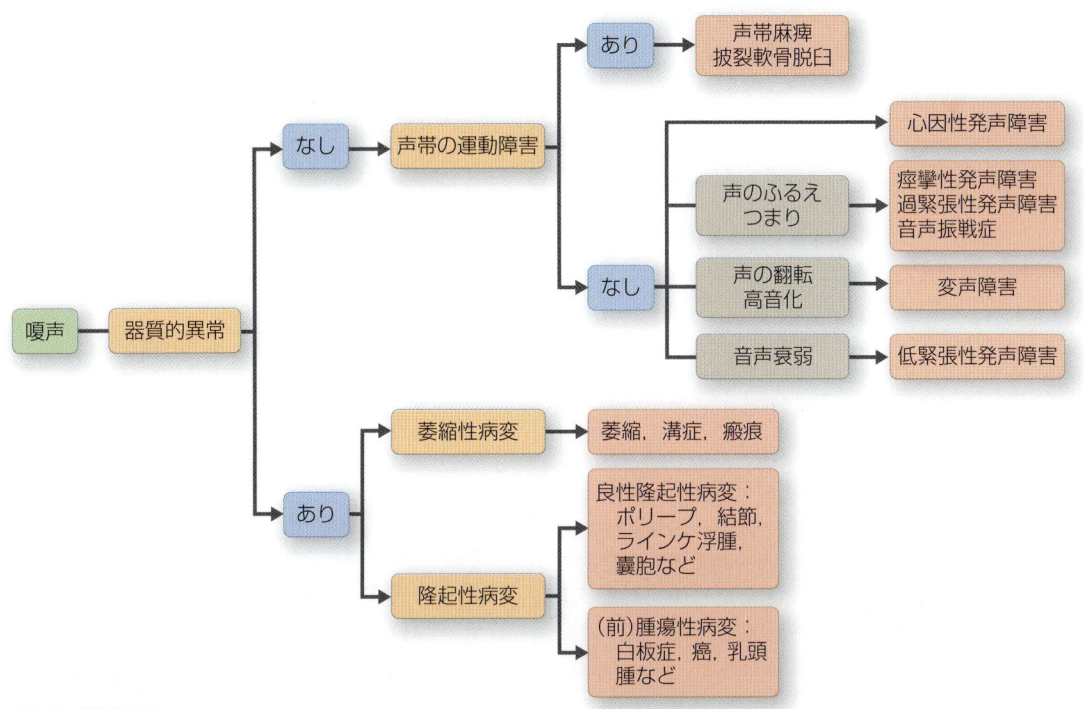

問診・聴診 → 喉頭内視鏡検査 → 喉頭ストロボスコピー → 機能評価検査：空気力学的検査、音響分析、VHI-10

❷ 嗄声の鑑別診断

嗄声 → 器質的異常
- なし → 声帯の運動障害
  - あり → 声帯麻痺、披裂軟骨脱臼
  - なし →
    - 声のふるえ つまり → 心因性発声障害、痙攣性発声障害、過緊張性発声障害、音声振戦症
    - 声の翻転 高音化 → 変声障害
    - 音声衰弱 → 低緊張性発声障害
- あり →
  - 萎縮性病変 → 萎縮，溝症，瘢痕
  - 隆起性病変 →
    - 良性隆起性病変：ポリープ，結節，ラインケ浮腫，囊胞など
    - （前）腫瘍性病変：白板症，癌，乳頭腫など

### ■ 問診

- 以下の項目について患者に確認する．
  ①嗄声のオンセット：急激か，徐々にか，時間帯や季節性など．
  ②性状：かすれ，つまり，違和感，高い声が出ない，低い，など．
  ③喫煙歴，胃酸逆流症の有無，音声酷使（歌手など）の有無．
  ④構音障害，嚥下障害の随伴がないか．
  ⑤脳，頸部，胸部の手術歴がないか．

#### 問診から疾患の予想がつくか？

問診はその後の手順を進める情報が得られる

- 問診から診断をするのは不可能であるが，その後の手順を進めるうえで参考になる情報は得られる．急激なオンセットであれば急性炎症やポリープを，徐々に起これば慢性炎症に起因する結節やラインケ（Reinke）浮腫，白板症などの可能性がある．起床時に強い嗄声であれば胃酸逆流症を，季節性があればアレルギーを念頭におく．
- 嗄声と「つまり」は別であり，「つまる」場合は痙攣性発声障害や過緊張性発声障害を疑う．
- 構音障害や嚥下障害を随伴する場合はALS（筋萎縮性側索硬化症）などの中枢性疾患を念頭におく必要がある．
- 頸胸部の手術歴は反回神経麻痺の可能性を示唆する．

### ■ 聴診

GRBASスケールのポイント

- 問診中に患者の音声を聴診する．
- 聴覚印象としてGRBASスケールが有用である．G（グレード），R（粗糙性），B（気息性），A（無力性），S（努力性）について，それぞれ正常を0点とし，3点までの4段階評価を行う．
- Rが強ければラインケ浮腫など，Bが高度であれば反回神経麻痺や萎縮を疑う．Aは低緊張性発声障害，Sは痙攣性発声障害や過緊張性発声障害で顕著になる．癌の場合はR，B，Sが混合することが多く，慣れれば聴覚印象的に「悪性」なイメージを感じられるようになる．

### ■ 喉頭内視鏡検査による鑑別
#### 内視鏡検査による各種喉頭疾患の鑑別

- まずは内視鏡検査による視診が疾患鑑別上の重要な手がかりとなる．
- 声帯の器質的異常の有無，運動障害の有無を観察する（❷）．
- 器質的異常：隆起性病変の場合，良性隆起性病変，（前）腫瘍性病変の鑑別を行う．癌かどうかの鑑別にはストロボスコピーが必須である．鑑別のポイントを❸に，代表的疾患を❹に示す．

---

**Topics　麻痺と脱臼の鑑別**

前方脱臼では披裂部が前内側に，後方脱臼では後外側に偏移するが，偏移が著明でない前方脱臼は視診による麻痺との鑑別は困難である．筋電図検査は有用であるが，神経回復後の病的共同運動が発生する時期においては，いずれにおいても神経活動が認められ，鑑別困難となる．行うなら6週以内が目安である．最近の3D-CTの発達により，脱臼の鑑別がかなり可能となった．

### ❸隆起性病変の鑑別

| 良性病変 | ポリープ | 一側性のことが多い．赤色の出血性ポリープから白色ポリープまである．柔らかいものが多いが，線維化や肉芽化が進むと硬く変質する． |
|---|---|---|
| | 結節 | 両側性．声帯前中 1/3（いわゆる "striking zone"）に発生する．通常は柔らかいが，慢性化し線維化が進むと硬く変質する．小さな囊胞との鑑別を要することがある． |
| | ラインケ浮腫 | 両側性が多い．声帯全長にわたる浮腫状変性で，ポリープ様声帯ともよばれる．通常は柔らかいが，器質化が進むと硬く変質する． |
| | 囊胞 | 一側性のことが多い．声帯の上皮下に透見される腫瘤として観察される．ポリープより硬く，声帯振動の障害が強い． |
| （前）腫瘍性病変 | 白板症 | 一側，両側いずれもあり，多発性も多い．上皮の白色病変として観察される．癌との鑑別には声帯振動の観察が必須であり，非癌病変であれば振動の制限はないか軽度である． |
| | 癌 | 声帯振動の制限を認める． |
| | 乳頭腫 | 乳頭状の腫瘤として観察され，多発することが多い．癌と異なり振動障害は強くない． |

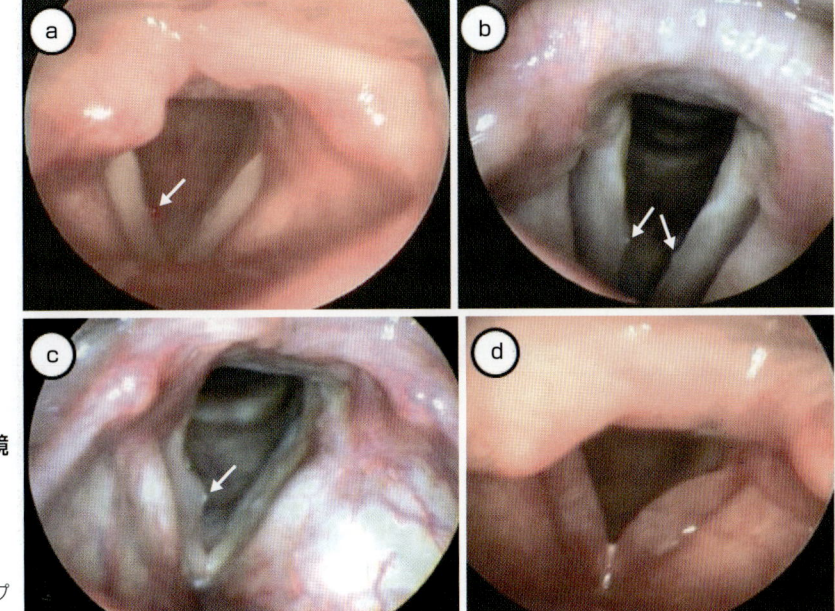

❹代表的良性疾患の内視鏡所見
a：声帯ポリープ．
b：結節．
c：囊胞．
d：ラインケ浮腫（ポリープ様声帯）．

- 萎縮性病変：声帯萎縮，溝症，瘢痕がある．瘢痕の診断にはストロボスコピーが有用である（後述）．
- 声帯運動の障害をきたす疾患：反回神経麻痺に代表される声帯麻痺や披裂軟骨脱臼があげられ，鑑別を要する．麻痺と脱臼の鑑別は必ずしも容易ではないが，披裂部の異常な前方・後方偏移は脱臼を疑う．嗄声に至る病歴聴取も重要である．筋電図検査は有用であるが，手技的に一般の診療所では困難なことが多い．

## 器質的病変，運動障害ともにない疾患の鑑別
### 痙攣性発声障害
- 発声中に声帯の急激な内転あるいは外転をきたす神経性疾患である．内転

に伴い「声がつまる，とぎれる」内転型と，外転に伴い「声が途絶える，ハーハーいう」外転型，さらに混在する混合型がある．内転型が圧倒的に多い．
- 過緊張性発声障害との鑑別が重要となる（→ Advice）．

### 心因性発声障害
- 器質的異常や運動障害がなく，他の疾患も除外された場合，心因性と診断される．通常，背景に心因性素因があり，多くの患者がうつ病などの精神疾患を有するとされる．
- 所見としては，声門の閉鎖が弱く，失声をきたすことが多い．

## ■ 喉頭ストロボスコピー
- 音声障害の診断には本来必須の検査であるが，検査機器の普及は必ずしも進んでおらず，診療所での設置・実施は困難なのが現状である．
- 声帯の振動状態が観察可能であり，鑑別診断に本検査を必要とする疾患群がある．

### 声帯結節やポリープと嚢胞の鑑別
- 先述したとおり，とくに小病変においては嚢胞との鑑別が通常の内視鏡だけでは困難なことが多い．ストロボスコピーを行うと，嚢胞では結節やポリープに比較して病変が硬く，声帯振動の制限が強いのが特徴である．病変が小さい割に嗄声が高度の場合は嚢胞を疑う．

### 声帯瘢痕性病変の診断
- 声帯が瘢痕化し硬く変性する疾患である．外見上は異常なく見えることもあり，ストロボスコピーで声帯振動の減弱や消失を確認する必要がある．

## ■ 補助診断
- 最長発声持続時間（maximum phonation time：MPT）：最も楽な高さ，強さで母音をできるだけ長く発声させ，その時間を測る．3回計測して最長のものをMPTとする．診療所でも簡便にでき，かつ嗄声の重症度を測るのに有用な検査である．12秒以上が正常．
- 空気力学的検査[★1]：発声中の平均呼気流率（mean flow rate：MFR），喉頭効率などが計測可能である．声門閉鎖不全の状態や音声障害の重症度判定に有用である．
- 音響分析[★1]：声の質を測る検査．音声波形の中から周期や振幅のゆらぎ，雑音成分など検出可

---

診療所でもできる音声検査，MPT

★1 空気力学的検査と音響分析はそれぞれ計測機器が必要である．

---

> **Advice　内転型痙攣性発声障害と過緊張性発声障害の鑑別**
>
> 過緊張性発声障害は機能性発声障害であるが，重症になると痙攣性発声障害とまったく同様の音声障害をきたし，鑑別は難しい．過緊張性発声障害の場合は喉頭が挙上気味になるため，舌骨と甲状軟骨の隙間が狭くなったり，同部位に圧痛を感じることが多い．また，ピッチの上昇をきたしやすい．一方，痙攣性発声障害は課題特異的な面があり，会話中の症状が強い半面，歌や泣き声などでは症状が軽減することがある．しかし，これらの所見だけで確定診断をつけるのは難しい．内喉頭筋の筋電図で，痙攣性発声障害では過内転に伴いバースト電位が起こることが報告されているが，これも確定診断の根拠にはなりにくい．過緊張性発声障害には喉頭マッサージや音声治療が効果的であり，これらの治療に対する反応性をみることが鑑別の一助になる．

### ❺ voice handicap index 10（VHI-10）

0＝なし，1＝ほとんどない，2＝時々ある，3＝ほとんどいつもある，
4＝いつもある

| | | | | | |
|---|---|---|---|---|---|
| 1）自分の声が他人にわかりにくい | 0 | 1 | 2 | 3 | 4 |
| 2）騒がしい場所で自分の声が理解されにくい | 0 | 1 | 2 | 3 | 4 |
| 3）声の障害が生活に影響を与えている | 0 | 1 | 2 | 3 | 4 |
| 4）声の障害のために会話に入れない | 0 | 1 | 2 | 3 | 4 |
| 5）声の障害のために収入に影響が出ている | 0 | 1 | 2 | 3 | 4 |
| 6）声を振り絞らないと出にくい感じがする | 0 | 1 | 2 | 3 | 4 |
| 7）私の声の明瞭度が自分ではっきりわからない | 0 | 1 | 2 | 3 | 4 |
| 8）声のためにいらいらする | 0 | 1 | 2 | 3 | 4 |
| 9）声の障害のためにハンディキャップを負っている | 0 | 1 | 2 | 3 | 4 |
| 10）他人が「その声どうしたの？」と聞いてくる | 0 | 1 | 2 | 3 | 4 |

（Rosen C. et al. Laryngoscope[1] より）

能である．
- voice handicap index（VHI）-10（❺）[1]：患者の声に対する自己評価．10項目の声にかかわる状態を5段階で評価させる．満点は40点（最重症），11点以上が異常とされる．これも診療所で簡単にできるので有用である．

> 診療所で簡単にできるVHI-10

## 緊急性のある疾患に対する診療手順

### 急性喉頭炎，声帯出血による失声
- 声帯の急性炎症や出血で失声をきたすことがある．喉頭内視鏡検査で声帯の充血，出血，腫脹が確認できる．
- 出血や潰瘍形成時は絶対安静が必要であり，発声禁止とする必要がある．
- 歌手などの職業的音声使用者で回復を急ぐ場合は，ステロイドの点滴や声帯注射などの緊急避難的治療を考慮する．

### 急性喉頭蓋炎
- インフルエンザ菌（*Haemophilus influenzae*）による感染で，喉頭蓋の急激な腫脹により窒息に至ることがあるので注意が必要である．
- 咽頭所見は軽微あるいは正常なことが多いが，その割に重度の咽頭痛を訴える場合は急性喉頭蓋炎を疑う．すみやかに抗生物質，ステロイドの点滴治療が必要である．
- 急速な増悪がないか慎重な経過観察が必要であり，窒息の危険がある場合は気管挿管あるいは気管切開を要する．診療所で発見された場合は最寄りの総合病院に紹介するほうが無難と考える．

> 急性喉頭蓋炎に対する対処，すみやかな対応が必要

### 両側反回神経麻痺
- 嗄声とともに呼吸困難が起こるため，緊急気管切開を要することがある．患者は呼吸苦を主訴としてくるので，対応可能なしかるべき医療機関へ搬送する必要がある．

- 原因疾患は多岐にわたるので，原因精査が重要である．

## 見逃してはいけない疾患

### 痙攣性発声障害
- 背景に全身性ジストニアが存在する場合があるので，神経内科へのコンサルトを行う．

### 反回神経麻痺
- 本疾患はあくまで症候であり，原因疾患の検索を忘れてはならない．
- 頸胸部造影CT検査は必須である．必要に応じて頭部MRI，頸部超音波検査，上部消化管検査を考慮する．

### 声帯外転障害
- 声帯の外転障害であり，通常両側性に起こり呼吸困難を招く．背景に重症筋無力症などの中枢性疾患があることが多いので，神経内科へのコンサルトが必須である．
- 重症筋無力症の場合，テンシロンテストが診断に有用である．

### paradoxical vocal fold movement
- 突然両側声帯の内転痙攣が起こり呼吸困難を呈する疾患で，喉頭痙攣ともよばれる．夜間に多く，喘息と間違われることがあるので，正しく診断することが重要である．通常，呼吸苦発作は数分間続き，すみやかに解除される．患者は窒息の恐怖をもつので，その心配のないことを説明する．通常，診察時には発作は収まっていることが多いので，喉頭内視鏡検査所見からの診断は難しい．詳細な病歴聴取が決め手となる．
- 原因として，アレルギー，咽喉頭酸逆流症，後鼻漏，迷走神経障害，心因性素因などが指摘されているが，複合因子のことが多い．喉頭アレルギー，咽喉頭酸逆流症，後鼻漏の所見は内視鏡検査で検出できるので，これを見逃さないようにする．それに合わせて，抗ヒスタミン薬，マクロライド系抗生物質，プロトンポンプ阻害薬（PPI）などを処方する．

### 中枢性発声障害
- ミオクローヌス，振戦症，ALSなど中枢性疾患の一環として発声障害を呈することがある．とくにALSによる初期症状としての発声障害，嚥下障害には注意を要し，疑われた場合は神経内科にコンサルトする．

（平野　滋）

#### 引用文献
1) Rosen, C, et al. Development and Validation of the Voice Handicap Index-10. Laryngoscope 2004；114(9)：1549-56.

第 1 章　診療の進め方

# 「嚥下障害」を訴える患者の鑑別診断と実際の診療の進め方

## はじめに

- 「食べ物がのどにつかえる感じがする」，「飲み込みにくい」，「飲み込む際にむせる」など，嚥下障害を示唆するような症状を訴える患者の多くは，まず耳鼻咽喉科を受診する．口腔および咽頭は，耳鼻咽喉科医にとって専門領域の一部であり，その診察には熟達している．しかしながら嚥下障害を起こす原因疾患は多様であるため，これらを鑑別していく過程では，通常の耳鼻咽喉科診察に加えて，嚥下機能検査や上部消化管内視鏡検査，さらにMRIなどの画像検査を組み合わせていく必要がある．
- 近年，日本耳鼻咽喉科学会から嚥下障害診療ガイドライン[1]がまとめられ，耳鼻咽喉科診療所などにおける嚥下障害診療の手順が示されている．本項ではこのガイドラインをふまえて，診療手順を解説する．

## 嚥下障害の原因疾患

- 嚥下障害の診断は原因診断と病態診断の2つに分けられる．原因診断とは嚥下障害を起こす原因の診断で，病態診断とは嚥下動態を評価して嚥下障害の程度を診断するものである[2]．
- ❶のように嚥下障害を起こしうる病態は多岐にわたり[3]，耳鼻咽喉科領域外のものも数多く含まれ，原因診断を単純にフローチャート化するのは困難である．❷には疼痛の有無，誤嚥の有無，構音障害の有無，発症の時間経過を条件判断とした，丘村によるフローチャートを示す[2]．原因診断においては，全身の神経学的所見を神経内科医に依頼するなど，他科との連携も必要となる．
- 一方，病態診断は咽頭や喉頭を専門とする耳鼻咽喉科医の得意とするところである．問診と合わせて嚥下障害の有無や程度を判別し，必要であれば他科や専門的な医療施設に診断や治療を依頼する．

> 原因診断と病態診断

## 診断の流れ

- 対象患者に対してまず問診を行い，精神機能・身体機能の評価，口腔・咽頭・喉頭などの診察をして，必要であれば嚥下機能評価のための簡易検査を行い，嚥下内視鏡検査を行う[1]．これにより対象患者を，一般外来で経過観察，

**❶嚥下障害の原因とその分類**

| 1. 器質性嚥下障害 | 1) 口腔・咽頭・喉頭・頸部の腫瘍，腫瘤<br>2) 口腔・咽頭・喉頭・頸部の外傷（手術を含む）<br>3) 咽頭異物<br>4) 奇形（口唇口蓋裂，食道奇形，血管輪など）<br>5) 瘢痕狭窄（炎症の後遺症など）<br>6) その他（食道web，Zenker憩室，Forestier病など） |
|---|---|
| 2. 運動障害性嚥下障害 | 1) 脳血管障害（仮性球麻痺，ワレンベルグ症候群など）<br>2) 変性疾患（ALS，パーキンソン病など）<br>3) 炎症（膠原病，脳幹脳炎，末梢神経炎，ギラン・バレー症候群など）<br>4) 脳腫瘍<br>5) 中毒（有機リン中毒，ボツリヌス中毒など）<br>6) 頭部外傷（手術を含む）<br>7) 筋疾患（重症筋無力症，筋ジストロフィーなど）<br>8) 内分泌障害（ステロイドミオパチー，甲状腺機能亢進症など）<br>9) 代謝疾患（アミロイドーシス，ウィルソン病など）<br>10) その他（脳性麻痺，神経系奇形，食道痙攣，アカラシアなど） |
| 3. 機能性嚥下障害 | 1) 嚥下痛をきたすもの（口内炎，咽喉頭炎など）<br>2) 心因性（神経症，拒食症など） |

（堀口利之．JOHNS 1998[3] より）

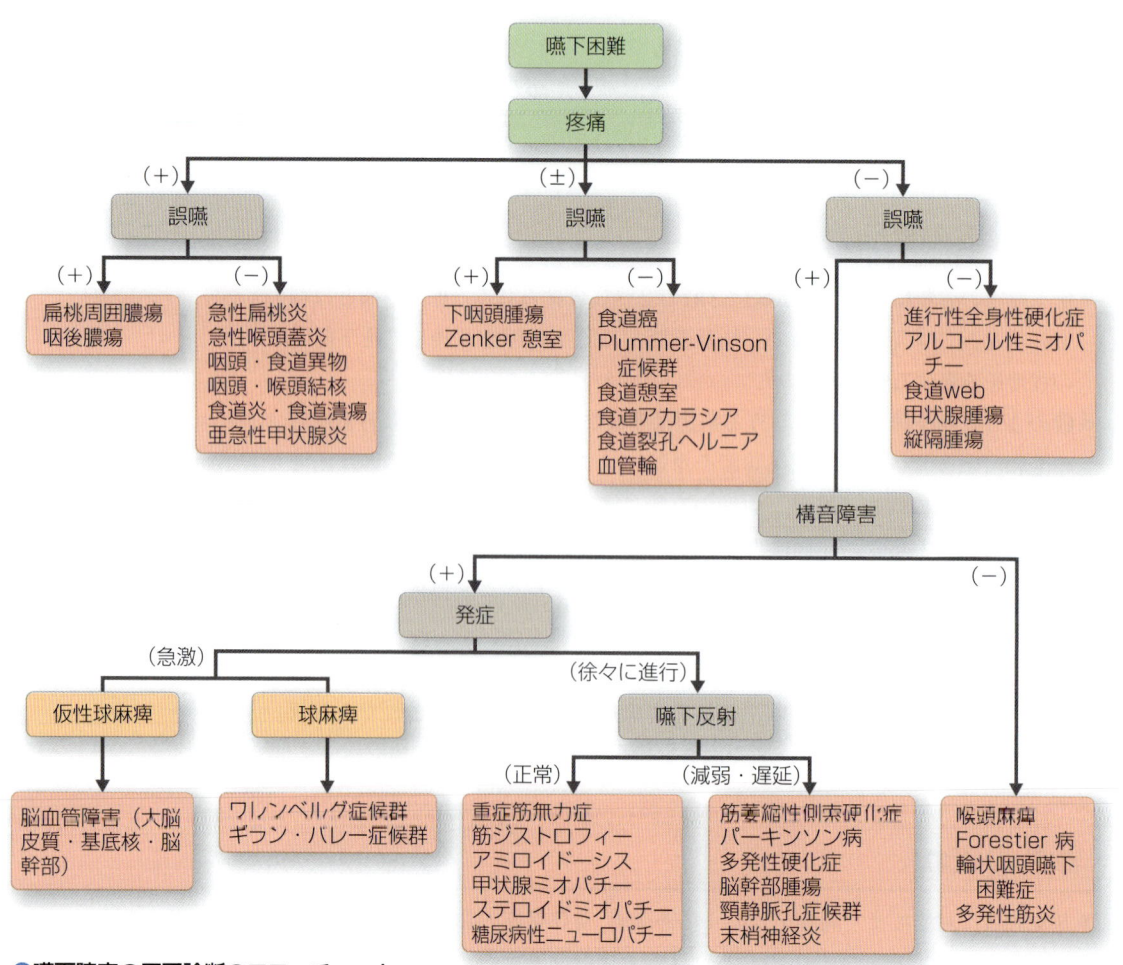

**❷嚥下障害の原因診断のフローチャート**

（丘村　熙．嚥下のしくみと臨床．金原出版；1993[2] より）

```
1. 対象患者
   ↓
2. 問診
   ↓
3. 精神機能・身体機能の評価
   ↓
4. 口腔・咽頭・喉頭などの診察
   ↓                    ↓
                    5. 簡易検査
   ↓
6. 嚥下内視鏡検査
   ↓
対応基準
   ↓         ↓         ↓         ↓
一般外来で  一般外来で  より専門的な  評価・治療の
経過観察   嚥下指導   医療機関へ紹介  適応外と判断
```

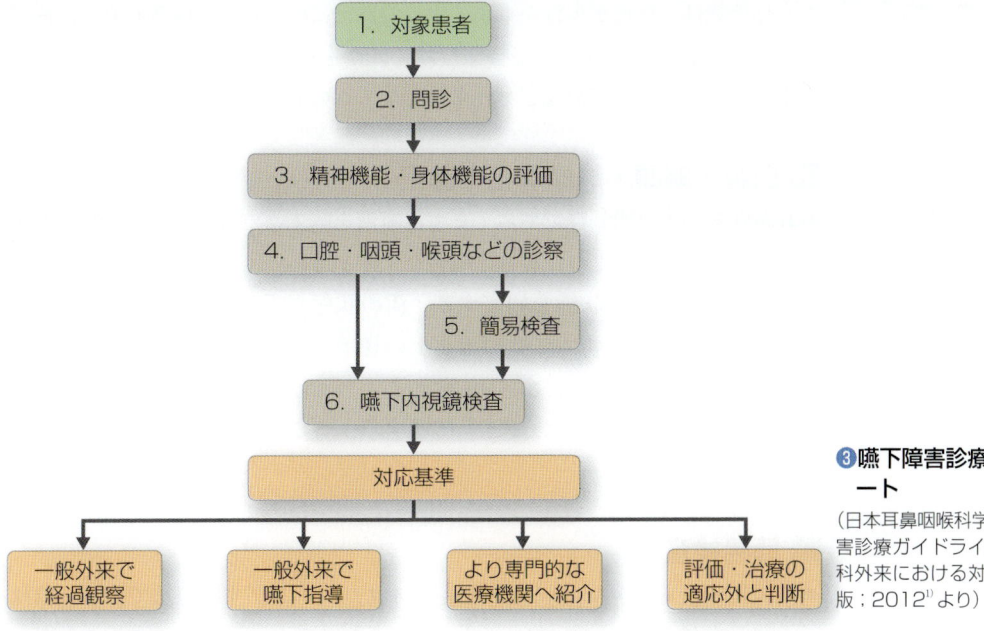

❸ 嚥下障害診療フローチャート
(日本耳鼻咽喉科学会編. 嚥下障害診療ガイドライン―耳鼻咽喉科外来における対応―. 金原出版；2012[1] より)

一般外来で嚥下指導，より専門的な医療機関へ紹介，評価・治療の適応外の4群に分類することが，前述のガイドラインでは示されている．❸に，嚥下障害診療のフローチャートを示す．ここでの，「より専門的な医療機関」とはMRI検査が可能で，嚥下造影検査や嚥下圧検査など詳細な嚥下機能検査，さらに嚥下機能改善手術や誤嚥防止手術の実施が可能な医療機関と思われる．

## ■ 対象患者
- 「飲み込みにくい」，「のどに唾液や食物がつかえる感じがする」，「飲み込む際にむせる」などの嚥下障害を主訴とする患者で，自主的に受診する場合と，他科から嚥下機能評価と治療を依頼される場合がある．

## ■ 問診
- 嚥下障害の経過が急激か慢性か，嚥下困難な食物の物性，嚥下痛や発熱などの随伴症状，体重減少，既往歴と基礎疾患，服薬内容（とくに向精神薬），ADLなどの情報を確認する．そこから，原因疾患も推定して検査を計画する．
- 診療のなかで問診に時間をとられることを避けるため，あらかじめ問診表を用意しておくとよい．

あらかじめ問診表を用意する

## ■ 精神機能・身体機能の評価
- 意識レベルや認知機能を，容貌や会話，挙動から把握する．認知機能のスクリーニングとして改訂長谷川式簡易知能評価スケール（HDS-R）やMMSE（mini-mental state examination）を使用する場合もある．

認知機能のチェック

*身体機能，パーキンソニズムのチェック*

- 身体機能は，移動が歩行か車椅子か，処置台に座れるか，四肢麻痺，顔面神経麻痺の有無はどうか，姿勢保持は可能か確認する．また歩行の際には小刻み歩行，前傾姿勢などパーキンソニズムの有無をみておく．

### ■ 口腔・咽頭・喉頭などの診察

*指示嚥下，喉頭挙上のチェック*

- 耳鼻咽喉科の専門分野である．まずは唾液を嚥下してもらい，指示嚥下が可能かどうか，可能だった場合は喉頭挙上が十分かどうかをみる．
- 次いで，口腔内の状態を観察する．歯の状態や舌背で口腔の衛生状態と，湿潤の程度を評価する．軟口蓋挙上の様子や，咽頭反射の有無を観察し，喉頭内視鏡にて下咽頭および喉頭を診て，腫瘍，炎症，咽頭後壁隆起，声帯麻痺などの異常がないことを確認する．ここで器質的異常を認めれば，その精査を行う．

### ■ 簡易検査

- 内視鏡やX線を用いずに嚥下障害をスクリーニングする方法である．特殊な器具を使わずに，簡便に，ベッドサイドにて繰り返し実施することが可能な検査であり，「脳卒中治療ガイドライン2009」にも記載されている．神経内科医や言語聴覚士にとっては一般的な検査であるが，嚥下内視鏡検査や嚥下造影検査の実施が可能であればあえて行う必要はない．
- 反復唾液飲みテスト，水飲みテスト，食物テスト，血中酸素飽和度モニターなどがある．

### 反復唾液飲みテスト（repetitive saliva swallowing test：RSST）

- 30秒間に何回の空嚥下が可能かをみる検査で，2回以下を異常とする．安全性が高い検査である．

### 水飲みテスト

- 水を嚥下させ，誤嚥の症状をみる検査である．いくつかの方法があり，飲水量に関しては3mLから100mLと幅が広いが，わが国では誤嚥のリスクを考えて冷水3mLで施行することが多い．

### 食物テスト

- 少量の食物を用いて誤嚥の症状をみる検査で，診断方法は水飲みテストとほぼ同様である．

### 血中酸素飽和度モニター

- 食事中や上記水飲みテスト，食物テストの際に経皮的血中酸素飽和度をモニターして，2％以上の低下がみられたときに有意な異常と判断し，誤嚥を疑う．

### その他
- 簡易嚥下誘発テスト（simple swallowing provocation test：SSPT），頸部聴診法，気管支聴診などがある．

## ■ 嚥下内視鏡検査
- 嚥下内視鏡検査（videoendoscopic evaluation of swallowing：VE）は，耳鼻咽喉科診療所にある撓性内視鏡にて実施可能な嚥下機能検査であり，ガイドラインでは，患者を振り分けていくための嚥下診療の要となっている．内視鏡画像はモニターに表示し，さらにビデオ録画を行うことで，事後の詳細な評価が可能となり，微小な誤嚥も見逃しがなくなる．①咽頭・喉頭の麻酔は行わない，②やや高い位置（口蓋垂付近）で観察する，③咽頭収縮の様子を観察する，④検査食の嚥下を観察する，⑤喉頭感覚や気道防御反射を観察するという点で，通常の喉頭内視鏡検査とは異なる．

> 内視鏡画像はモニター表示し，録画をする

### 検査手順
- まず経鼻的に内視鏡を挿入するため，鼻腔麻酔は実施してもよいが，咽頭にまで麻酔薬が流下しないように注意する．患者に発声させ，鼻咽腔閉鎖の様子をみる．
- その後，内視鏡を進めて，中・下咽頭，喉頭を診察し，下咽頭の唾液貯留，喉頭麻痺，唾液の喉頭流入や唾液誤嚥の有無をみて，嚥下障害をある程度推測する．内視鏡の先端が喉頭閉鎖の妨げにならない高さまで引き戻してから唾液を嚥下させる．嚥下反射による咽頭収縮により画面が見えなくなる現象（ホワイトアウト）がみられる．これがない場合は咽頭収縮が不良と判断される．
- 次に検査食を嚥下させる．検査食には，食用色素で青あるいは緑に着色したものを用いる．水だけでなくトロミを添加したものなど，物性の異なるものなど数種類用意することが望ましい．また普段自宅で用意している嚥下食で検査してもよい．3mL を口腔に保持させ，嚥下を指示する．
- そして，早期咽頭流入の有無，嚥下反射惹起のタイミング，咽頭残留の有無，喉頭流入および誤嚥の有無を観察する[1]（→ Column）．

## ■ 対応基準
- ガイドラインではこの嚥下内視鏡検査の結果を参考にして，①一般外来で経過観察可能か，②一般外来での嚥下指導が必要か，③より専門的な医療機関へ紹介するべきか，④評価・治療の適応外となるか，患者を振り分けることを推奨している[1]．
- 精神機能が不良で認知症や意識レベルの低下がある場合や，身体機能に重大な合併症があり嚥下障害に対する検査や治療ができない場合には評価・治療の適応外となる．しかしながら，治療の適応外か否かの判断は容易ではないため，その判断を専門病院に依頼してもよい．

## 専門的な検査

- 以降は，特殊な機材が必要だが詳細な嚥下動態をみることができる検査について説明する．

### ■ 嚥下造影検査

- 嚥下造影検査（videofluorographic examination of swallowing：VF）は，造影剤を嚥下する様子を，X線透視下に観察し評価を行う嚥下機能検査である．動画をビデオ機器に録画し，事後に詳細な検討を行うため，わが国ではVF（videofluorographyの略称）とよばれることも多い．嚥下の口腔期から食道期までを観察が可能な，嚥下機能評価のgold standardである[4]．

> VFは嚥下機能評価のgold standardである

- 必要な機器は，X線透視装置およびビデオ録画装置である．透視装置には，ビデオ録画装置との接続のために画像出力端子が必要である．外部端子がない場合には，モニター画面自体をビデオカメラで撮影することも可能ではあるが，画質は格段に落ちる．記録画像に時間情報をスーパーインポーズするため，ビデオタイマーを用いることが望ましい．また，音声記録が可能であれば，造影剤の種類や量の事後確認が容易となる．

- 検査は通常，座位にて行う．車椅子で検査室に入る患者には，幅が狭く上

---

### Column　早期咽頭流入，嚥下反射惹起のタイミング，咽頭残留の有無，喉頭流入および誤嚥の有無

　早期咽頭流入とは口腔保持能をみているもので，口腔に検査食を含ませ，嚥下の指示を出す前に咽頭に流れてしまうものをいう．喉頭が嚥下の準備をする前に下咽頭に食塊が到達するために嚥下前誤嚥や喉頭挙上期型誤嚥の原因となる．

　嚥下反射惹起のタイミングが正常の場合は，検査食の咽頭流入とともに嚥下反射惹起が生じるので，ホワイトアウトによって食塊はほとんど観察することができない．嚥下反射惹起が遅延している場合は，検査食が喉頭蓋谷や披裂部に到達してから咽頭収縮がみられる．ただし，咀嚼を要する食塊では嚥下反射惹起のタイミングは異なり，健常者でも粉砕した食塊が梨状陥凹に流入してから嚥下反射が惹起する．

　咽頭残留とは嚥下反射直後の喉頭蓋谷や梨状陥凹での検査食の残留の有無である．とくに梨状陥凹に残留するものは披裂間からの垂れ込みによる喉頭下降期型誤嚥に進展することがあり，慎重な観察が必要である．

　喉頭流入・誤嚥については，喉頭内への検査食の流入の有無を観察する．声門上でとどまれば喉頭流入，気管まで流入すると誤嚥である．喉頭や声門下に着色水の付着があることを確認する．嚥

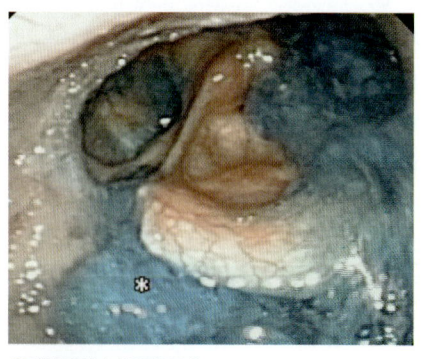

❹喉頭挙上期型誤嚥

下内視鏡検査では，ホワイトアウト現象のために喉頭挙上期型誤嚥の観察は困難であるが，嚥下反射の惹起性が高度に障害されている場合には，誤嚥の様子を観察できる（❹）．重度の嚥下障害であれば誤嚥をはっきりとらえることができるが，判断に迷うことも少なくない．この場合には発声させて，声門下から吹き上がってくる痰が着色されていないかを確認する．また，むせも重要な所見であるが，誤嚥していてもむせない場合や，誤嚥していなくても内視鏡の刺激によりむせを誘発する場合もあり，注意を要する．

体の角度を調整することが可能な嚥下造影検査用車椅子に移り替える．ストレッチャー上でも検査は可能であるが，口腔期の評価は困難となる．乳児では，放射線防護衣をつけた介助者が患児を抱き，造影剤は哺乳瓶で，あるいは小さいスプーンで与える．

- 消化管造影の造影剤として保険適用があるのは，硫酸バリウムとガストログラフィン®のみである．このうちガストログラフィン®は高浸透圧であり，誤嚥した場合に肺毒性があるため，誤嚥する可能性のある患者の嚥下造影検査には不適当である．誤嚥の可能性が高い患者に対しては，低浸透圧性の非イオン性ヨード造影剤を用いる．これは高価で嚥下造影に対して保険適用がなく，苦みを伴うため幼児や認知症患者は吐き出して嚥下を行わないこともある．❺には喉頭下降期型誤嚥の所見を示す．硫酸バリウムは粘膜付着性を考慮して140〜150 W/V%のものを用いることが多い．このバリウムを2倍あるいは4倍に希釈した造影剤は，喉頭流入の検出に有用である．❺には喉頭流入所見を示す．

❺ 喉頭下降期型誤嚥

- また硫酸バリウムのパウダーを食品に添加することで，さまざまな物性の造影用検査食を用意することが可能となる．嚥下造影の評価は嚥下研究会X線透視検査チャート（❻）を参考にすると評価の漏れがない[4]．食道期の評価を適切に行うためには，立位の斜位だけでなく，患者の状態が許せば腹臥位での検査も行い，胃食道逆流や食道内逆流などの食道蠕動異常の有無についても評価することが望ましい．

状態が許せば腹臥位での検査も行う

## 嚥下圧検査

- 圧センサーを備えたカテーテルを経鼻的に挿入し，舌根部，下咽頭部，食道入口部の嚥下時の収縮圧や弛緩のタイミングをみる検査である．舌根レベルの食塊駆出力を示す咽頭収縮圧や，食道入口部の弛緩状態を観察することが可能である．とくに食道入口部の弛緩状態は嚥下圧検査あるいは筋電図検査でしか確認することができない．
- 圧センサーの留置されている位置によって圧波形や嚥下圧の正常値が異なるため，X線透視や内視鏡ガイド下に圧センサーの位置を確認しつつ嚥下圧を計測する．咽頭収縮時の嚥下圧や食道入口部の弛緩の状態を定量化して評価できることが，この検査の利点である．
- 嚥下圧の正常値は使用する圧センサーのタイプや留置位置によって異なる．とくに圧センサーが1方向のものか全周性のものかで大きく異なるため注意を要する．空嚥下をさせるか，少量のテストフードを嚥下してもらう．嚥下ごとにカテーテルの位置がずれるため，微調整をしながら検査を進める．

**❻嚥下研究会 X 線透視検査チャート**

| 検査日　　　　年　　月　　日 |
|---|
| 氏名　　　　　年齢　　　性別　　　カルテ番号 |
| 体位　　　　　造影剤　　　　　　　　mL |

I. 第Ⅰ期　口腔期　　　　　運動について　異常について
 a. 側面
  舌運動（A）………………3　2　1　0
  口腔内残留（B）……………　　　　　　0　1　2　3
  口腔内移動時間（C）………　　　　　　0　1　2　3
 b. 正面
  舌運動の左右対称性（B）………　　　　0　1　2　3

II. 第Ⅱ期　咽頭期
 a. 側面
  軟口蓋運動（A）…………3　2　1　0
  舌根運動（A）……………3　2　1　0
  舌骨運動（A）……………3　2　1　0
  喉頭運動（A）……………3　2　1　0
  喉頭蓋（B）………………3　2　1　0
  咽頭蠕動波（A）…………3　2　1　0
  食道入口部開大（A）……3　2　1　0
  食道入口部の形状（A）
  喉頭蓋谷の残留（B）………　　　　　　0　1　2　3
  梨状窩の残留（A）…………　　　　　　0　1　2　3
  誤嚥（A）……………………　　　　　　（1　2　3）
   喉頭挙上前　　喉頭挙上中
   静止時（下降期）　混合
  咽頭移動時間（C）…………　　　　　　0　1　2　3
 b. 正面
  梨状窩の形（嚥下後）（A）
  梨状窩残留（A）……………　　　　　　0　1　2　3
  梨状窩通過の左右差（A）………　　　　0　1　2　3
  咽頭蠕動波（A）…………3　2　1　0
  食道入口部通過時形状（A）

III. 第Ⅲ期　食道期
 運動異常
 形態異常

注1. A．必須　　B．可及的　　C．必要時
注2. 判定は，運動について　　異常について　　誤嚥量について
   3：正常　　　　3：極めて異常　　3：食道より気管へ多く入る
   2：中等度異常　2：異常　　　　　2：中等度に入る
   1：高度異常　　1：やや異常　　　1：不連続に少量入る
   0：不動　　　　0：正常

（棚橋汀路，吉田義一．耳鼻 1988[5] より）

### ■ その他の検査

● その他の検査として CT，MRI，上部食道内視鏡検査（esophagogastroduodenoscopy：EGD）を必要とする場合がある．咽頭・喉頭に器質的疾患がみられた場合は CT が必要である．また嚥下障害の原因として脳血管障害や脊髄小脳変性症は欠かすことができない疾患であり，中枢の障害部位の特定に

中枢の障害部位の特定には MRI が有用

はMRIが有用である．認知症の発症や急な増悪，パーキンソニズムがある場合，嚥下惹起がみられない場合は頭部MRIを施行するべきである．
- また嚥下造影検査で食道内の粘膜不整やZenker憩室，食道内逆流などがみられたときにはEGDも考慮する．

- 超高齢社会となった日本では，嚥下障害診療の重要性は増している．嚥下障害の程度は，のどの違和感のみを訴えるものから，嚥下性肺炎を繰り返す重篤なものまでさまざまである．口腔・咽頭・喉頭といった局所所見の評価および嚥下内視鏡検査だけでなく，さらなる検査の必要性，他科との併診の必要性，外科的治療の適応の判断が耳鼻咽喉科医に求められている．

（唐帆健浩，佐藤哲也）

### 引用文献

1) 日本耳鼻咽喉科学会編．嚥下障害診療ガイドライン―耳鼻咽喉科外来における対応―．東京：金原出版；2012. p.7-24.
2) 丘村　熙．嚥下機能の評価と診断．嚥下のしくみと臨床．東京：金原出版；1993. p.25-82.
3) 堀口利之．嚥下障害の診断．JOHNS 1998；14：1711-4.
4) 唐帆健浩，佐藤哲也．嚥下造影検査．JOHNS 2012；28：939-43.
5) 棚橋汀路，吉田義一．嚥下障害のX線検査の試案．耳鼻 1988；34：121-5.

# 第2章 検査の実際

## 第2章 検査の実際

# 喉頭ストロボスコピーで何がわかるのか？

## 良い声とは

- 声は呼気を原料として声門を通過する際に生じる音であるが，良い音声を生成する要素は呼気，声門閉鎖，声帯振動である．したがって，それらの障害によって生じる音声障害に対する治療には，これらの要素の評価が必須といえる．

## 声帯振動とは

- 発声時の声帯は，毎秒約70〜1,100回振動しているといわれている（❶）[1]．普通光源では，声帯の腫瘍性病変や声帯の運動障害の有無は観察できるが，発声時の声帯の振動状態や声門閉鎖の有無を観察することは不可能である．
- 声帯の振動状態の観察方法としては，
  ①喉頭ストロボスコピー
  ②超高速度映画

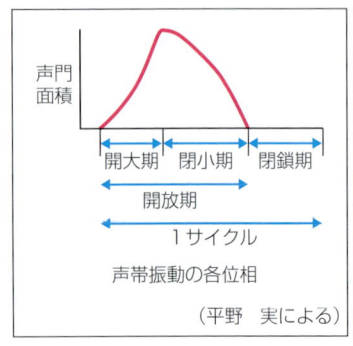

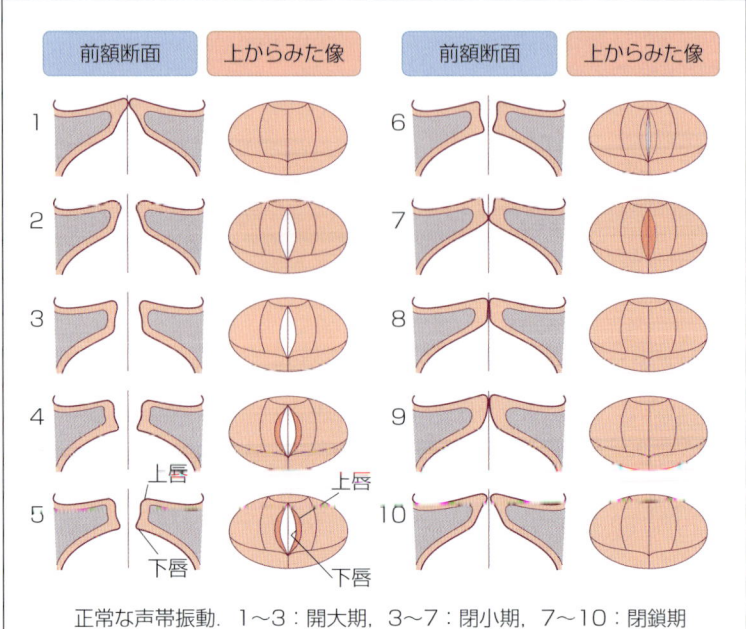

声帯振動の各位相
（平野 実による）

正常な声帯振動．1〜3：開大期，3〜7：閉小期，7〜10：閉鎖期
（平野 実による）

❶ 声帯振動とは
（小池靖夫．声の検査法．第2版．医歯薬出版；1994[1]より）

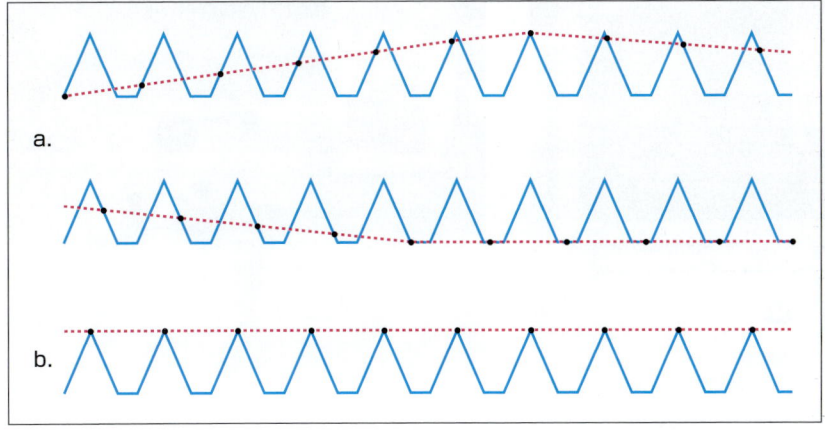

**❷ストロボスコピーの原理**

黒点の時点で発光する．
a：発光する位相点を少しずつずらせると点線で示すような動きがみえる．
b：発光する位相点を一定にしておくとその位相点に固定した像がみえる．
(平野 実．声の検査法．第1版．医歯薬出版；1982[3]）より）

③グロトグラフィ
④X線ストロボスコピー[2]

などが報告されている．しかし，価格や機材などの実用性から喉頭ストロボスコピーが臨床上最も広く用いられている．

## 喉頭ストロボスコピーとは（❷）[3]

- 断続して発光する光源を用いて振動している声帯を観察することである．喉頭ストロボスコピーでは，声帯の振動と同じ周波数の閃光を用いて観察すると声帯の振動が静止している状態で観察され，閃光の周波数をわずかに変化させると，声帯振動の周波数と閃光の周波数の差の周波数をもったスローモーション画像として観察できる．
- ただし，ストロボスコープのコンタクト・マイクロフォンを気管前壁に接触させて実際の発声時の周波数を拾い，ストロボスコープの閃光の周波数が決定されるので，音声にある程度の周期性がなければ，ストロボ効果によるスローモーション画像は得られない．

> 声帯の振動状態の観察には喉頭ストロボスコピーが実用的

## 喉頭ストロボスコピーの使い方と種類

- 喉頭の検査で最も重要なことは，画像を動画として記録することである．記録再生画像であれば患者への説明や複数の人数による情報の共有化あるいは反復して確認することによる診断の確実化などメリットが多い．最近では，画像記録機器も進歩し，比較的安価で購入できるので，勧めたい．
- 主に硬性内視鏡にCCDカメラを接続し，ビデオ装置に，喉頭像やストロボスコープによる声帯振動を観察記録するシステムを用いる（❸，❹）．硬性内視鏡には❺に示すような種類があり，ストロボスコープとのマッチングについては磯貝が詳細に報告している（❻）[4]．
- 硬性鏡は経口的に挿入し声帯に近接した鮮明な画像が得られるが，開口障

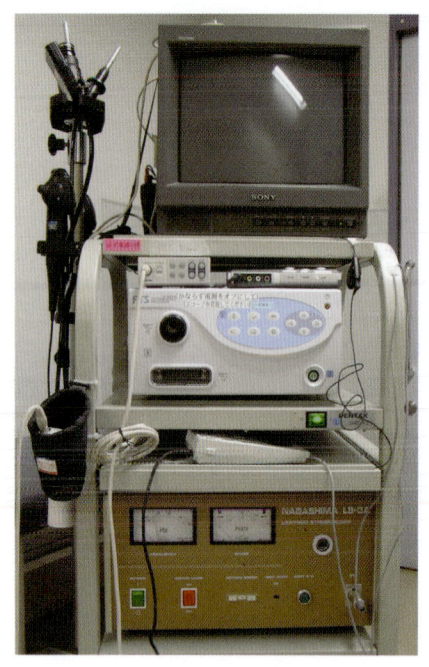

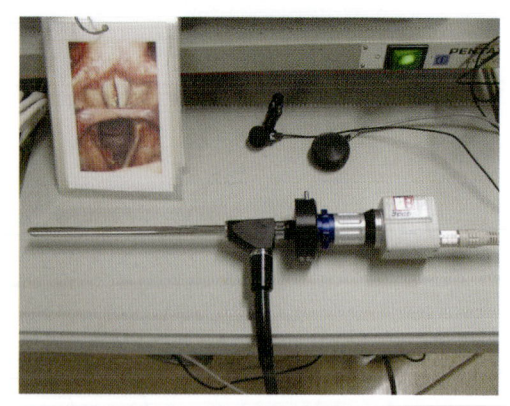

❹硬性内視鏡を TV カメラに接続した状態
（田村悦代．JOHNS 2012⁶⁾より）

❸ビデオストロボスコピーのシステム全体
（田村悦代．JOHNS 2012⁶⁾より）

害のある患者や咽頭反射の強い場合には困難なことがある（→ Advice）．また，観察時に舌を前方で保持させる必要があるため歌唱や会話時の観察は不可能である．
- 一方，検査時の患者へのストレスを考慮し，軟性内視鏡を接続して用いることもできるが，ストロボスコープとの接続や画像の鮮明さから電子内視鏡の一部にのみ接続が限られるのは残念であるが，今後の器材の改良に期待したい．

## Advice 手技とコツ⁵⁾

### 麻酔
無麻酔で間接喉頭鏡検査が可能であれば，硬性内視鏡でもほとんど必要ないが，咽頭反射の強い例では，4％塩酸リドカイン液を咽頭にスプレーする程度の処置が必要なこともある．

### 体位
被検者の上半身を前傾させ，検者は舌を前方に引き，硬性鏡を挿入する．その際，「エー」と発声させて口蓋垂が挙上したときに，内視鏡の先端を口腔内へ挿入し，喉頭蓋を越えて喉頭に接近させる（写真）．発声は「エー」が一般的であるが，喉頭蓋が十分に反転しない場合「イー」と発声させてもよい．その際，舌根部が喉頭鏡に接触して咽頭反射を誘発してしまうことがあるので注意する．

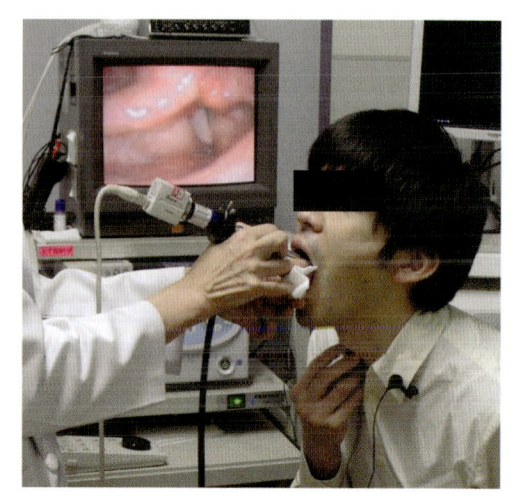

硬性内視鏡によるストロボスコピーの実際
（田村悦代．JOHNS 2012⁶⁾より）

**❺ 現在市販されている喉頭ストロボスコープの一覧**

| 喉頭ストロボスコープ | KAY-PENTAX（2006年7月リオンから移管） | KARL-STORZ | 永島医科器械 |
|---|---|---|---|
| 型番 | RLS 9100 | KARL STORZ PULSAR | LS-3A |
| ①通常光源用ハロゲンランプ | 150 W | 150 W（搭載するか否か選択可） | なし |
| ②ストロボ光源用キセノンランプ最大定格 | 120 W（60 Hz 発光時） | 2.5 Ws（パルス・エネルギー/無段階調整可能） | 80 W/s（自社製特殊器具を用いて測定した概略照度，連続点灯10分後，100 Hz時1万5千Lux，400 Hz時3万3千Lux，450 Hz超では下がる |
| ③ストロボ光源色温度 | 6,000 K | 6,000 K | 6,000 K |
| ④シングルフラッシュ閃光時間 | 5 μs（1フラッシュ/フィールド） | 90 μs | 300 μs |
| ⑤フラッシュ周波数 | 各フィールドの最初のトリガー信号に対して発光 | 最低50 Hz〜最大200 Hz | 基本周波数と同じ（1フラッシュ/音声1周期） |
| ⑥自動調光機能 | なし | あり（ビデオモジュール搭載機のみ．ビデオ信号出力による．フラッシュ周波数とストロボ発光出力の両方を調整） | なし |
| ⑦スローモーション範囲 | 0.5 Hz，1.5 Hz（2段階） | 0.5〜2.5 Hz（5段階） | L($F_o$×0.25%)/M($F_o$×0.5%)/H($F_o$×1%)の方式と，L(0.5 Hz)/M(1 Hz)/H(2 Hz)の方式の選択 |
| ⑧スローモーションモードとの切り替え | フットペダル1回押すごとに通常光と切り替え | フットペダル：離したとき通常光，半押しで静止モード，踏み込んでいる期間スローモーションモード | 常時ストロボ発光．フットペダル接続でストップモーション |
| ⑨$F_o$抽出用マイク | コンタクトマイク（エレクトレットマイク：コンデンサーマイクに似ているがバイアス電圧が不要） | 非接触型コンデンサーマイク（指向性） | コンタクトマイク（セラミック型コンデンサーマイク） |
| ⑩$F_o$抽出するまでの遅延（delay） | あり | あり | なし |
| ⑪抽出（同期）可能$F_o$範囲 | 60〜1,500 Hz | 80〜1,400 Hz | 50〜500 Hz |
| ⑫他社内視鏡ライトガイド用アダプター | あり | あり（オリンパス用，永島・町田・第1医用） | あり |
| ⑬音声以外のトリガー信号での発光 | 不可能 | 60 Hzの倍数の周波数で可能 | フットペダルの踏み込みで可（50 Hz〜500 Hz） |
| ⑭EMC規格適合認証 | 準備中 | 準備中 | 準備中 |
| ⑮定価 | ¥3,900,000 | ¥2,500,000〜¥3,200,000 | ¥2,800,000 |
| ⑯問題点 | | マイクの設定位置によって基本周波数$F_o$を抽出できないことがある． | |

（磯貝　豊．新編　声の検査法．第1版．医歯薬出版；2009[4]より）

### ❻ 現在市販されている硬性喉頭鏡の一覧

| 硬性喉頭鏡（斜視鏡） | Kay-Pentax（2006年7月リオンから移管） | Karl-Storz | | 永島医科器械 | FIRST（第1医科） | NISCO | 町田製作所 |
|---|---|---|---|---|---|---|---|
| ①型番 | 9106 | 8705CKA | 8700CKA | SFT-1 | FG-302 | E08070 | LY-CS30 |
| 防水機能(Water Proof) | 硬性鏡部分は防水 | あり | あり | 有効長部分のみ防水 | なし | 防水型 | あり |
| 全長 | 259 mm | 234 mm | 251 mm | 245 mm | 237 mm | 249 mm | 218 mm |
| 有効長 | 189 mm | 174 mm | 187 mm | 189 mm | 194 mm | 195 mm | 155 mm |
| 外径 | φ10 mm | φ4.0 mm | φ5.8 mm | φ9.0 mm | φ10.0 mm | φ8 mm | φ8 mm |
| 接眼レンズ径 | φ7.3 mm | | | φ3.75 mm | φ4 mm | φ6 mm | φ5.6 mm |
| 視野角 | 35° | 50° | 50° | 35° | 35° | 70° | 40° |
| 視野方向（前方斜視） | 70° | 70° | 70° | 70° | 70°（視向角） | 70° | 70° |
| 観察深度 | 2〜40 mm | 非公開 | | 50±10 mm | 5〜50 mm | 10 mm〜∞ | 30〜70 mm |
| ②ビデオカメラメーカー | 東芝 3CCD（IK-TU53H） | STORZ, MEDI PACK-STORZ（1CCD） | | 永島 SN-3（1CCD, 東芝 IK-C43） | オリンパス OTV-SC | ニスコ Niscam2300（1CCD） | 町田 MV-441MD（1CCD）MV-5500（3CCD） |
| ③アダプターレンズ（f値） | f=35 mm 固定 | 25 mm, 30 mm, 35 mm f=25〜50 mm テレカムパフォーカルズームレンズ（パフォーカルレンズ：ズームに伴うフォーカス調整不要の単一焦点ズームレンズ） | | 35 mm, 60 mm, 22〜50 mm ズームレンズ | AR-T10E（f=16 mm） | CUL22（f=22 mm 固定） | CA32WP（f=32 mm 固定）ビン無用 CA32VS2（f=32 mm 固定）ビン付用 |
| ④内視鏡回転固定機能 | あり | あり | | なし | あり | あり | あり |
| ⑤定価（硬性鏡・アダプターレンズ・TVカメラ・コントロールユニットの明細） | 販売価格設定中（リオンから営業権移管のため） | | | 内視鏡：¥490,000 CCDカメラ：¥358,000 | 硬性鏡：¥484,000 アダプター：¥100,000 CCDカメラコントローラー：¥400,000 | 硬性鏡：¥470,000 CUL22：¥100,000 TVカメラ：¥880,000 | 硬性鏡：¥450,000 MV-441MD（1CCD）：¥603,750 MV-5500（3CCD）：¥2,782,560 |

（磯貝 豊. 音声言語医学 2007[6] より）

## 喉頭ストロボスコピーによる評価法 ❼

- この検査で観察する項目は，
  ①振動様式の規則性：左右の振動の位相，振幅，軌跡が一致しているか否か
  ②振動の振幅の大きさ，有無など
  ③粘膜波動の大きさ
  ④声門閉鎖の有無

  などであるが，本検査の評価で最も威力が発揮されるのは，声帯ポリープと声帯嚢胞の鑑別や早期声帯癌，声帯の瘢痕などで，いずれも声帯振動の非対称や振動の消失がみられる．

- したがって，普通光での観察では診断に苦慮する病変の診断が可能となる

❼ストロボスコピー検査の所見記載用紙の一例

喉頭ストロボスコピー

検査日＿＿＿年＿＿＿月＿＿＿日　　検査者＿＿＿＿＿＿＿＿
氏名：＿＿＿＿＿＿＿＿＿＿＿＿　　年齢＿＿＿歳　性 (1) 男 (2) 女

＜診　断＞
＜喉頭鏡所見＞
　　〔呼吸時〕　　　　　　　　　　〔発声時〕


＜ストロボスコピー所見＞
1. 基本振動数＿＿＿＿＿＿Hz
2. 対称性　(1) 対称的
　　　　　　(2) 非対称的
3. 規則性　(1) 規則的
　　　　　　(2) 一定しない
　　　　　　(3) 不規則
4. 声門閉鎖　(1) 完全
　　　　　　　(2) 一定しない
　　　　　　　(3) 不完全
5. 振幅〔右〕(1) 大　(2) 正常　(3) 小　(4) 零
　　　　〔左〕(1) 大　(2) 正常　(3) 小　(4) 零
　　　　〔左右差〕(1) なし　(2) 右＞左　(3) 右＜左
6. 粘膜波動〔右〕(1) 大　(2) 正常　(3) 小　(4) なし
　　　　　　〔左〕(1) 大　(2) 正常　(3) 小　(4) なし
　　　　　　〔左右差〕(1) なし　(2) 右＞左　(3) 右＜左
7. 非振動部位〔右〕(1) なし　(2) 一部（　　　　）(3) 全体
　　　　　　　　　(2), (3)の場合　(a) ときどき　(b) 常に
　　　　　　　〔左〕(1) なし　(2) 一部（　　　　）(3) 全体
　　　　　　　　　(2), (3)の場合　(a) ときどき　(b) 常に
8. その他の特殊所見

9. 要約・意見

（平野　実．声の検査法．第1版．医歯薬出版；1982[3]より）

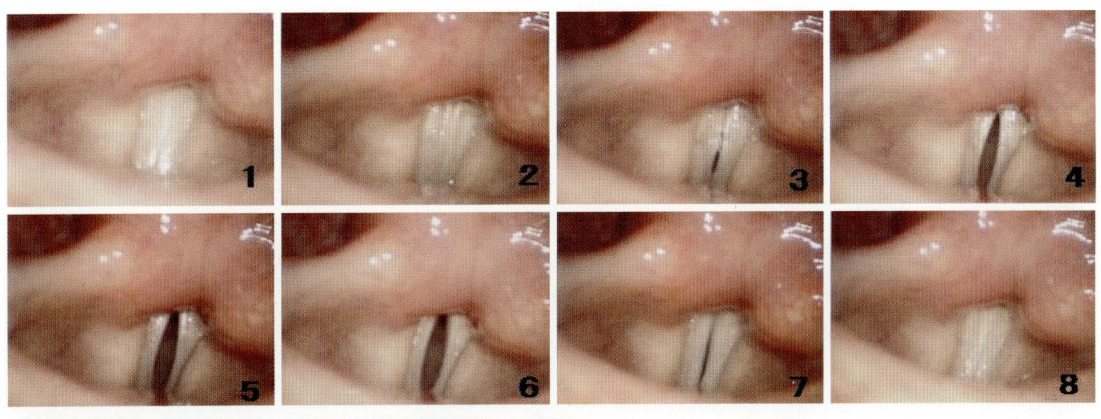

❽硬性内視鏡によるモニター画面上の正常喉頭像（1周期）

喉頭ストロボスコピーで何がわかるのか？　31

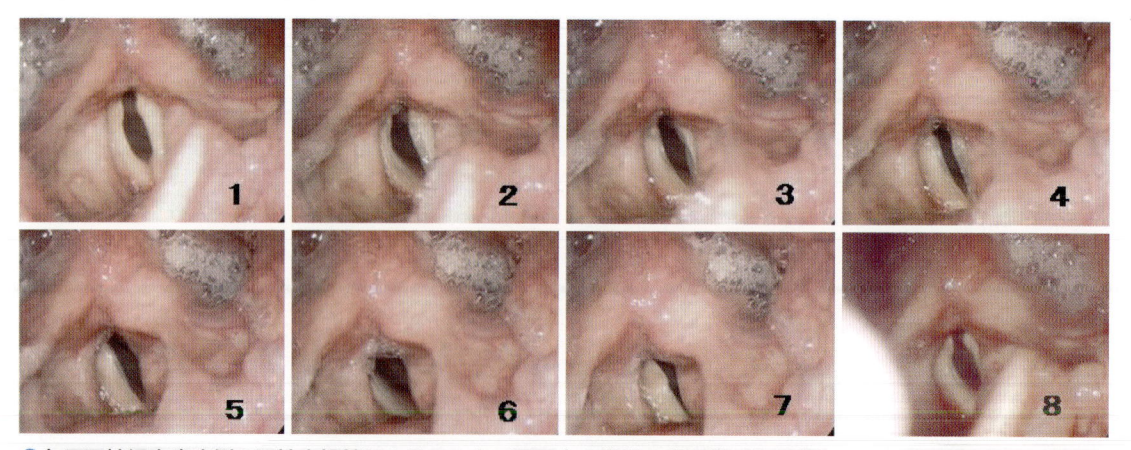

❾左反回神経麻痺症例の硬性内視鏡によるモニター画面上の術前の喉頭像（1周期）
患側の声帯振動は不規則で，呼気に伴ってはためくようにみえ，健側との位相差があり，声門閉鎖が得られない．

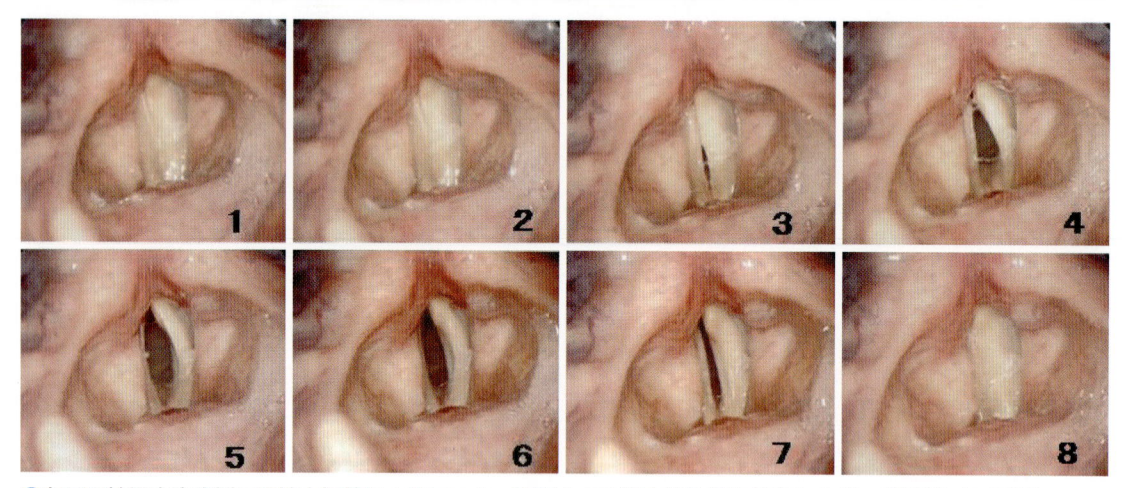

❿左反回神経麻痺症例の硬性内視鏡によるモニター画面上の声帯内注入術を施行した後の喉頭像（1周期）
声帯振動の大きさに左右差はあるが，位相差は消失し，声門閉鎖が認められるようになった．❾と同一症例．

場合が多い．

### 症例提示

- ストロボスコピーを施行した正常声帯の1振動を❽に示した．
- ❾は，神経鞘腫術後の左反回神経麻痺の症例で，術前には声門閉鎖はまったく認められず，患側声帯は発声時の呼気にはためくように観察され，健側声帯との位相差が大きく，声門閉鎖は認められなかった．
- ❿の術後の喉頭所見では，左右の声帯振動の大きさに差は認めたが，位相のずれは消失し，声門閉鎖が得られているのがわかる．

（田村悦代）

■引用文献

1) 小池靖夫．声帯振動．日本音声言語医学会編．声の検査法．第2版．東京：医歯薬出版；1994. p.97-106.
2) 斎藤茂司．発声機構の基礎的研究および喉頭内腔への臨床的アプローチ．声帯振動の新しい観察法．耳鼻1997；23(1)：177-89.
3) 平野　実．喉頭ストロボスコピー．日本音声言語医学会編．声の検査法．第1版．東京：医歯薬出版；1982. p.87-103.
4) 磯貝　豊．喉頭ストロボスコピー．日本音声言語医学会編．新編　声の検査法．第1版．東京：医歯薬出版；2009. p.81-8.
5) 磯貝　豊．音声障害に対する内視鏡的アプローチ　Part 2. 喉頭ストロボスコープによる声帯振動の記録．音声言語医学 2007；48：139-52.
6) 田村悦代．喉頭硬性内視鏡検査．JOHNS 2012；28(6)：887-9.

# 第2章 検査の実際

# 喉頭内視鏡検査の観察項目

- 喉頭内視鏡検査は臨床にかかわっている耳鼻咽喉科医が必ず行う検査であり，のどの異常の診断・治療に必須の検査であることはいうまでもない．しかし，同じ機器を使用していても検査施行者によっては病変の見落としがあったり，被検者に過度の不快感を与えたりしてしまうこともある．内視鏡の挿入技術と咽喉頭病変の診断技術を向上させることは臨床にかかわる耳鼻咽喉科医にとって必須のことである．
- 最近は内視鏡による咽喉頭の観察が，消化器内科医をはじめ他科の医師でも行われるようになりつつある．耳鼻咽喉科医が専門医としての価値を保つためには，喉頭内視鏡の挿入技術や診断技術が他に比べて際立っている必要がある．
- 本項では，一般に使用されている軟性喉頭内視鏡の挿入の際の注意点と観察項目について述べる．

## 喉頭内視鏡で使用される機器について

- 最近では電子スコープによる喉頭内視鏡検査が普及しており，モニター上で観察することがほとんどである．解像度の向上は目を見張るものがあり，より精細な咽喉頭の観察ができるようになった．
- NBIシステムやソフトウエア上での画像処理を行うことによって，より視認性を高めている機種も登場した．
- ストロボ光源を使用することによって，通常光では不可能な声帯振動の異常も観察することができる（喉頭ストロボスコピー）．
- 一方で，従来のファイバースコープも小型の光源装置の開発により，とくにベッドサイドでの観察に威力を発揮する．

## 喉頭内視鏡挿入の注意点

- 軟性喉頭内視鏡は，通常，被検者と対面し，一方の鼻孔から挿入していく．まず鼻汁の吸引除去，鼻粘膜の収縮，表面麻酔を適宜行う．鼻腔の広い側から内視鏡を挿入していく．
- 挿入に際しては，被検者の姿勢が重要である．上半身を前屈させて顎を前に突き出す姿勢をとらせ，軽く口を閉じて，鼻で呼吸をさせる（❶）．
- 内視鏡は総鼻道より挿入していく．下鼻道は貯留分泌液のため先端が曇る

*内視鏡挿入時の被検者の姿勢がキーポイント*

ことが多いのと，内視鏡先端を高い位置から喉頭に向かって挿入するほうが視認性も良く，不快感も少ないためである．鼻腔内で分泌液付着のために内視鏡が曇った場合は，内視鏡を引き戻すことによって曇りが取れることが多い．咽頭内で先端が分泌液で曇ったら嚥下をさせて曇りを取る．

- 内視鏡は常に進行方向を視野の中心におき，ゆっくりと進めていく．絞扼反射を防ぐため，舌根部や喉頭蓋に先端ができるだけ当たらないように注意する．絞扼反射が強くなったときは，一度内視鏡を引いて，咳や嚥下を数回させて，反射をリセットさせ，再び内視鏡を挿入していく．
- 病変部が十分評価できる位置まで接近し，画像を記録する．その際のボタン操作で内視鏡がぶれないように注意する．

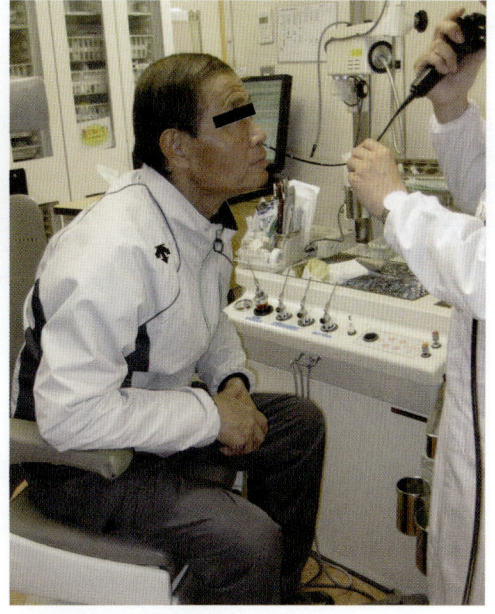

❶内視鏡挿入時の姿勢
上半身を前屈させ顎を前に突き出す姿勢をとらせ，軽く口を閉じて，鼻で呼吸をさせる．

## 喉頭内視鏡の観察項目

- 喉頭内視鏡の観察は，以下のように系統的に進めていくとよい（❷）．

①鼻咽腔の観察
- 構音障害や嚥下障害がある場合には，発声時や嚥下時に鼻咽腔閉鎖が正常かどうかを確かめる．鼻咽腔腫瘍の有無や耳管開口部の観察も行う．常に鼻咽腔を観察することを習慣づけておくとよい．

> 常に鼻咽腔を観察するように習慣づける

②咽頭・喉頭全体の把握
- まず口蓋垂の付け根ぐらいの位置から中・下咽頭および喉頭の全体像を観察，把握する．大まかな病変の検討をつけて細部の観察に移る．声帯麻痺や喉頭の不随意運動などは全体像から見るほうがわかりやすいことも多い．また，嚥下運動の観察もまずこの位置で観察する．

③舌根部，喉頭蓋谷の観察
- 内視鏡の軸の接線方向になるため，舌根部や喉頭蓋谷の病変は見過ごしやすい．舌を突き出させると観察しやすくなる．舌根部の腫瘍病変はリンパ組織と区別しにくいことがあり，注意を要する．

> 舌根部の腫瘍病変はリンパ組織と区別しにくいので，注意する

④喉頭蓋の観察
- 喉頭蓋舌根面は嚢胞病変の好発部位であることを念頭に観察する．喉頭面もまた内視鏡の軸に対して接線方向となるので，内視鏡先端の角度を調節して注意深く観察する．

⑤声帯，仮声帯，披裂部，声門下部
- 喉頭蓋を越えて内視鏡を挿入するが，この際，上述したように被検者の姿勢が大切になる．絞扼反射を起こさないように，スムーズに挿入する．嚥下運動が起こりそうなときには，内視鏡を少し引いて嚥下運動が終わったら

> 嚥下運動が起こりそうなら内視鏡を少し引く

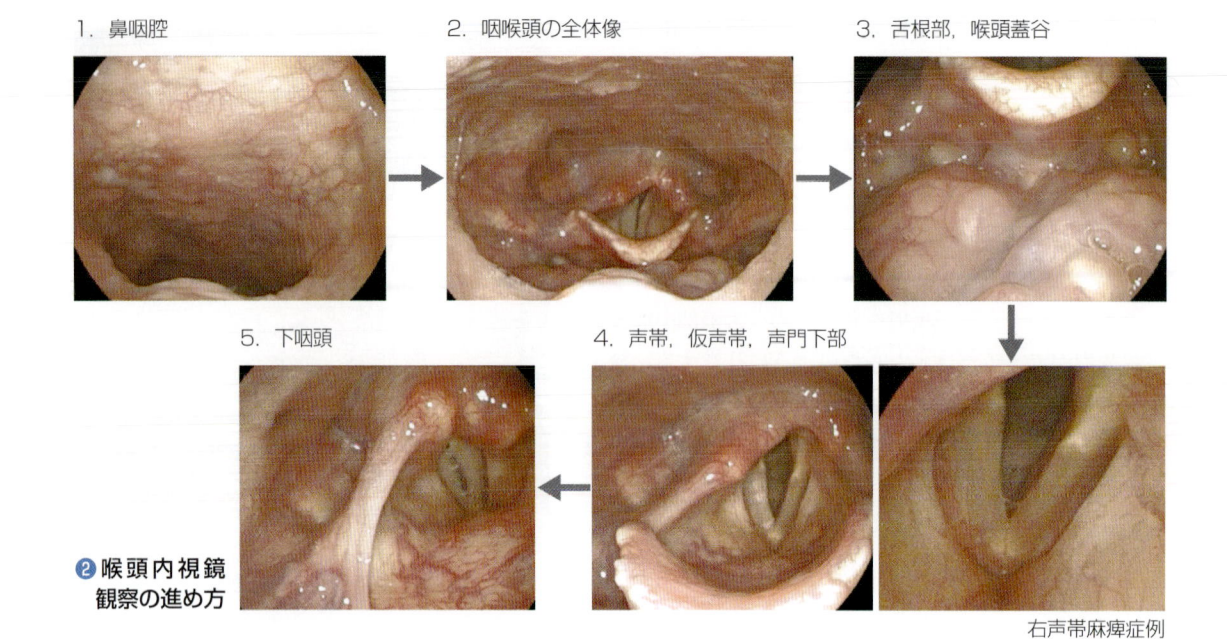

1. 鼻咽腔
2. 咽喉頭の全体像
3. 舌根部，喉頭蓋谷
4. 声帯，仮声帯，声門下部
5. 下咽頭

❷ 喉頭内視鏡観察の進め方

右声帯麻痺症例

また挿入を進める．

- まず上記①〜⑤の部位での形態の異常，すなわち腫瘍，白斑症，ポリープ，結節，囊胞病変，声帯溝症や瘢痕形成などの有無を観察する．安静呼吸時および発声時で観察する．発声は「えー」や「いー」が用いられているが，「いー」のほうが舌がより前に移動し声帯が見やすくなるので，好んで「いー」発声を使っている．音声障害があるときは必ず声帯の振動に問題があるはずで，それは声帯に器質的な病変のない機能性発声障害であっても，声帯過緊張あるいは声門閉鎖不全，仮声帯発声などの所見がみられる．
- 声帯の微小病変を見逃さないためには病変部にできるだけ接近して観察することが大切であり，反射が強くて観察が困難な場合は表面麻酔を行う．一側の声帯病変を観察するとき，反対側の鼻孔から内視鏡を入れたほうがよく見えることもある[★1]．
- 次に声帯の動きの観察を行う．喉頭斜位[★2]があれば声帯の動きに左右差があるように見えるので，声帯の平面に垂直な位置から観察できるように内視鏡の先端位置を調節する．また「ひ，ひ，ひ…」と断続的に発声させると声帯の運動を正確に把握しやすい．声帯麻痺や声帯奇異運動，痙攣性発声障害などの病変の有無を観察する．
- 声門下では腫瘍や肉芽，声門下喉頭炎，瘢痕狭窄などの病変を見逃さないようにする．

⑥下咽頭

- 下咽頭は「いー」と発声させたり，息こらえ（バルサルバ法）をさせたりしてやれば観察しやすくなる．梨状陥凹，輪状後部，咽頭後壁の腫瘍病変の有無を観察する．
- また下咽頭や食道に狭窄を生じる病変がある場合は梨状陥凹に分泌液の貯

嗄声がある場合は必ずそれに対応した声帯振動の異常がある

★1 より詳細な観察のためにはNBIシステムやストロボスコープの活用が必要となる．

★2 喉頭斜位
前連合が正中位になく，一方へ偏位していて声門が斜位を示すものを喉頭斜位という．右へ偏位している右斜位が圧倒的に多く，高齢男性に多くみられる．体軸に対して喉頭全体が傾斜しているものが多いが，さらに右へ回旋している三次元的斜位もある．

❸喉頭内視鏡で観察すべき主な病変

| 部位 | 病変 |
|---|---|
| 鼻咽腔 | 鼻咽腔閉鎖不全，鼻咽腔腫瘍，トーンワルト病など |
| 咽喉頭全体像 | 1．病変の大まかな把握<br>2．声帯の運動性の評価<br>　　声帯麻痺，痙攣性発声障害，本態性音声振戦症など<br>3．嚥下評価 |
| 舌根部，喉頭蓋谷<br>喉頭蓋 | 舌根部悪性腫瘍（舌根部癌，悪性リンパ腫など）<br>急性喉頭蓋炎，喉頭蓋嚢胞，喉頭蓋悪性腫瘍など |
| 咽頭後壁 | 悪性腫瘍，Forestier病など |
| 声帯，仮声帯 | 炎症病変，乳頭腫，声帯白斑症，悪性腫瘍，声帯ポリープ，声帯結節，ポリープ様声帯，声帯嚢胞，声帯溝症，声帯瘢痕，一側あるいは両側声帯麻痺，痙攣性発声障害，本態性音声振戦症，声帯奇異運動，機能性発声障害，変声障害など |
| 声門下部 | 声門下狭窄，声門下喉頭炎，腫瘍病変など |
| 下咽頭 | 下咽頭悪性腫瘍，嚥下障害など |

留が見られる．分泌液の貯留は嚥下障害の所見としても重要である．

> 分泌液の貯留は嚥下障害の所見として重要

## 喉頭内視鏡で観察すべき主な病変

● 喉頭内視鏡で観察すべき主な病変を❸にあげる．

> **ポイント**
> ①喉頭内視鏡の挿入では，被検者に適切な姿勢を取ってもらい，不快感や過度の絞扼反射を起こさせないように注意する．
> ②観察は鼻咽腔，中・下咽頭，喉頭の全体像，舌根部および喉頭蓋谷，喉頭蓋，仮声帯，声帯，下咽頭と系統的に進める．
> ③微小病変を見逃さないためには，病変にできるだけ接近して観察する．
> ④観察しにくい舌根部や声帯運動の評価に注意する．
> ⑤さらに詳細な観察には喉頭ストロボスコピーやNBIシステムなどが有用である．

（土師知行）

## Topics

# 画像の記録法について

　喉頭の画像記録は音声を含めた動画記録が基本である．アナログ式のビデオテープからコンピュータにデジタル化して直接取り込む方法へ変わり，画像管理システムにより，大量の画像が効率よく記録保存され，必要なときに自由に表示できるようになった．電子カルテと併用できる大規模病院用のシステムでは，動画像のファイル容量が大きく，他科の検査でも動画の使用が増えてきたため，耳鼻咽喉科外来と内視鏡室（画像管理場所）が別の場合には，得られた動画像を見るためにネットワーク状況を考えた対応が必要となる．

　解剖を熟知している医師を対象とする場合には，声帯振動様式などが十分わかるように，種々の発声条件で，通常光とストロボ光での記録を行う．解剖学的知識がない人を対象とする場合は，すぐに声帯の画像を見せても現実感のない映像としてとらえられがちになり，結果として説明も理解しにくくなる傾向にある．とくに咽喉頭異常感や咽喉頭内の滞留物の状態も重要な要素となる嚥下にかかわる場合などは，内視鏡を鼻孔から入れるところから記録開始し，中咽頭（口蓋垂付近）・舌根など一般にわかりやすい部位を目印に全体の構造が説明できるように記録を行う．

## モニターの設置場所 ❶

　声帯振動など患者の自発的な活動により変化するものに対して動画記録は重要であるが，できれば動きを直接見せて説明をしながら検査を行えるほうがよい．発声中に声帯の状態を見せることはバイオフィードバックを利用した音声治療につながり，それらの経過をすべて記録しておくことにより，効果を客観的に容易に説明できるようになる．

　比較的小さい液晶モニターをユニットから可動式のアームを用いて自由に移動できるようにしておく．通常は患者の横にあり，付き添いの人が正面から見られるように設置してあるが，患者に見せながら検査を行う場合には，患者の見やすい位置にモニターを移動させる（患者と医師のあいだになる）．患者と医師の視線は通常は正反対の方向を向いているので，検査に際しては医師は患者の後方に設置してあるモニターを見ながら行う．検査中に画像管理システムに記録された動画を再生して説明する場合には，患者と医師が同一画像を共有できるような位置に設置したモニター上で説明を行う．

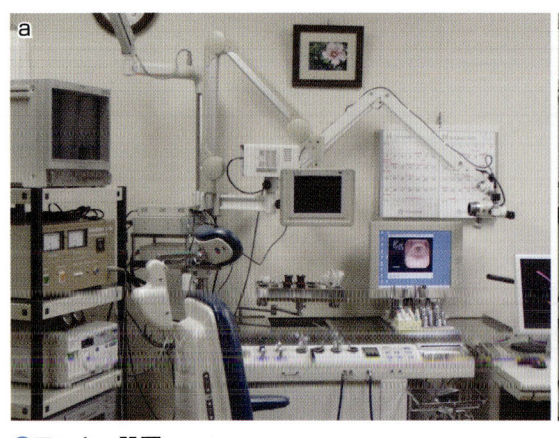

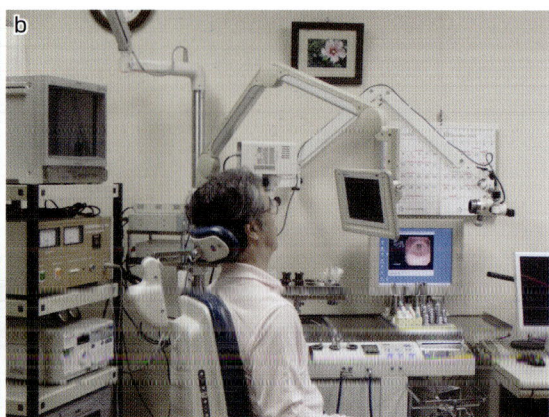

❶ **モニター設置**
患者用モニターはユニットの支柱から可動式アームで設置し（a），検査時にはモニターを患者の見やすい位置に移動させる（b）．写真中のモニターはそれぞれ，左端が医師用，中央が患者用（可動式），右中下が画像ファイリングシステム用，右端が電子カルテ用である．

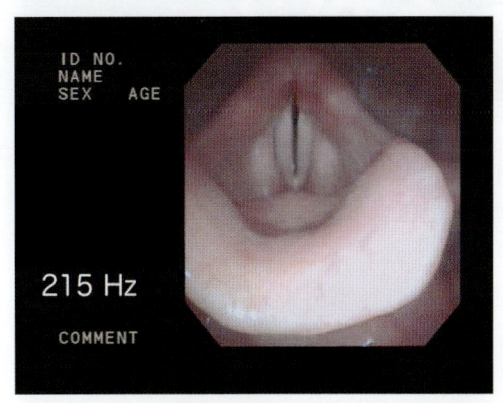

❷これからの動画像表示例
現在開発中の画面であり，音声の周波数がリアルタイムに画面上に表示され保存される（開発中のEZCap，スリーゼット社製）．

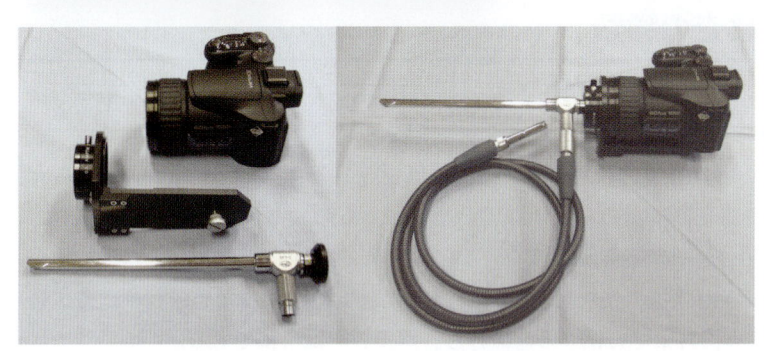

❸簡易な超高速度撮影システム（1,200枚/秒）
家庭用デジタルカメラ（EX-F1，カシオ）に，通常の硬性側視鏡（SFT-I，永島医科器械）を専用のコネクター（永島医科器械）を用いて接続する．光源は一般的なものでよい．これだけで，解像度336×96ピクセル，1,200枚/秒の速度でメモリ（SDカード）に記録できる．

## 画面上の周波数表示

　喉頭内視鏡検査など，音が重要な要素となる場合には動画とともに音声を同時に記録する必要がある．一般に音声の基本周波数などを見るためには，ストロボ光源装置の表示を見て，記録される喉頭画像とは別に手作業で記録することが多い．

　コンピュータの処理能力の進歩により専用機器・ボードを追加しなくても動画像とともにさまざまな音声に関する処理がリアルタイムにできるようになってくる．そのような環境になると，喉頭ストロボスコピー時に周波数などの表示をリアルタイムに表示できるようになる（❷）．

## 簡易な超高速度撮影（1,200枚/秒）（❸）

　声帯振動の記録には，ストロボ光を用いるのが一般的であるが，その原理より振動のすべてを見ているわけではないため，記録内容には限度がある．この問題は喉頭の動きをすべて（声帯振動が開始する前の状態を含めて）記録することにより解決されるため，専門機関では専用の超高速度撮影システム（2,000枚以上/秒）を用いている．

　これに対して，市販のデジタルカメラでも超高速度撮影が可能になったため，パソコンを使わずカメラ単体で，ストロボ光源ではなく通常光源（一般的な内視鏡検査に用いられる光量）で，記録時間の制限を気にせずフルカラー撮影ができる．

（加納　滋）

# 第2章 検査の実際

## 簡便な音声検査にはどのようなものがあるか？

声の異常や発声困難を訴えて来院したのにもかかわらず，喉頭内視鏡検査で明らかな異常がなく診療に苦慮する場合も少なくない．患者音声や発声機能が異常か否かの診断が必要になる．

本項では，専門の検査機器を必要としない一般外来で施行可能な音声や発声機能の検査を中心に解説を行う．

### 音声検査の種類

- 簡便な音声検査を施行する前に，音声検査にはどのような種類があるのかを理解しておく必要がある．
- 音声検査には，音質の検査，発声能力の検査，空気力学的検査がある．
- 音質の検査は嗄声の有無や程度を判定するものである．発声能力の検査では発声困難や高い声が出にくいなどの客観的評価を行う．空気力学的検査は発声時の呼気の使い方や喉頭調節の程度を把握するために行う．❶，❷は音声専門外来での検査の進め方と音声検査記録用紙である．

### 簡便な音質検査

- 国内の臨床の場で汎用されている音質評価法には2種類の検査がある．一

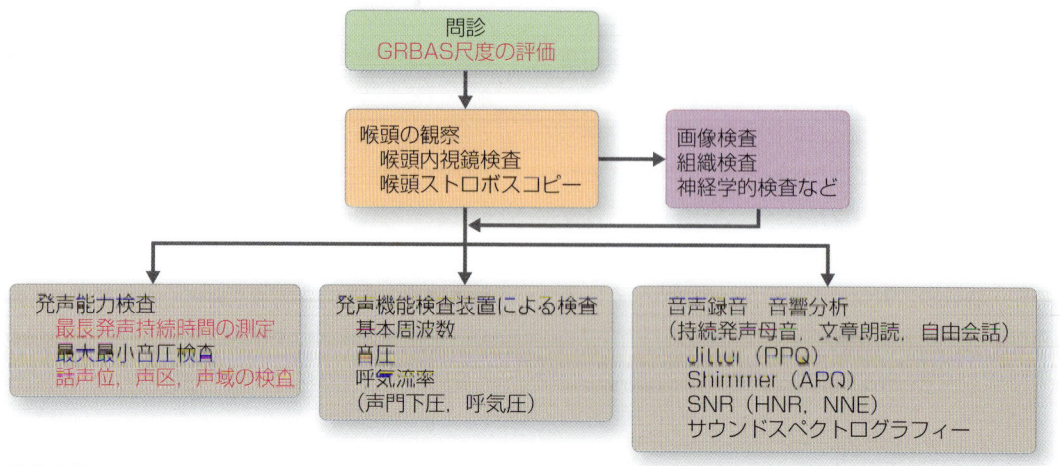

```
            問診
        GRBAS尺度の評価
              ↓
         喉頭の観察
        喉頭内視鏡検査  → 画像検査
       喉頭ストロボスコピー   組織検査
                        神経学的検査など
    ┌──────────┼──────────┐
 発声能力検査    発声機能検査装置による検査   音声録音  音響分析
 最長発声持続時間の測定  基本周波数        (持続発声母音，文章朗読，自由会話)
 最大最小音圧検査    音圧              Jitter (PPQ)
 話声位，声区，声域の検査 呼気流率          Shimmer (APQ)
                (声門下圧，呼気圧)     SNR (HNR, NNE)
                                サウンドスペクトログラフィー
```

**❶音声検査の進め方**

GRBAS尺度は録音音声から評価するほうが正確であるが，実際には問診中に行うことが多い．喉頭観察で診断できないときは画像検査，組織検査，神経学的検査などを行う．一般外来でも施行可能な簡便な音声検査を赤字で示す．

耳鼻咽喉科音声外来カルテ

カルテ番号_____　　音声外来番号_____
名　前　_____　　検査日　_____

1. 聴覚的音質評価
　　Pitch：高すぎる、⦿普通、低すぎる、二重声、その他（　　　　　）
　　G（ 2 ）、R（ 1 ）、B（ 2 ）、A（ 1 ）、S（ 0 ）

2. 喉頭ストロボ検査
　　⦿同期する、同期しない
　　対称性　（⦿対称的、非対称的、位相のずれがあり）
　　規則性　（⦿規則的、一定しない、不規則）
　　声門閉鎖（完全、一定しない、⦿不完全）
　　振幅　　右（大、⦿正常、小、なし）　左（大、正常、⦿小、なし）
　　左右差　（なし、⦿右＞左、右＜左）
　　粘膜波動　右（大、⦿正常、小、なし）　左（大、正常、⦿小、なし）
　　左右差　（なし、⦿右＞左、右＜左）
　　非振動部　右（⦿なし、一部、全部）　左（⦿なし、一部、全部）
　　その他の所見（　　　　　　　　　　　）

3. 発声持続時間
　　（ 13 秒）、⦿（ 14 秒）、（ 12 秒）

4. 最大最小音圧幅
　　最大音圧（ 85 dB）−（ 60 dB）＝（ 25 dB）

5. 話声位、声区、声域

　C₂　　　G₂　　　C₃　　話声位　G₃　　　C₄　　　G₄　　　C₅　　　G₅
　C D EF G A Hc d ef g a hc' d' e'f' g' a' h'c'' d'' e''f'' g'' a'' h''
　　↑110Hz　　　220Hz　　　　　↑440Hz↑　　　　880Hz
　　　　　　　　胸声区　　　　　　頭声区
　　　←─────声域（ 31 ST）─────→

6. 空気力学的発声機能検査
　　楽な発声：基本周波数（ 154 Hz）、音圧（ 68 dB）、呼気流率（ 246 ml/sec）、呼気圧（ 102 mmH₂O）
　　高い声　：基本周波数（ 284 Hz）、音圧（ 69 dB）、呼気流率（ 288 ml/sec）、呼気圧（ 156 mmH₂O）
　　大きい声：基本周波数（ 158 Hz）、音圧（ 78 dB）、呼気流率（ 386 ml/sec）、呼気圧（ 224 mmH₂O）

7. 音響分析
　　Jitter（ 0.323 ％）、Shimmer（ 0.334 ％）、HNR（ 18.426 dB）
　　F0　（ 148.686 Hz）、F0 Range（ 1.524 ST）、F0 Std Dev（ 2.928 Hz）

　　　　　　　　　　Nihon University Surugadai Hospital, Otorhinolaryngology Head Neck Surgery

❷ 音声専門外来での検査記録用紙
聴覚的音質評価，喉頭ストロボスコピー，発声持続時間，最大最小音圧幅，話声位，声区，声域，空気力学的発声機能検査，音響分析などの結果を記録する．話声位，声区，声域は図のように音階スケールに記入する．

音響分析法 | つは音響分析法である．これは1秒間程度の持続発声母音を解析サンプルとし，音声波形の周期や振幅のゆらぎ，あるいは雑音成分比を評価パラメータとするものである．現在発売されている音響分析装置は音声録音後直ちにデジタル解析が可能である．

聴覚心理的評価法

- もう一つの音質評価法が聴覚心理的評価法である．聴覚心理的評価法という用語は理解しにくいが，耳で聞いた患者音声を感覚的に評価する方法である．この方法は専用の機器を必要とせず，一般外来で施行できる簡便な音質評価法である．聴覚心理的評価法として汎用されている方法に GRBAS 尺度がある．

### GRBAS 尺度

Gは嗄声の全体的重症度を示す
RBASは嗄声の性状を示す

- GRBAS 尺度は日本音声言語医学会発声機能検査法委員会で作成された評価法である[1,2]．GRBAS とは Grade，Rough，Breathy，Asthenic，Strained の頭文字を表す．G（grade of hoarseness）は嗄声の全体的な重症度を評定する尺度である．嗄声の性状は問わない．RBAS は嗄声の性状を表す．R（rough，粗糙性）はガラガラ声，ダミ声，バラバラした声などと表現される聴覚的印象である．B（breathy，気息性）はカサカサ声，ハスキーボイスなどと表現される聴覚的印象である．声門の閉鎖不全がある場合に生じる気流雑音により出現する．A（asthenic，無力性）は弱々しい印象を示す．音圧が低い声とは違い，抜けるような頼りないような声の特徴である．声門閉鎖が弱く，声門抵抗が小さく，かつ呼気流が少ない場合に出現する．呼気流が多くなると気息性の印象が強くなる．S（strained，努力性）はのどに力を入れて無理に声を出しているような聴覚的印象である．癌や瘢痕性声帯のような声帯粘膜硬化病変の場合，重症ポリープ様声帯のような声門抵抗が大きい場合，のど詰め発声などで出現する．

> **ポイント**
>
> 嗄声がないのにもかかわらず発声時の咽喉頭違和感や発声困難症状を「声がおかしい」と表現する患者は少なくない．耳鼻咽喉科医にとって患者音声が正常なのか病的なのかを判断することは重要である．嗄声の有無の判断は会話音声を聞きながら行うべきであるが，一般耳鼻咽喉科にとっては持続発声母音を参考にしたほうがわかりやすい．GRBAS 尺度の評点は持続発声母音で行うことが推奨されている．また，嗄声の聴覚評価は心理的に声帯所見の影響を受けるために喉頭観察の前に行うべきである．

### GRBAS 尺度の評価法

- G 尺度は，嗄声がない場合を 0，軽度嗄声を 1，中等度嗄声を 2，重度嗄声を 3 と評点する．嗄声のない症例では G(0)，重度嗄声例は G(3) と表記する．このような4段階評価は5段階評価に比較して検者間の差や再現性に優れている．

❸ DVD 動画で見る音声障害 ver.1
(日本音声言語医学会企画・監修. 動画で見る音声障害 ver.1.0〈DVD-ROM〉. インテルナ出版；2005[3] より)

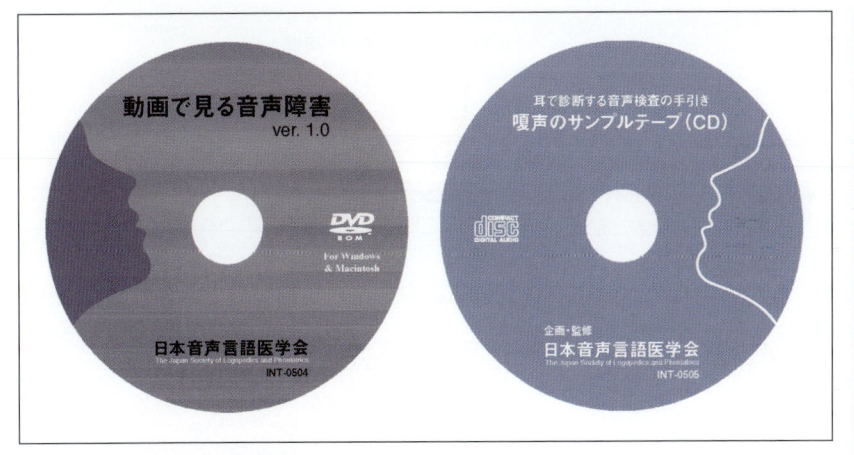

- RBAS 尺度でも G と同様に 0 から 3 の 4 段階で評点する．各尺度の特徴がない音声（尺度 0）と，強い音声（尺度 3）を聴覚心理的に認知したうえで，その間の音声を 0 に近いか，3 に近いかで尺度 1 あるいは 2 と評点する．GRBAS 尺度は録音された患者音声を用いて評価されるべきであるが，実際では問診中に評点する場合が多い．喉頭内視鏡検査中，あるいは検査後では声門所見による先入観に影響されるために正確な聴覚心理的評価にならない．
- われわれ耳鼻咽喉科医にとって嗄声のない音声を識別することは容易である．評価に重要なのは，各尺度の嗄声性状の認知である．次に行うのが各尺度別の重症音声の評定訓練である．下記 DVD や CD-R で RBAS 尺度重度例の音声を複数回聞くことで，感覚的に記憶することができる．重度例を識別できるようになれば，尺度 0 と 3 は評点できる．その間の音声では前述したように 0 に近いか 3 に近いかで 1 か 2 と評点する．
- GRBAS 尺度の普及と標準化を目的に，日本音声言語医学会企画監修の「DVD 動画で見る音声障害 ver.1」[3] が出版されている（❸）．この DVD には各種音声障害例が収録されており，GRBAS 尺度の評点法や評点例が解説されている★1．

> 各尺度の嗄声性状を認知し，尺度別の重症音声の評定訓練を行う

## 簡便な発声能力検査

- 大きい声や高い声を発声する際には，声帯の緊張度や厚みを調節し，その声帯を振動させるために胸郭を調節して呼気圧を上昇させている．健常者では 2～3 オクターブの声域の声を喉頭と呼気の調節だけで発声することができる．音声障害患者の多くは発声能力が低下する．発声能力の検査には発声持続時間の測定，声の高さの検査，声の強さの検査などがある．

★1
「DVD 動画で見る音声障害 ver.1」[3]（インテルナ出版，税込 6,000 円）（❸）には 67 症例の貴重な映像と音声が収録されている．病名検索や重症度別検索，あるいは RBAS 別の検索も可能である．実際の症例を見ながら自分で GRBAS 尺度を評点し，実際の点数と比較するドリル機能も含まれている．

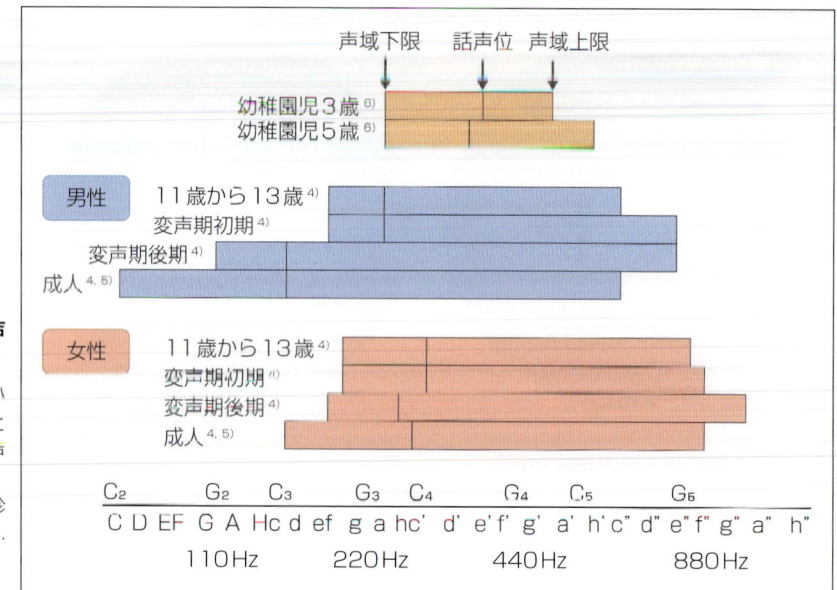

### ❹ 健常者の声域および話声位

変声期初期までは男女差は小さいが，変声期後期になると男性では話声位が下がり，声域下限が拡大する．
（牧山 清．音声障害の検査・診断．新美成二編．CLIENT 21. 15 音声・言語．中山書店；2001. p.40-56 より引用）

### ★2

声の高さの検査には電子キーボードが必要であるが，これは数千円と安価である．検査手技も簡単であり，「声が低くなった」「高い声が出ない」などの症状の検査にはきわめて有用である．❹の健常者の声域を参考にしながら，検査結果を評価することを推奨する．

## 声の高さの検査

- 声の高さの検査では声域を測定する．具体的にはピアノや電子キーボードで段階的に高い音を出しながら，1音ずつ発声させて測定する．胸声区（地声）から頭声区（裏声）に変わるときの声の高さを音階で記録する．発声可能な最も高い声を声域の上限とする．次に1音ずつ低下させながら発声させ，最も低い音の高さを記録する．この2点の差が声域であり，単位は半音の数（semitone：ST）で表す．
- 成人健常者では男性が約3オクターブ，女性が約2.5オクターブの声域を有する[4,5]．幼稚園児では約1オクターブ[6]，小学校高学年では約1.5～2オクターブ[4]と報告されている（❹）．
- このように声の高さの検査ではピアノあるいは電子キーボードを必要とする[★2]．

## 声の強さの検査

- 声の強さの検査では，音圧を測定できる機器を必要とする．口唇より20 cm前に音圧測定用マイクロフォンを設置して測定を行う．最初は母音発声 /a/ をできるだけ小さく発声させ，次にできるだけ大きく発声させて音圧を記録する．
- 最大音圧値は持続発声である必要はなく，エイ，ヘイなどの叫び声でもよい．測定は防音室内で行う．最大最小音圧幅は主に喉頭調節能力を反映している．

## 発声持続時間の測定

- 声の高さや大きさの検査とは異なり，発声持続時間の測定は専用の機器が

必要なく，一般外来で簡単に施行可能である．発声持続時間は呼気機能や喉頭調節機能を含め，全般的な発声能力を評価することができる簡便で優れた検査法である．

## ■ 最長発声持続時間

- 最長発声持続時間（maximum phonation time：MPT）とは，一息で発声できる最長時間のことである．深吸気後に母音 /a/ をできるだけ長い時間発声させる．出しやすい高さと大きさの声で発声させ，持続時間を秒数で表す．座位で3回施行し，最も長い時間を採用する．

    出しやすい高さと大きさで発声してもらい持続時間を計る

- 健常成人のMPTは男性で約30秒，女性で約20秒以上である[7,8]．小児のMPTは7～8歳で10秒以上，小学校高学年では20秒である[9]．
- 15秒以上あれば日常生活での支障はないが，10秒以下では発声困難が生じる．片側反回神経麻痺や声帯溝症などの発声時声門閉鎖不全がある症例ではMPTは短縮する．ポリープ様声帯や痙攣性発声障害などの声門抵抗が高い症例でも短縮する．MPTは呼気エネルギーを音響エネルギーに変換する際の喉頭効率が反映される．

    10秒以下では発声困難が生じる

## 空気力学的検査

- 声帯は声門下圧により押し上げられ，ベルヌーイの原理，声帯の弾性力などにより声帯縁の開閉，声帯粘膜波動形成などが起こる．発声時の声門下圧は口腔前の大気圧より高いので，声門下腔から口腔前に向かう呼気流が生じる．発声時の平均呼気流率（呼気流量/秒）を測定するのが空気力学的発声機能検査である．通常は声の高さと大きさを同時測定する．
- この検査には発声機能検査装置が必要になる（❺）．発声動態の評価に有用な検査であるが，検査機器を備えていない一般外来では検査ができない．ただ，このような検査法があることは認識しておく必要がある．

> **Column 社会保険点数表での音声機能検査と音響分析検査**
>
> 　社会保険点数表での音声機能検査（D251-3，450点）は「嗄声等の音声障害について，発声状態の総合的分析を行う検査であり，音域検査，声の強さ測定，発声時呼吸流の測定，発声持続時間の測定を組み合わせて，それぞれ又は同時に測定するものをいい，種類及び回数にかかわらず，一連として1回算定する」と記載されている．したがって，MPT測定のみでは音声機能検査として保険請求できない．
>
> 　音響分析検査（D251-2，450点）は，「種々の原因による音声障害及び発音，構音，話しことば等の障害がある患者に対して，音声パターン検査又は音声スペクトル定量検査のうちの一方又は両方を行った場合に算定する」と記載されており，GRBAS尺度の評価は残念ながら点数表に含まれていない．

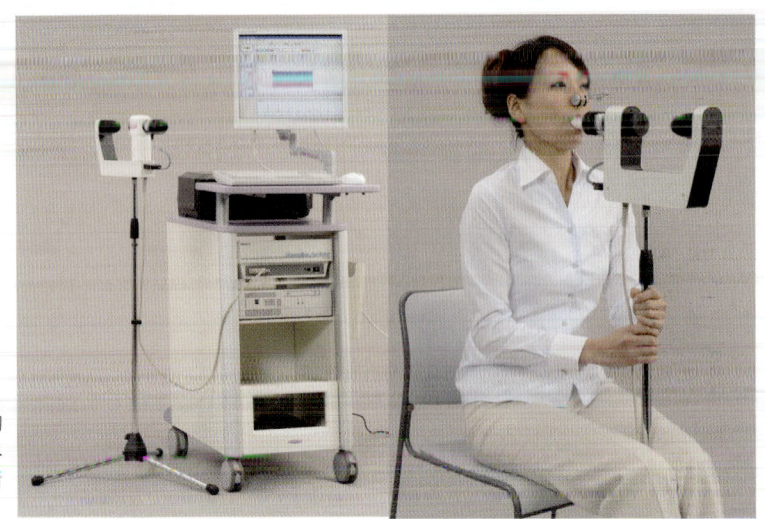

**発声機能検査装置PA1000**
基本周波数，音圧，呼気流率が経時的に同時測定できるミナト医科学製ホネーションアナライザーPA1000．音声専門外来では必要な機器である．

## さいごに

●簡便な検査として解説したGRBAS尺度やMPT測定は診断目的の検査ではない．嗄声や発声困難の重症度評価，あるいは治療効果判定に有用な検査である．近年，声に対するQOL改善目的での受診例が増加している．一般外来での普及が望まれる検査である．

(牧山　清，髙根智之)

**引用文献**

1) 今泉　敏．声の聴覚心理評価．日本音声言語医学会編．声の検査法基礎編．東京：医歯薬出版；1979. p.151-72.
2) 今泉　敏．聴覚心理的評価．日本音声言語医学会編．新編 声の検査法．東京：医歯薬出版；2009. p.236-40.
3) 日本音声言語医学会企画・監修．動画で見る音声障害 ver.1.0（DVD-ROM）．東京：インテルナ出版；2005.
4) 飯田武雄．日本人声域に関する研究．福岡医学雑誌 1940；33：229-92.
5) 澤島政行．発声障害の臨床．音声言語医学 1968；9：9-14.
6) 切替一郎，澤島政行．声の生理．言葉の誕生．東京：日本放送出版協会；1968. p.46-76.
7) 重森優子．発声時の呼気使用に関連した検査—臨床的研究．耳鼻 1977；23：138-66.
8) 吉岡博英ほか．スパイロメータによる発声時呼気流率の測定．音声言語医学 1977；18：87-93.
9) 前川彦右衛門ほか．小・中学生におけるPhonation Quotientおよび呼気乱費係数について．音声言語医学 1975；16：63-75.

第2章　検査の実際

# 咽頭・喉頭疾患でCT検査はどのような場合に有用か？

本項では咽頭・喉頭領域のCT検査の意義について述べる．比較的遭遇する頻度の高い疾患のほか，頻度は低いかもしれないが，見逃してはならない疾患を選んで記述した．

## CTの撮影を考慮する状況

### 喉頭内視鏡検査を含めた診察にて認められた病変の詳細や原因を知りたい場合

- 咽頭・喉頭の腫瘍性病変にて悪性腫瘍の可能性，その進展度を確認する場合．
- 声帯麻痺の原因検索．
- 扁桃周囲を含む咽頭・喉頭領域の膿瘍形成の有無を確認する場合，など．

### 喉頭内視鏡検査を含めた診察でも所見を認めないが，強い症状を訴えるため，原因検索を行いたい場合

- 経過や症状から，気道異物・食道異物を疑う場合．
- 呼吸苦があり，気管狭窄などの下気道疾患を疑う場合．
- 咽頭痛，咽喉頭異常感症があり，腫瘍性病変の有無を確認したい場合，など．

## CTの撮影条件に関する留意事項

- 悪性腫瘍を疑う場合や，炎症性疾患において膿瘍形成を疑う場合に，造影剤を用いることで，より詳細な情報を得ることができる．
- 咽頭・喉頭の症状を呈する場合に，胸部の撮影が必要となることがある．気道，食道異物を疑う場合，声帯麻痺の原因検索を行う場合，咳，呼吸苦，血痰などの呼吸器症状を呈する場合，頸部膿瘍で膿瘍の伸展範囲を知りたい場合など，咽頭・喉頭の症状のみでも撮影範囲を胸部まで広げる必要がある．
- 声門部癌を疑う場合など，認められる病変が比較的限局している場合は，1mm程度のスライス厚で撮影を行うことにより，より詳細な情報を得ることができるほか，さまざまな方向の再構成画像を得ることが可能である[1]．

> 咽頭・喉頭の症状のみでも胸部まで撮影範囲を広げる場合がある

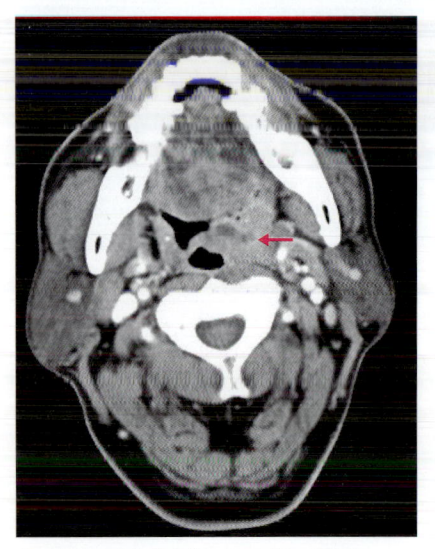

❶扁桃周囲膿瘍症例（67歳，男性）
左咽頭痛を主訴に耳鼻咽喉科外来へ来院．CTの結果を受け，切開排膿を行った．
頸部造影CT水平断では，腫大し，増強効果亢進を示す左口蓋扁桃下極に不整形の液体濃度領域を認め（→），扁桃周囲膿瘍に一致する．本症例のように，扁桃下部に発生した膿瘍を視診にて確認することは困難であるため，CTを用いた確認は有用である．

❷X線透過性異物，非透過性異物

| X線非透過性異物 | 義歯，針などの金属性異物<br>太い魚骨異物 |
|---|---|
| X線透過性異物 | 豆類，他の食品<br>プラスチック<br>PTP異物<br>細い魚骨異物 |

★1 press through package

# 疾患別CT検査

## 炎症性疾患

- 咽頭・喉頭感染性疾患においては蜂窩織炎と膿瘍の鑑別が重要になる．前者は抗生物質投与などの保存的治療になるが，後者は切開排膿といった外科的治療を要する．
- 蜂窩織炎は軟部組織腫脹とともに筋膜肥厚，脂肪混濁として認められる．膿瘍では蜂窩織炎による軟部組織腫脹の内部に膿瘍腔が内部不整形の液体濃度領域として確認される．これは造影剤使用においてより明確に区別可能となる[2]．

### 疾患例

- 扁桃周囲膿瘍（❶），咽後膿瘍，喉頭蓋膿瘍，頸部リンパ節炎，頸部蜂窩織炎，頸部膿瘍，など．

## 異物症

- 異物を誤飲した場合，口腔内診察や喉頭内視鏡検査にて異物が確認できない場合は，気道異物，または食道異物の可能性を疑い，CTによる確認を行う場合がある．とくに異物誤飲後，咽喉頭・頸部の痛み，違和感，咳嗽，嚥下困難，呼吸困難など，何らかの症状が継続する場合，画像診断による異物の有無の確認を要する．
- 施設により単純X線撮影しか行えない場合もあるが，診断可能なものは❷に示すように，義歯などの金属性異物や，非常に太い魚骨異物など比較的限られている[3-5]．
- とくに気道異物では，豆類など大半がX線透過性である．頸部単純X線，軟線，高圧撮影のほか，胸部単純X線撮影によるHolzknecht症候の確認，胸部断層撮影などを試みることがあるが[6]，これらの検査でも異物の存在の有無を確定できない場合は，頸胸部CTによる確認も検討する．
- また，異物の存在部位の詳細な検討のためには水平断のみでなく，冠状断，矢状断再構築のほか，3D再構築も有用である．

### 疾患例

- 食道異物症：PTP[★1]，魚骨（❸），その他の食物，など．
- 気道異物症：豆類，その他の食品，など．

## 声帯麻痺

- 声帯麻痺は，迷走神経麻痺，あるいはその枝である上喉頭神経の麻痺，反回神経の麻痺の3つに分けられるが，反回神経麻痺が最も多い[7]．本症が片

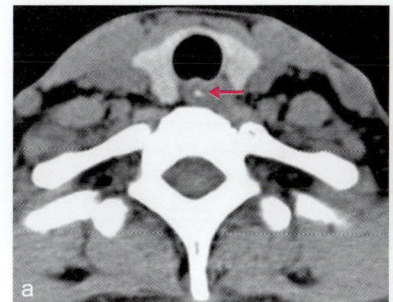

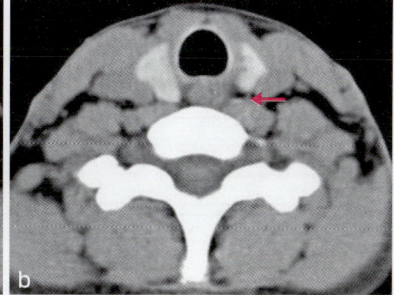

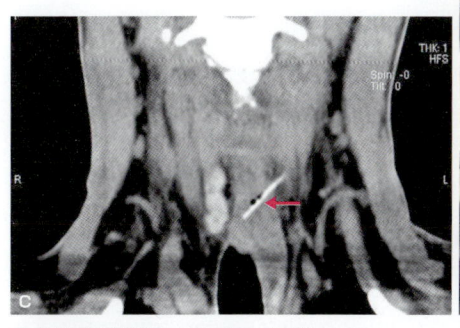

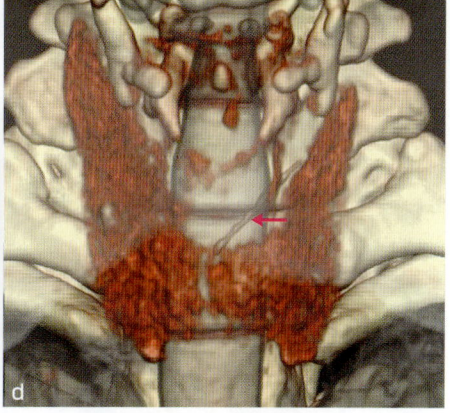

❸ **食道異物症例（40歳，女性）**
魚骨を誤飲後，嚥下時痛，嚥下困難が持続するため，耳鼻咽喉科外来を受診した．
a：頸部単純CT水平断．食道内に異物の陰影を認める（←）．
b：頸部単純CT水平断．❸aよりさらに12mm高位のスライスの写真．異物の陰影を食道外まで追うことができる．異物が食道を穿通していることを示唆する所見である（←）．
c：頸部単純CT冠状断．食道を穿通する魚骨異物の全体像を確認できる（←）．
d：頸部3D-CT．魚骨異物と食道，その周囲の甲状腺，椎骨との位置関係をより明瞭に確認できる（←）．

側性の場合，多くは気息性嗄声を呈し，その診断は喉頭内視鏡検査にて比較的容易であり，手術などの発症のエピソードを有する場合も多いが[8]，明らかな原因を特定できない場合，悪性腫瘍などの重篤な疾患が潜んでいる場合があるため，その原因検索が重要である．
● CTの撮影においては頭蓋底から胸部まで広げておくと，より見落としが少なくなる．

### 声帯麻痺の原因となりうる疾患例
● 中枢性疾患（核上性，核性），頸静脈孔症候群，迷走神経鞘腫，胸部大血管疾患（❹），心疾患，肺・縦隔腫瘍，縦隔内炎症性疾患，食道癌，甲状腺腫瘍（❺），喉頭癌，下咽頭癌，悪性腫瘍頸部・縦隔転移，など．

## 腫瘍性疾患
● 咽喉頭領域に腫瘍性病変を認めた場合，CTの撮影を行い腫瘍の大きさ，浸潤範囲，リンパ節転移などを確認することにより，良性・悪性の判断や病期診断のために有用な情報を得ることができる．

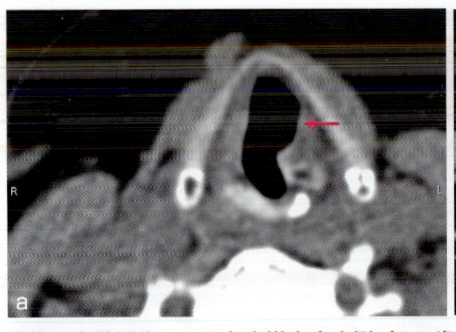

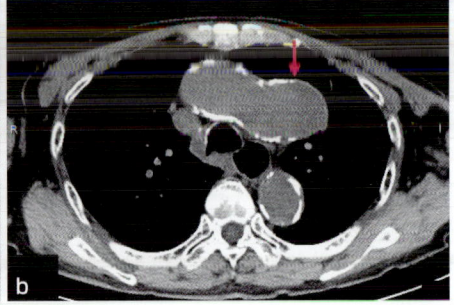

### ❹胸部大動脈瘤による左声帯麻痺症例（72歳，男性）

2か月前より嗄声を自覚するため，耳鼻咽喉科外来を受診した．喉頭内視鏡検査にて左声帯麻痺を認めた．CTの所見より，胸部大動脈瘤による反回神経麻痺が原因と考えられた．

a：喉頭単純CT水平断．声門部レベルで反回神経麻痺による左喉頭室の拡大，声帯筋の萎縮を認める（←）．

b：同症例の胸部単純CT水平断．大動脈弓に外側下方に突出する囊状大動脈瘤を認め（→），左反回神経麻痺の原因と考えられる．

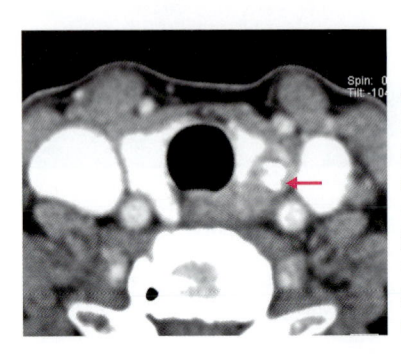

### ❺左甲状腺癌症例（69歳，女性）

3か月前より嗄声を自覚するため，耳鼻咽喉科外来を受診した．喉頭内視鏡検査にて左声帯麻痺を認めた．CTの所見より，甲状腺癌による反回神経麻痺が原因と考えられた．

頸部造影CT水平断にて甲状腺左葉に粗大な石灰化を伴った腫瘤が認められる．明らかな節外浸潤の所見は認めない．乳頭癌などの悪性病変が考慮され，反回神経麻痺の原因と考えられる．

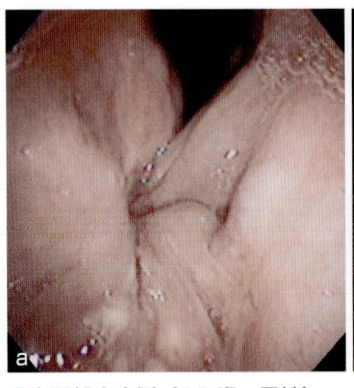

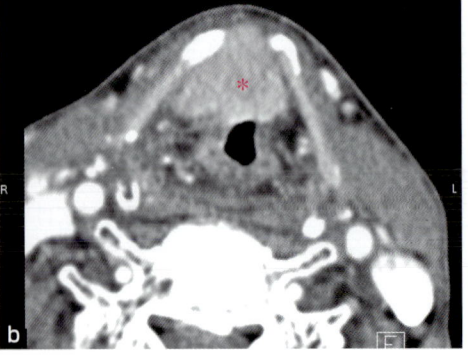

### ❻声門部癌症例（80歳，男性）

数か月前からの嗄声を自覚し，耳鼻咽喉科外来を受診した．CTの結果を受け，右声帯の病理組織学的検査を施行したところ，扁平上皮癌の診断を得た．

a：喉頭内視鏡検査所見．右声帯不全麻痺に加え，右声帯は左に比べ，やや褐色の色調であり，発声時の声帯の振動も左声帯に比べ不良であった．しかし，粘膜の不整は明らかではなく，腫瘍性病変と断定することができなかったため，CTの撮影を施行した．

b：同症例の頸部造影CT水平断．右声帯を中心に浸潤性腫瘤を認め，前方は前喉頭蓋間隙下部から前交連に及び，正中を越えて対側声帯前方に及んでいる（＊）．甲状軟骨への明らかな浸潤を認めない．画像上，T3に相当する．

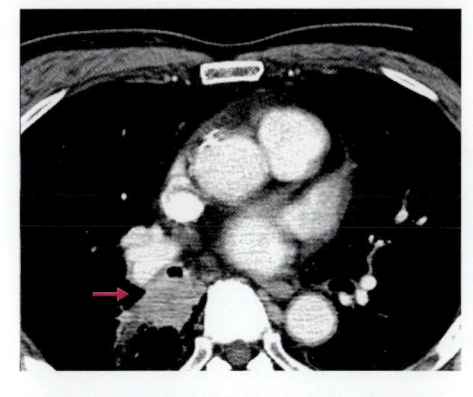

❼**肺癌症例（70 歳，男性）**
血痰を主訴に耳鼻咽喉科外来を受診した．喉頭内視鏡検査では異常を認めず，胸部 X 線写真撮影でも異常を指摘されなかった．
胸部単純 CT 縦隔条件で，右肺下葉中枢側に軟部濃度陰影を認め，下葉気管支を圧排している（➡）．肺門部の肺癌を疑う所見である．

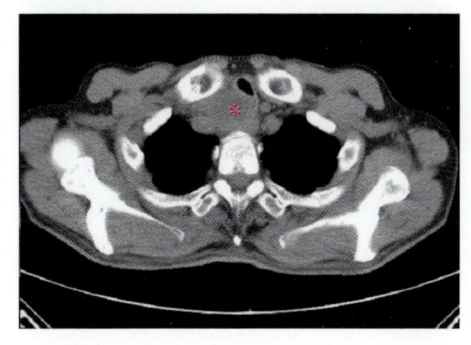

❽**食道癌頸部リンパ節転移による気道狭窄症例（65 歳，男性）**
嚥下困難・呼吸苦を訴え，耳鼻咽喉科外来を受診した．喉頭内視鏡検査にて異常を認めなかったが，気道狭窄を否定できず，頸胸部 CT の撮影を施行した．また，後日行われた上部消化管内視鏡検査にて食道癌が確認され，CT にて認められた病変は食道癌頸部リンパ節転移と診断された．
胸部単純 CT 縦隔条件で，上縦隔に 4 cm 大のリンパ節の腫大が認められ（＊），気管，食道が圧迫されている．気管狭窄部の最小径は CT 上内腔 5 mm であり，呼吸苦の原因と考えられる．

- また，喉頭内視鏡検査を行うも診断に至らないが，咽頭痛，嗄声，嚥下困難，呼吸苦などの症状が強く，悪性腫瘍を否定しきれない場合は，CT 検査を行うことで病変を発見できる場合がある．

## 疾患例
- 上・中・下咽頭腫瘍（良性・悪性），喉頭腫瘍（良性・悪性〈❻〉），食道癌，甲状腺異常（腫瘍性疾患，炎症性疾患），悪性腫瘍頸部転移，など．

## ■ 呼吸器症状を訴える症例（呼吸困難，喘鳴，咳嗽，血痰など）
- 呼吸困難，血痰などの呼吸器症状を訴える症例は，耳鼻咽喉科または呼吸器内科・外科のいずれでも取り扱う場合がある．喉頭内視鏡検査を行うことで，下咽頭・喉頭の炎症性疾患・腫瘍性疾患や両側声帯麻痺など，呼吸器症状の原因を特定できる場合があり，このような場合の CT の撮影に関しては炎症性疾患，声帯麻痺，腫瘍性疾患の項に準じる．その一方で，喉頭内視鏡検査を行っても原因を特定できない場合があり，このような場合，気管，気管支，肺などの下気道疾患の有無の確認も重要である．
- 呼吸困難をはじめとした呼吸器症状を訴える場合，緊急を要する疾患が潜んでいる場合があり，下気道病変を含めた，より正確な病変の評価のためには撮影範囲を頸部から胸部まで広げておくことがきわめて有用である[9]．

### 疾患例

- 気管・気管支疾患：気道異物症，気管内肉芽腫症，気管内腫瘍性疾患，など．
- 肺疾患：肺炎，肺結核，肺腫瘍（❼），など．
- その他：頸部・縦隔腫瘍性疾患による気管・気管支の圧迫（❽），循環器疾患，など．

（露無松里）

#### 引用文献

1) 外山芳弘．耳鼻咽喉科領域の画像診断の現状と展望．耳鼻臨床 2006；99：164-70．
2) 尾尻博也．造影CT When and How? 頭頸部．臨床画像 2005；21：932-42．
3) 桑内隆郎ほか．当教室開設時より7年間の食道・気管支異物の統計的観察．日気食会報 1981；32(5)：339-44．
4) 冑 有紀ほか．MRIで確定し得た小児気道異物の1例．日気食会報 1994；45(1)：50-3．
5) 家根旦有ほか．小児の耳鼻咽喉科V．救急 異物．小児科診療 2002；65：1516-20．
6) 上田隆志，松永 喬．耳鼻咽喉・頭頸部領域の異物症・結石症．JOHNS 1993；9(3)：389-93．
7) 田中宏子．頭頸部のCT・MRI：解剖，撮影，診断 咽頭，喉頭．臨床画像 2004；20：638-50．
8) 宮本 真ほか．当施設における声帯麻痺症例の検討．日気食会報 2010；61(4)：345-52．
9) 立原素子，棟方 充．結痰を訴える患者への問診と診察のポイントは？ JOHNS 2007；23：276-8．

第2章 検査の実際

# 咽頭・喉頭疾患でMRI検査はどのような場合に有用か？

## 頭頸部疾患とMRI

- MRIはCTに比べて軟部組織における高い分解能が得られ，多くの撮像法での所見の比較が可能である．しかし一方，低い時間分解能（撮影時間が長くなる）のため嚥下・呼吸などの生理的体動の影響による画質劣化が常に問題となる．
- 体内金属での禁忌事項には注意が必要である．義歯での口腔レベルのアーチファクトによる画質劣化は一般にCTよりも軽度である．
- 頭頸部における軟部組織腫瘍は悪性腫瘍も含めて良いMRIの適応であり，そのなかでも耳下腺腫瘍はとくに画像的診断価値が高い．また神経原性腫瘍や血管腫やリンパ管腫もまた内部の性状や異常血管の検出から有用である．

軟部組織腫瘍はMRIの良い適応

## CTと比べたMRIの特徴

- 放射線被曝はないが，磁場の内部に入り，電磁波照射を受けるリスクがある．頭頸部領域では，低い時間分解能（撮影時間が長くなる）のため嚥下・呼吸などの生理的体動の影響による画質劣化が常に問題となる．軟部組織における高い分解能が得られ，多くの撮像法での所見の比較が可能である．
- 一般に利用される撮像法は，T1強調像，T2強調像，Gd（ガドリニウム）造影剤投与後のT1強調像，脂肪抑制併用画像（T1強調像とT2強調像のいずれにも用いられる）であり，STIR法（short T1 inversion recovery）は脂肪抑制併用T2強調像の一つである．
- 高い空間分解能での撮影は撮像範囲の設定に制限があり，撮像範囲を小さくしすぎると画像のS/N比（信号対雑音比）の低下が問題となる．
- 体内金属での禁忌事項には注意が必要である．義歯での口腔レベルのアーチファクトによる画質劣化は一般にCTよりも軽度である．医療経済的には高コストが問題となる[1]．

MRI検査の禁忌事項には十分な注意が必要である

## 各部位におけるMRIでの診断のポイント

### ■ 上咽頭でのMRIにおける診断のポイント[2]

- T2強調像では，咽頭後壁後方には椎前筋（頭長筋，頸長筋）が低信号に描

出され，口蓋筋と翼突筋のあいだの傍咽頭腔は，脂肪組織のため高信号に描出される．
- 内頸動脈は無信号に描出される．
- 斜台や椎体尖部の骨髄の脂肪が明瞭にとらえられるため，腫瘍の浸潤などの診断が可能である．その場合の浸潤は T1 強調像で脂肪髄による高信号が消失し，低信号として認められる．
- 上咽頭癌の T2 強調像での信号強度はアデノイドと類似しているものが多く，若年者は注意が必要である．

### ■ 中咽頭での MRI における診断のポイント[2]

- MRI は CT と比較して歯冠や歯髄充填物など歯からの金属アーチファクトが少ないという利点があるが，磁場の不均一が生じるため可能な限り義歯は取り外すようにする． *（可能な限り義歯を外してもらう）*
- 口蓋扁桃や舌扁桃は T2 強調像で高信号に描出される．
- 造影 MRI は腫瘍の辺縁が明瞭となるため，進展範囲の評価に有用であるが，正常粘膜や口蓋扁桃，舌扁桃なども造影されるため注意が必要である．

### ■ 下咽頭・喉頭での MRI における診断のポイント[2]

- 軸位断像において甲状軟骨レベルでの梨状窩の左右対称度や開大度などを注意する．
- 矢状断像では椎骨前の下咽頭，頸部食道の粘膜変化をとらえやすい．
- MRI では嚥下，咳嗽などの頸部の働きにより画像が劣化するため，被検者に安静呼吸を保つように説明することが重要である．

### ■ 唾液腺での MRI における読影のポイント[2]

- 耳下腺は，T1 強調像と T2 強調像の両方において脂肪組織より低信号で，筋組織より高信号にて描出される．
- 耳下腺内には下顎後静脈が下顎骨後方に無信号で描出される．
- 耳下腺内の顔面神経は thin slice にて描出されうる．
- 顎下腺，舌下腺は T1 強調像と T2 強調像とも筋肉より高信号に描出されうるが，耳下腺よりも信号強度は低いことが多い．

## 特定の疾患における MRI での有用性

### ■ 上咽頭癌 ❶

- 後壁から発生する扁平上皮癌が多い．初診時にリンパ節転移を認めることが多く，外側咽頭後リンパ節が最初に侵され，深頸部リンパ節がこれに続く．上方進展（頭蓋内浸潤）には直接浸潤と神経周囲進展がある． *（上咽頭癌は高頻度に Rouviere リンパ節転移があり，MRI はその検出に優れる）*
- MRI は軟部組織の分解能に優れ，粘膜病変や神経周囲進展の描出に有用である．骨髄浸潤の診断には造影脂肪抑制併用 T1 強調像が有用である[3]．冠

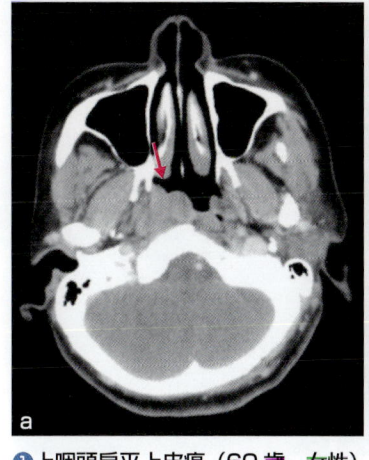

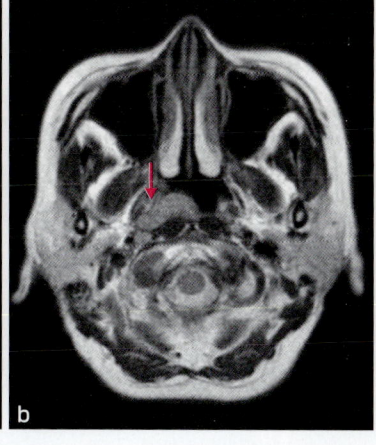

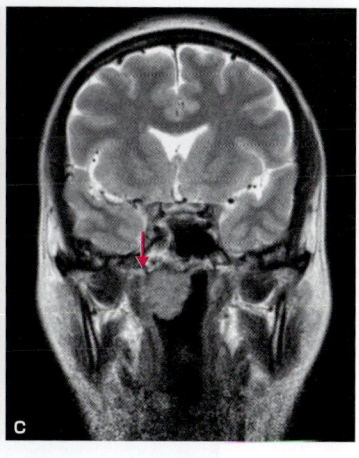

❶ 上咽頭扁平上皮癌（60 歳，女性）
a：造影 CT 像．腫瘍と筋肉，リンパ節との区別は難しい（➡：腫瘍＋リンパ節）．
b：T2 強調像．右上咽頭粘膜に腫瘍（➡）を認める．椎前筋との境界が明瞭であり外側咽頭後リンパ節転移を認める．
c：T2 強調像（冠状断）．腫瘍（➡）と頭蓋底や蝶形骨洞の位置関係がよくわかる．症例は頭蓋底浸潤なし．

状断像や矢状断像を追加すると病変の進展が理解しやすい[3]．

## ■ 血管腫（❷，❸）

- 血管腫は組織学的に腫瘍を構成する血管成分によって毛細血管性，海綿状，静脈性，動静脈性に分類される．また，血管腫は胎生期の発育障害に基づく組織奇形あるいは過誤腫であるとも考えられている．
- 本疾患は粘膜面より透見される場合には，暗赤色から紫色を呈し，表面は平滑から桑実状の形態をとり内視鏡的に診断は容易である．しかし，粘膜面や皮膚上から見ることができない深部の血管腫では超音波，CT，MRI 検査が一般的に行われる．
- MRI では T1 強調像で等信号または低信号，T2 強調像では高信号で造影効果のある不規則な腫瘍として描出される[4]．MRI では腫瘍に流入または流出する拡張した異常血管が描出される．血流が速いと血管内の信号が消失する flow void sign が認められる．病変が脂肪組織に埋もれている場合には脂肪抑制併用画像が有用である．

血管腫は T2 強調像では高信号で強い造影効果をもつのが特徴である

## ■ 頭頸部領域のリンパ管腫

- リンパ管腫は先天的なリンパ管の形成異常であり，過誤腫に分類される脈管系の腫瘍である．その 75％は頸部に発生し，さらにその 3〜10％は縦隔へ進展が認められる．病理組織学的には囊胞状リンパ管腫，海綿状リンパ管腫，毛細血管性リンパ管腫の 3 種に分類されるが，混在していることも多く見られる．また脈管系の形成異常という点で血管腫が合併していることもある．
- MRI は腫瘍の性状や進展範囲，周囲血管組織との関係を評価でき，リンパ管腫の診断に役立つ．囊胞状リンパ管腫の場合，T1 強調像で低信号，T2 強

リンパ管腫の MRI 典型像は T2 強調像で高信号を呈する多房性囊胞性腫瘤である

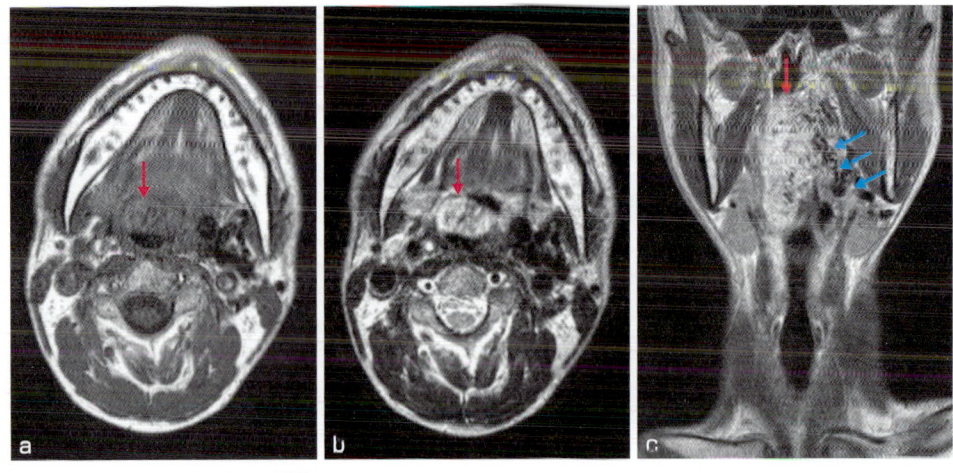

❷軟口蓋血管腫（37歳，男性）
a：T1強調像．軟口蓋に等信号の腫瘍（→）を認める．
b：T2強調像．軟口蓋に高信号の腫瘍（→）を認める．T1強調像，T2強調像ともに左中咽頭側壁から腫瘍の内部に異常血管を示すflow void signを認める．
c：造影T1強調像（冠状断）．軟口蓋は腫大し，腫瘍（→）に造影剤増強効果を認める．中咽頭左側壁から顎下部に異常血管（→）を認める．

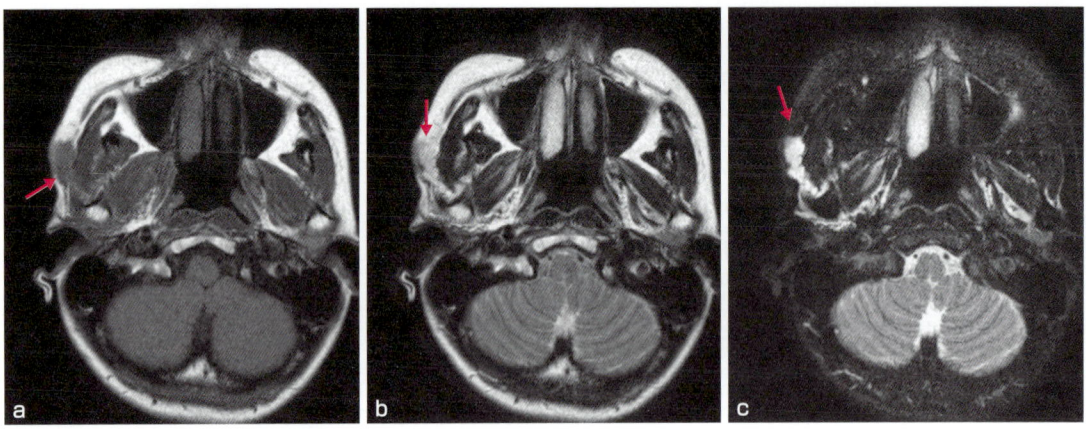

❸頬部皮下血管腫（41歳，女性）
a：T1強調像．右頬部皮下に等信号の腫瘍（→）を認める．
b：T2強調像．腫瘍（→）は高信号だが，皮下脂肪も高信号のため，境界が不明瞭である．
c：脂肪抑制併用T2強調像．脂肪の信号を抑制することで血管腫（→）の範囲が明瞭となり，さらには深部に連続していることがわかる．

調像で高信号を呈する多房性病変として描出される．囊胞内の貯留液の状態により液面形成がみられ，成分によっては3相構造がみられることがある．隔壁は多少造影効果がみられる．周囲結合組織に血管成分が多い場合にはT2強調像で高信号，さらに造影後MRIにより顕著な造影効果を認める[5]．

### ■ 扁桃周囲膿瘍

● 一般的には，膿瘍の他間隙への進展の有無の確認や，時間的な制約での的確迅速な評価を行うためにも造影CTが推奨されているが，造影CTを施行

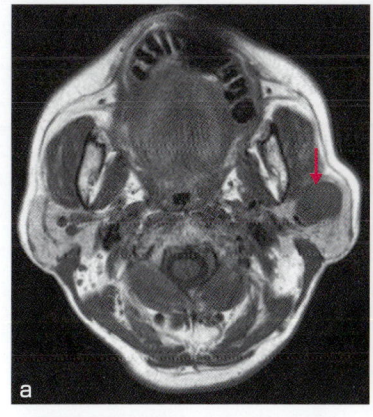

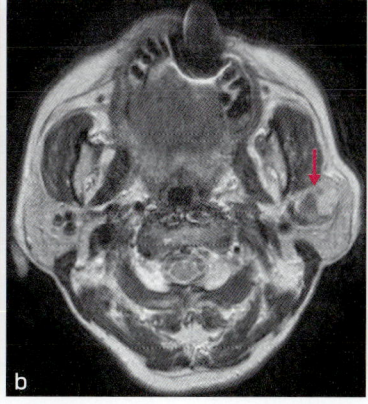

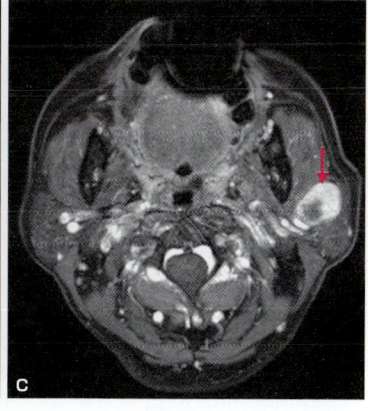

❹耳下腺多形腺腫（72歳，女性）
歯からの金属アーチファクトがあるが，耳下腺腫瘍の読影の妨げにはなっていない．
a：T1強調像．左耳下腺に筋肉と等信号の腫瘍（→）を認める．
b：T2強調像．左耳下腺に高信号と等信号の腫瘍（→）を認める．薄い被膜が低信号として認められる．
c：脂肪抑制併用造影T1強調像．腫瘍の大部分に造影剤増強効果（→）を認める．内部の造影効果の乏しい領域は粘液成分であった．

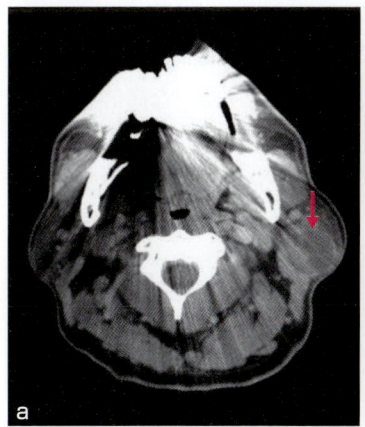

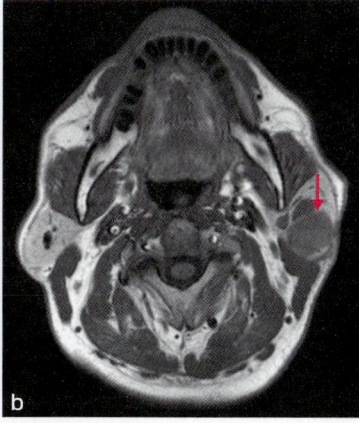

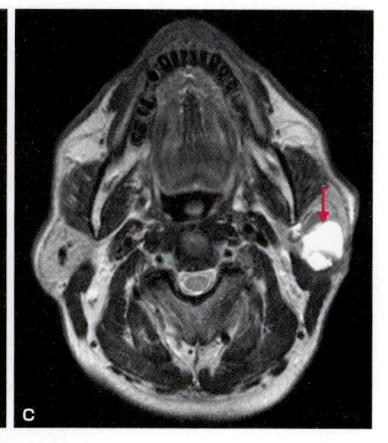

❺耳下腺ワルチン（Warthin）腫瘍（52歳，男性）
a：造影CT像．歯からの金属アーチファクトのため腫瘍（→）の内部は不鮮明である．
b：T1強調像．MRIで金属アーチファクトは認められない．左耳下腺の下極に等信号の腫瘍（→）を認める．
c：T2強調像．内部に隔壁を有する高信号の腫瘍（→）であり，嚢胞性変化を示す．

できない場合や，より正確な膿瘍形成を確認したい場合，単純MRIで膿瘍の位置がより正確にわかるという報告がみられる[6]．MRIでは膿瘍の形成部位がT1強調像で低信号，T2強調像では高信号として確認される．

## 唾液腺腫瘍（❹，❺）

- MRIはCTと比較して軟部組織の分解能に優れているため必須の検査である．T1強調像，T2強調像，脂肪抑制併用画像，脂肪抑制併用Gd造影T1強調像などから腫瘍被膜の性状，嚢胞性腫瘍，出血を伴う腫瘍などの所見が読み取れる．耳下腺腫瘍の性状を最も評価できる画像検査は造影MRIである．

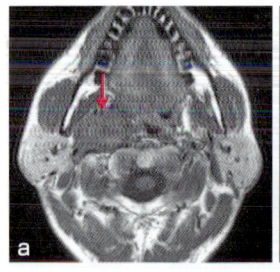

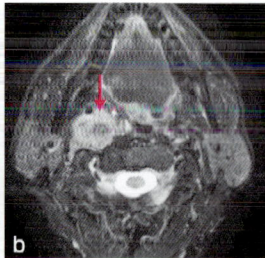

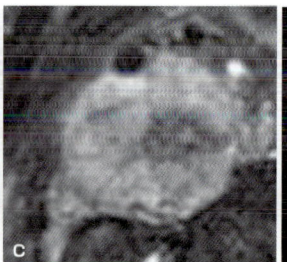

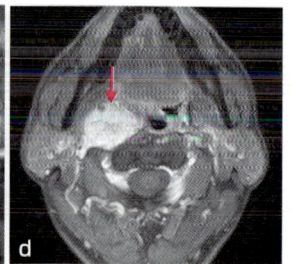

❻ 迷走神経傍神経節腫（48 歳，男性）
a：T1 強調像．右副咽頭間隙に筋層よりやや低信号の腫瘍（→）を認める．
b：脂肪抑制併用 T2 強調像．
c：脂肪抑制併用 T2 強調像の拡大像．腫瘍内部に豊富な血管を示す線状，点状の低信号領域を認める．
d：脂肪抑制併用造影 T1 強調像．腫瘍全体に強い増強効果（→）を認める．

> 多形腺腫，Warthin 腫瘍ともに組織学的に多彩な変化がありMRIで鑑別が難しいことも

- 多形腺腫をはじめ，良性腫瘍を示唆できる被膜は T2 強調像で低信号として確認できる．多形腺腫では基本的に T1 強調像低信号，T2 強調像高信号といわれるが，これだけでは鑑別が不十分である．出血，壊死など典型例から外れる印象となりえるが，一部 T2 強調像で不均一に高信号，T1 強調像で高信号では出血を示唆することができる．
- ワルチン（Warthin）腫瘍では基本的に T1 強調像，T2 強調像ともに低信号といわれるが，多形腺腫同様，一部出血，嚢胞など不均一な高信号となる部分が見られる（❺-c）．
- また悪性腫瘍では，被膜が菲薄化し境界不明瞭，造影効果が高く血流が豊富で内部が不均一になることが一般的であるが，さまざまなパターンがある[7]．

### 迷走神経傍神経節腫（❻）

- 迷走神経傍神経節腫は，頸動脈小体，頸動脈球，迷走神経傍神経節，喉頭傍神経節などの傍神経節組織から発生し，発育は緩徐である．迷走神経傍神経節腫の症状は咽頭の腫脹，頸部の無痛性腫瘤，嗄声，咽頭違和感，嚥下障害，発声障害，疼痛，咳嗽，誤嚥など多彩な症状がある．
- 治療は外科的切除が基本であるが，血管が豊富な腫瘍であり，術中に大量出血の可能性があるので，術前のしっかりとした診断が必要になってくる．

> 迷走神経傍神経節腫の典型的所見は salt and pepper appearance である

- 迷走神経傍神経節腫は血流豊富な腫瘍として血管造影で濃染を認め，MRI 検査では一般的には T1 強調像で低信号，T2 強調像で高信号を示し，Gd 造影 T1 強調像で強い増強効果を認める．また，T2 強調像では血管血流が速いものは信号が欠如し，遅いものは高信号の管腔として描出される．豊富な腫瘍血管を反映した点状の無信号や高信号が salt and pepper appearance を呈する[8]．

### 頸動脈小体腫瘍

- 頸動脈小体腫瘍は，頸動脈分岐部に存在する化学受容体である頸動脈小体に発生する傍神経節腫である．通常は良性腫瘍であるが，悪性例も時折見

かけられ慎重な対応を要する．また家族性，多発性に傍神経節腫が発生することがあり，反対側頸動脈小体腫瘍，中耳鼓室傍神経節腫，迷走神経傍神経節腫の合併に注意を要する．
- 非常に血流豊富な腫瘍であるため生検は困難で，画像診断がきわめて重要である．推奨される画像検査としては造影CT・MRI，超音波カラードップラー検査がまず必要である．それらによって頸動脈小体腫瘍と診断した後，digital subtraction angiography（DSA）を術前に行うことが望ましい．内・外頸動脈の前後開大を確認し，血流豊富に造影されるが，外頸動脈系の栄養血管が確認できれば塞栓術を行っておくと，摘出術を行った際の術中出血の軽減に役立つ．
- MRIではT1強調像でやや低信号，T2強調像で低〜高信号を呈し不均一に混じり合った所見を呈することもある．MRAで内・外頸動脈の前後開大を認める[9]．

（中田誠一，藤井直子，鈴木賢二）

> 頸動脈小体腫瘍を疑った場合は術前にDSAを行うことが望ましい

### 引用文献

1) 尾尻博也．耳鼻咽喉科・頭頸部領域における画像診断法の選択と評価．JOHNS 2010；26：283-9．
2) 白崎英明ほか．正常画像と部位名称．本庄　巖ほか編．明解　画像診断の手引き　口腔咽頭編．東京：国際医学出版；1999．p.6-22．
3) 酒井　修．上咽頭癌．頭頸部CT・MRIマニュアル．東京：中外医学社；2004．p.292-3．
4) 沼田　勉ほか．頭頸部の血管腫．JOHNS 2010；26：496-7．
5) 工藤典代．頭頸部領域のリンパ管腫．JOHNS 2010；26：494-5．
6) 浜田はつみ．MRIによる扁桃周囲膿瘍および扁桃周囲炎の診断．口咽科 1999；11：375-83．
7) 茶園英明ほか，唾液腺腫瘍．JOHNS 2010；26：423-7．
8) 浅野理恵ほか．迷走神経傍神経節腫．JOHNS 2010；26：489-91．
9) 島田剛敏．頸動脈小体腫瘍．JOHNS 2010；26：498-9．

# 第3章 治療の実際

# 扁桃摘出術の適応は変わったか？

扁桃摘出術（以下，扁摘）の適応疾患は習慣性扁桃炎，扁桃周囲膿瘍，扁桃病巣疾患（掌蹠膿疱症，IgA腎症，アナフィラクトイド紫斑病，胸肋鎖骨過形成症）などがあげられる．それぞれの疾患における扁摘の適応について解説する．

## 習慣性扁桃炎

- 急性扁桃炎を繰り返す病態であり，ウイルス性か細菌性かは問題ではない．
- 日本では年4回以上と定義されることが多い[★1]．しかし，何回以上あれば扁摘の適応であるかに関しては明確なエビデンスがない．
- 藤原ら[2]は扁桃炎インデックス（1年の扁桃炎罹患回数×年）を提唱し，8以上で自然寛解は望めず扁摘の適応としている．
- 免疫学的な面から検討すると，扁桃B細胞における副刺激因子（co-stimulatory factor）の発現は，急性扁桃炎を年に4回以上起こす場合は年3回以下の場合に比べて有意に低下しており，免疫能の低下が示唆されている[2]．

## 扁桃周囲膿瘍

- 本疾患の再発率は10〜15％とそれほど高くなく，1回のみの扁桃周囲膿瘍では扁摘の適応とはならない[3]．扁桃炎を繰り返している患者では再発率が高く手術を考慮する．
- 反復する症例は扁摘の適応であるが，即時扁摘が良いのか，消炎後の待機的扁摘が良いのか，まだ結論は出ていない[★2]．

## 掌蹠膿疱症

- 掌蹠膿疱症は主として手掌および足蹠に限局して増悪，寛解を繰り返す無菌性小膿疱を生じ，次いで発赤と角化性局面をきたす難治性の慢性皮膚疾患である．
- 掌蹠膿疱症に対する扁摘の効果は，1934年にアメリカの皮膚科医であるAndrewsら[5]が2例報告したのが最初と考えられている．わが国では1965年に斉藤ら[6]が5例を最初に報告している．
- 掌蹠膿疱症に対する扁摘の有効性を検討した報告を❶にまとめた[7-17]．総じ

---

★1 欧米では年7回以上，年5回以上が2年間，年3回以上が3年間などさまざまである[1]．

★2 即時扁摘は待機扁摘と比較して合併症の増加なしに入院期間を短縮させることが報告されている[4]．しかし，実際には発熱時の緊急全身麻酔，挿管困難，感染巣操作による菌血症，出血などのリスクが懸念され，わが国では一般的ではない．

❶掌蹠膿疱症における扁桃摘出術の効果

| 報告者 | 報告年 | 治療法 | 症例数 | 観察期間(月) | 皮疹消失率(%) | 有効率(%) | 評価法 |
|---|---|---|---|---|---|---|---|
| Ono[7] | 1977 | 扁摘<br>非扁摘 | 61<br>80 | >3 | 64<br>29 | 84<br>39 | 皮膚科医の肉眼的観察 |
| 橋口ら[8] | 1992 | 扁摘 | 33 | 12〜120 | 55 | 94 | アンケート調査 |
| 坪田ら[9] | 1994 | 扁摘 | 289 | 3〜60 | 54 | 88 | 自己採点法 |
| 藤原ら[10] | 1999 | 扁摘<br>非扁摘 | 181<br>77 | 3〜144(平均21) | 43<br>25 | 81<br>68 | 自己採点法 |
| 小寺ら[11] | 2000 | 扁摘 | 50 | 1〜3 | 8 | 88 | 肉眼的観察 |
| 山北ら[12] | 2004 | 扁摘<br>非扁摘 | 23<br>57 | 18 | 13<br>0 | 61*<br>18* | 皮膚科医の肉眼的観察 |
| 橋本ら[13] | 2006 | 扁摘 | 27 | >3 |  | 90 | 皮膚科医の肉眼的観察 |
| 原渕[14] | 2008 | 扁摘 | 103 | 6〜50(平均12) | 40 | 89 | 自己採点法 |
| 藤原ら[15] | 2009 | 扁摘 | 42 | 18 |  | 91 | PPPASI |
| 山北ら[16] | 2009 | 扁摘<br>非扁摘 | 26<br>37 | 18 | 46<br>15 | 85*<br>35* | 前向き調査<br>(皮膚科医の肉眼的観察) |
| 原渕ら[17] | 2010 | 扁摘 | 27 | 12 | 40 | 93 | PPPASI |

皮疹消失率:術後皮疹が消失した症例の割合.有効率:術後皮疹が50％以上改善した症例の割合.
自己採点法:皮疹の程度を,術前を10とし,術後を数値で表す方法.
PPPASI:Palmoplantar Pustulosis Area and Severity Index. *:$p<0.01$

て扁摘の効果は高く,保存的療法との比較や[7,10,12,16],掌蹠膿疱症重症度指数(Palmoplantar Pustulosis Area and Severity Index;PPPASI)[18]★3 を用いた皮疹の客観的評価[15,17]においてもその有用性が認められている.

# IgA 腎症

- IgA 腎症は,1969 年に Berger[19] が,腎糸球体メサンギウム領域に IgA を主体とした免疫グロブリンの沈着を認める原発性糸球体腎炎で,腎生検 20 年後に約 40％が末期腎不全に陥る予後不良な疾患である★4.
- IgA 腎症に対する扁摘の効果は,日本において 1983 年に杉山ら[20],相馬ら[21],山辺ら[22] が報告したのが最初と考えられている.
- 扁摘群と非扁摘群を比較した主な報告を❷にまとめた[23-33].扁摘の効果は高く,短期的な尿所見寛解[23,33],長期的な腎保存(透析阻止)において扁摘が有効である★5 ことが理解できる[25,27,28].尿所見の寛解が将来的な透析阻止につながる可能性が高いことは Hotta らの検討によって示されている[24].
- 近年では扁摘+ステロイドパルス療法が尿所見寛解,腎保存にきわめて有効であることが報告され,本疾患の標準的治療法として広く認められるようになった[24,26,29,31,32](→Column).
- 非ランダム化前向き調査の最近の報告においても[29,31],扁摘+ステロイドパルス療法がパルス単独群に比べて尿所見寛解率が高い結果を示した.さら

★3
皮膚科では乾癬の皮疹所見をスコア化する PASI スコアを参考とした PPPASI が掌蹠膿疱症の皮疹の客観的評価として提唱されている.その方法は,紅斑,膿疱,角化の程度を5段階評価し,それぞれにおいて合計した後,病巣の範囲を乗じ,最後にそれぞれの部位のスコアを合計する.

★4
当初は予後良好な腎疾患とされていた.

★5
糸球体傷害度の高い症例では,必ずしも扁摘例と非扁摘例とで有意差は認められなかったとする報告もある[23,27].

❷IgA 腎症における扁桃摘出術の効果

| 報告者 | 報告年 | 治療法 | 症例数 | 平均観察期間(月) | 臨床的効果 寛解率(%) | 臨床的効果 腎生存率(%) | 備考 |
|---|---|---|---|---|---|---|---|
| 小坂[23] | 1998 | 扁摘<br>非扁摘 | 43<br>42 | 105 | 47*<br>12 | 98<br>83 | |
| Hotta ら[24] | 2001 | 扁摘+ステロイド<br>ステロイド | 191<br>34 | 82 | 60*<br>35 | | 血清 Cr 値<br><1.4 mg/dL |
| Xie ら[25] | 2003 | 扁摘<br>非扁摘 | 48<br>73 | 193 | | 90*<br>73 | |
| Sato ら[26] | 2003 | 扁摘+パルス<br>ステロイド<br>補助的治療 | 30<br>25<br>15 | 70 | | 73*<br>56<br>13 | 血清 Cr 値<br>>1.5 mg/dL |
| Akagi ら[27] | 2004 | 扁摘<br>非扁摘 | 41<br>30 | 158 | 24<br>13 | 95*<br>73 | |
| Komatsu ら[28] | 2005 | 扁摘<br>非扁摘 | 104<br>133 | 62 | 32*<br>17 | 88*<br>64 | |
| Miyazaki ら[29] | 2007 | 扁摘+パルス<br>パルス | 75<br>18 | 60 | 70*<br>39 | | 非ランダム化前向き調査 |
| Chen ら[30] | 2007 | 扁摘<br>非扁摘 | 54<br>58 | 130 | 46*<br>28 | 96<br>88 | 67%の症例が1日尿蛋白量<1 g |
| Komatsu ら[31] | 2008 | 扁摘+パルス<br>パルス | 35<br>20 | 24 | 62*<br>18 | | 非ランダム化前向き試験 |
| Kawaguchi ら[32] | 2010 | 扁摘+パルス<br>パルス<br>扁摘<br>補助的治療 | 240<br>23<br>67<br>58 | 24 | 78*<br>39<br>49<br>29 | | 尿蛋白>0.5 g/日 |
| Maeda ら[33] | 2012 | 扁摘<br>非扁摘 | 70<br>130 | 84 | 34(per year)*<br>9(per year) | | |

パルス:ステロイドパルス療法. *:統計学的有意差あり.

> **Column　扁摘+ステロイドパルス療法**
>
> 388 例を 4 群に分けた Kawaguchi ら[32] の最近の報告では,扁摘単独群と比較して扁摘+ステロイドパルス療法群において尿所見寛解率が有意に高く,パルスの上乗せ効果が非常に高いことが示された.
> Hotta ら[24] は,3 年以上観察した 329 例を解析し,扁摘+ステロイドパルス療法群ではステロイド単独群より尿所見寛解率が有意に高かったとし,本療法が寛解導入に関する独立した因子であることを示した.
> Sato ら[26] は進行期 IgA 腎症患者 70 例を検討し,腎保存率が扁摘+ステロイドパルス療法群で有意に高いことを報告した.しかし,血清クレアチニン(Cr)が 2 mg/dL 以上の症例では有意差は認めず,扁摘と同様に重症症例においてはその効果は少ないと考察されている.

に,2011 年には腎臓学会が中心となり行った全国多施設前向き比較調査によって,中間報告ではあるが扁摘+ステロイドパルス療法がステロイドパルス療法単独より有効であることが示された[34].

● 以上の成績から,扁摘+ステロイドパルス療法は少なくとも非可逆的所見

❸ 胸肋鎖骨過形成症における扁桃摘出術の効果

| 報告者 | 発表年 | 症例数 | PPP 合併例 | 改善例 | 改善率 | 考察 |
|---|---|---|---|---|---|---|
| 三輪ら[37] | 1985 | 3 | 3 | 3 | 100% | |
| 増田ら[38] | 1989 | 7 | 5 | 6 | 86% | 誘発検査と改善度に相関なし |
| 武田ら[39] | 1991 | 10 | 10 | 8 | 80% | 不変2例だが，皮疹は改善 |
| Kataura ら[40] | 1996 | 100 | 79 | 72 | 81% | 100例中89例が術後評価可能 |
| 原渕[41] | 2011 | 40 | 35 | 38 | 95% | 術後3か月で70%の症例が関節痛消失 |

を伴った重症例以外のIgA腎症症例を完全寛解に導き，長期予後を改善させると考えられる．

## 胸肋鎖骨過形成症

- 胸肋鎖骨過形成症（sterno-costo-clavicular hyperostosis：SCCH）は，1975年にKohlerらにより胸骨，肋骨，鎖骨に痛みを伴う原因不明の異常骨化病変として記載されたのが最初とされる[35]．
- その後，本疾患は掌蹠膿疱症と高率に合併することが明らかとなり，Sonozakiら[36]は合併例を掌蹠膿疱症性関節炎（pustulotic arthro-osteitis：PAO）として詳細に検討した．
- 本疾患は掌蹠膿疱症患者の扁摘後，皮疹の改善とともにその痛みも改善することが知られており，以前より扁桃病巣疾患として扁摘の有効性が報告されている（❸）[37-41]．1996年，Kataura ら[40]は扁摘を行った本疾患89例中46例（52%）に痛みの消失を，26例（29%）に術前の5割以上痛みの改善を認めたと報告している．
- このことから扁摘は本疾患の痛みに対して非常に効果の高い治療法であると考えられる★6．

★6
関節肥厚などの器質的変化に対して扁摘は無効であり，術前に説明が必要である．

## アナフィラクトイド紫斑病

- アナフィラクトイド紫斑病は全身のアレルギー性血管炎により，下腿の伸側部位に対称性に生じるアレルギー性血管炎による皮下出血斑（紫斑）を特徴とする疾患である．
- 予後は良好であるが，30〜60%に合併する紫斑病性腎炎は初発症状としての血尿，血清IgA値の上昇，非常に類似した腎病理所見などIgA腎症とは姉妹疾患とされ，その長期予後を左右する．
- アナフィラクトイド紫斑病における扁摘の有効性を検討した代表的な報告を❹に示した[42-45]．その効果はきわめて高く，紫斑病性腎炎に対しても尿所見の改善が認められている[44]．
- 以上の成績から，アナフィラクトイド紫斑病，それに続発した紫斑病性腎炎に対する扁摘効果は掌蹠膿疱症やIgA腎症と同様にきわめて高い．

❹アナフィラクトイド紫斑病における扁桃摘出術の効果

| 報告者 | 報告年 | 症例数 | 改善例 | 改善率 | 考察 |
|---|---|---|---|---|---|
| 瀬戸ら[42] | 1989 | 10例 | 8例 | 80% | 上気道炎による症状の増悪例は扁摘効果が高い. |
| 小島ら[43] | 1990 | 19例 | 16例 | 84% | 扁桃誘発試験と治療効果には相関がない. |
| Inoueら[44] | 2007 | 16例 | 16例 | 100% | 紫斑病性腎炎に対する扁摘効果を検討. |
| 高原ら[45] | 2009 | 11例 | 11例 | 100% | ほぼ全例において扁桃炎の既往を認めた. |

❺掌蹠膿疱症,IgA腎症の扁桃摘出術適応基準

| | 掌蹠膿疱症 | IgA腎症 |
|---|---|---|
| 必須項目 | ・掌蹠膿疱症の確定診断(皮膚科医の診断)<br>・掌蹠膿疱症の重症度:中等度以上 | ・IgA腎症の確定診断(腎生検)<br>・重症度Ⅰ(予後良好)群〜Ⅲ(予後比較的不良)群*<br>・血清クレアチニン値2.0 mg/dL以下* |
| 参考項目 | ・扁桃炎または急性上気道炎時に皮疹の発症または増悪を認める.<br>・扁桃の局所所見:埋没型で陰窩内に膿栓貯留が認められる.<br>・扁桃誘発試験:陽性(皮疹や尿所見の悪化を含めて) | |

*非該当例であっても患者の同意が得られれば,著しい腎機能障害がない限り手術を考慮する.

## 扁桃病巣疾患における扁摘の適応

- 上記4疾患に対する扁摘の効果はきわめて高く,標準治療の一つに加えられてよいと考えられる.
- 日本口腔・咽頭科学会ガイドライン委員会が2005年に提唱した掌蹠膿疱症,IgA腎症における扁摘の適応基準(案)を❺に示す[46,47].
- 上記疾患にて耳鼻咽喉科を受診する症例のほとんどは他科からの紹介であるため,紹介された症例は当科では全身麻酔などのリスクがない限り全例に手術を勧めている.

(高原 幹)

### 引用文献

1) 赤木博文. 頭頸部外科のエビデンス—習慣性扁桃炎診療におけるエビデンス—. 日耳鼻 2003;106:888-91.
2) 藤原啓次ほか. 習慣性扁桃炎の発症病態と扁桃摘出術の適応と有効性. 口咽科 2003;15:379-82.
3) Johnson RF, et al. An evidence-based review of the treatment of peritonsillar abscess. Otolaryngol Head Neck Surg 2003;128:332-43.
4) Chowdhury CR, Bricknell MC. The management of quinsy:a prospective study. J Laryngol Otol 1992;106:986-8.
5) Andrews G, et al. Recalcitrant pustular eruptions of the palm and soles. Arch Dermatol Syph 1934;29:548-63.
6) 斉藤英雄. 扁桃と皮膚疾患. 日扁桃誌 1965;5:94-6.
7) Ono T. Evaluation of tonsillectomy as a treatment for pustulosis palmaris et plantaris. J Dermatol 1977;4:163-72.
8) 橋口一弘ほか. 当院における病巣感染の扁桃摘除術の治療成績. 日扁桃誌 1992;31:111-5.
9) 坪田 大ほか. 掌蹠膿疱症における口蓋扁桃摘出術の皮疹改善に対する効果 当科臨

床例289例の検討．日耳鼻 1994；97：1621-30.
10) 藤原啓次ほか．掌蹠膿疱症—扁摘群と非扁摘群における治療成績を中心にして．形浦昭克編．日常臨床における扁桃病巣感染を探る．耳鼻咽喉科臨床 1999；92：109-22.
11) 小寺一希ほか．病巣感染症に対する口蓋扁桃摘出術の効果．耳鼻 2000；46：21-4.
12) 山北高志ほか．掌蹠膿疱症に対する口蓋扁桃摘出術の有効性 80例の検討．日皮会誌 2004；114：2319-26.
13) 橋本喜夫, 飯塚 一．旭川医科大学最近17年間の掌蹠膿疱症の統計 扁摘術の有効性の検討も含めて．臨床皮膚科 2006；60：633-7.
14) 原渕保明．扁桃が病巣となる皮膚疾患—臨床と病態—．日皮会誌 2008；118：2967-9.
15) 藤原啓次ほか．掌蹠膿疱症に対する扁桃摘出術の効果とその適応．口咽科 2009；22：39-42.
16) 山北高志ほか．掌蹠膿疱症に対する扁桃摘出術の有効性．口咽科 2009；22：49-54.
17) 原渕保明, 高原 幹．1.掌蹠膿疱症 2.扁桃摘出術．皮膚科の臨床 2010；52：1507-13.
18) Bhushan M, et al. Oral liarozole in the treatment of palmoplantar pustular psoriasis: A randomized, double-blind, placebo-controlled study. Br J Dermatol 2001；145：546-53.
19) Berger J. IgA glomerular deposits in renal disease. Transplant Proc 1969；1：939-44.
20) 杉山信義, 増田 游．慢性扁桃炎を伴うIgA腎症8例の扁摘効果．日扁桃誌 1983；22：132-7.
21) 相馬新也ほか．扁摘により軽快したIgA腎症の1例．日扁桃誌 1983；22：138-43.
22) 山辺英彰ほか．IgA腎症と扁桃炎 扁桃誘発試験と扁桃摘出の効果について．腎と透析 1983；15：133-7.
23) 小坂道也．IgA腎症扁摘例の長期予後 非扁摘例との腎病理所見による比較検討．日耳鼻 1998；101：916-23.
24) Hotta O, et al. Tonsillectomy and steroid pulse therapy significantly impact on clinical remission in patients with IgA nephropathy. Am J Kidney Dis 2001；38：736-43.
25) Xie Y, et al. The efficacy of tonsillectomy on long-term renal survival in patients with IgA nephropathy. Kidney Int 2003；63：1861-7.
26) Sato M, et al. Cohort study of advanced IgA nephropathy: Efficacy and limitations of corticosteroids with tonsillectomy. Nephron Clin Pract 2003；93：c137-45.
27) Akagi H, et al. Long-term results of tonsillectomy as a treatment for IgA nephropathy. Acta Otolaryngol Suppl 2004；555：38-42.
28) Komatsu H, et al. Multivariate analysis of prognostic factors and effect of treatment in patients with IgA nephropathy. Ren Fail 2005；27：45-52.
29) Miyazaki M, et al. A multicenter prospective cohort study of tonsillectomy and steroid therapy in Japanese patients with IgA nephropathy: A 5-year report. Contrib Nephrol 2007；157：94-8.
30) Chen Y, et al. Long-term efficacy of tonsillectomy in Chinese patients with IgA nephropathy. Am J Nephrol 2007；27：170-5.
31) Komatsu H, et al. Effect of tonsillectomy plus steroid pulse therapy on clinical remission of IgA nephropathy: A controlled study. Clin J Am Soc Nephrol 2008；3：1301-7.
32) Kawaguchi T, et al. Clinical effectiveness of steroid pulse therapy combined with tonsillectomy in patients with immunoglobulin A nephropathy presenting glomerular haematuria and minimal proteinuria. Nephrology (Carlton) 2010；15：116-23.
33) Maeda I, et al. Tonsillectomy has beneficial effects on remission and progression of IgA nephropathy independent of steroid therapy. Nephrol Dial Transplant 2012；27：2806-13.
34) 宮崎陽一ほか．Clinical nephrology 糸球体障害 扁摘・ステロイドパルス療法のランダム化比較試験．Annu Rev 腎臓 2012：108-12.

35) Kohler H, et al. Sterno-costo-clavicular hyperostosis : A hitherto undescribed entity (author's transl). Dtsch Med Wochenschr 1975 ; 100 : 1519-23.
36) Sonozaki H, et al. Clinical features of 53 cases with pustulotic arthro-osteitis. Ann Rheum Dis 1981 ; 40 : 547-53.
37) 三輪高喜ほか．扁桃が病巣と思われた胸肋鎖骨間骨化症の3症例．口扁桃誌 1985；24：58-63.
38) 増田はつみ，岡田康司．掌蹠膿疱症性骨関節炎の7症例．日扁桃誌 1989；28：155-61.
39) 武田信巳ほか．掌蹠膿疱症性骨関節炎に対する自験31例の検討．静岡県立総合病院医誌 1991；7：17-26.
40) Kataura A, Tsubota H. Clinical analyses of focus tonsil and related diseases in Japan. Acta Otolaryngol Suppl 1996 ; 523 : 161-4.
41) 原渕保明．扁桃病巣疾患の臨床と病態—皮膚・骨関節疾患を中心に—．日本脊椎関節炎学会誌 2011；3：21-8.
42) 瀬古恵子ほか．稀な扁桃病巣感染と思われる皮膚疾患症例について．日扁桃誌 1989；28：210-7.
43) 小島未知郎ほか．小児における扁桃病巣感染症と扁摘の適応．小児耳鼻咽喉科 1990；11：36-40.
44) Inoue CN, et al. Tonsillectomy in the treatment of pediatric Henoch-Schönlein nephritis. Clin Nephrol 2007 ; 67 : 298-305.
45) 高原　幹ほか．尋常性乾癬，アナフィラクトイド紫斑病，ベーチェット病などの扁桃病巣皮膚疾患における扁桃摘出術の有効性．口咽科 2009；22：43-7.
46) 藤原啓次ほか．反復性（習慣性）扁桃炎，扁桃病巣疾患（掌蹠膿疱症）に対する手術適応．口咽科 2005；17：205-10.
47) 赤木博文，西崎和則．扁桃炎の治療指針について　IgA腎症に対する扁桃摘出術の適応基準．口腔・咽頭科 2005；17：197-204.

## 第3章 治療の実際

# 音声治療はどのような症例に有用か？ その実際は？

## 音声治療とは？

- 音声障害に対する治療法として，薬物療法，手術療法のほかに音声治療が行われる．
- 音声治療とは，「音声障害を引き起こす機能的要因の改善を目的とする発声行動の行動変容法」であり[1,2]，通常は言語聴覚士により行われる．
- 具体的には，患者に発声させながら発声の仕方を指導する，いわゆる音声訓練（vocal training）のような直接訓練と，声帯に悪影響を及ぼす日常の望ましくない発声環境の整備や発声に関する日常生活行動（音声酷使など）の矯正をする声の衛生指導（vocal hygiene）などの間接訓練に分けられる[2]．

## どのような疾患に音声治療を用いるか？

- 薬物療法や手術療法の効果が乏しく，音声治療の有効性が高い音声障害疾患の代表的なものが機能性音声障害である． ——**機能性音声障害に音声治療が有効**
- 機能性音声障害は「音声に異常を認めるにもかかわらず，声帯に原因となる器質的異常を認めないもの」と定義されている[3]．筆者が用いている機能性音声障害の診断の概要についてのフローチャートを❶に示した．ただし，複数の症状が併存するために診断に苦慮する場合もある．
- 機能性音声障害においては，発声時の声帯内転の程度に異常をきたすタイプが最も多い．
- 発声時の声帯内転の程度は嗄声の性質に大きく関連する．発声時の喉頭閉鎖が過剰な場合，その音質は粗糙性・努力性が強くなる．一方，喉頭閉鎖が不十分な場合は，気息性・無力性を呈するようになる． ——**喉頭閉鎖の障害**
- 発声時の喉頭閉鎖（声帯内転を含む）が過剰なものと不十分なものに対しては，それぞれ，喉頭閉鎖の程度を緩和する直接訓練，あるいは強化する直接訓練が有効である．
- 機能性音声障害においては，音質ではなく，ラウドネス（声の大きさ），あるいはピッチ（声の高さ）に異常をきたすものがある．前者は声が小さすぎるものであり，腹式呼吸の訓練が有効である．後者は，ピッチが高いものと低いものがあり，ピッチを調節する直接訓練が有効である．ピッチが高いものに対する治療法は，他項を参考にされたい． ——**ラウドネス，ピッチの異常**

▶「声変わり障害（変声障害）にはどのように対応すればよいか？」の項（p.177）を参照．

- 心理的要因を基盤として発症する心因性失声症に対しては，直接訓練に加

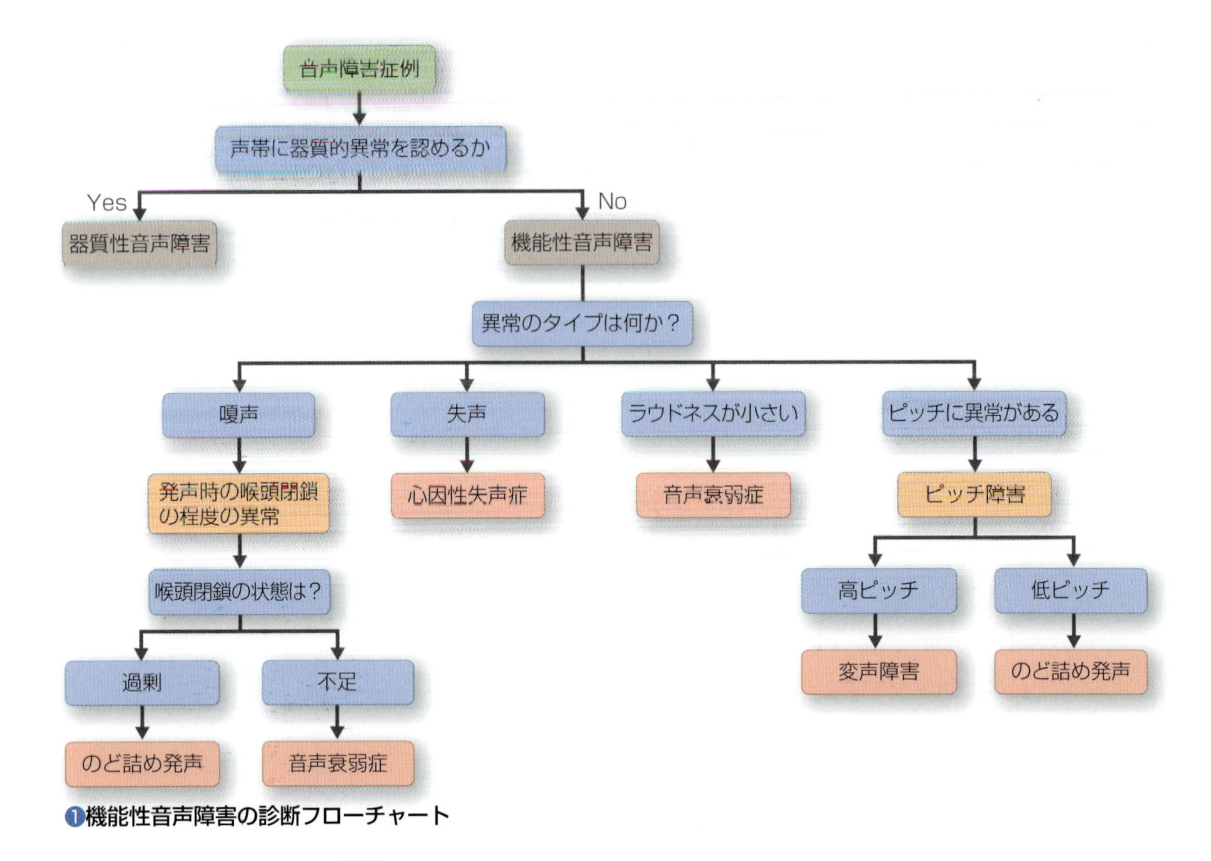

**❶機能性音声障害の診断フローチャート**

えて，心理療法を組み合わせる必要がある[4]．

**器質性音声障害で音声治療が有効なもの**
- 器質性音声障害の疾患にも，音声治療が有効なものが含まれる．声帯萎縮および声帯溝症は，軽度のものに限り，声帯内転あるいは呼気を強化する直接訓練が有効なことがある．
- 声帯結節および喉頭肉芽腫は機能性音声障害ではないが，その発症の基盤に音声酷使や咳払いの習慣などの誤った生活行動が存在する場合があるため，このような場合には日常生活行動の矯正を行う間接訓練を同時に行う必要がある．

## それぞれの疾患に対する音声治療の方法

- 発声は，声帯内転および呼気の2つの運動で行われる．発声の仕方を指導する直接訓練の目標には，喉頭閉鎖の程度の適正化，呼気の強化によるラウドネスの増大，ピッチの適正化，喉頭閉鎖と呼気とのあいだのバランスの適正化などがある．
- 以下に，異常のタイプ別の音声治療の方法について解説する．音声治療の各手技の手順と適応疾患を❷に提示した．

### ■ 喉頭閉鎖の程度が過剰な場合の音声訓練法
- 発声時の喉頭閉鎖が過剰な場合には，閉鎖を緩和する音声訓練手技が有効

## ❷ 音声治療の各手技の手順と適応疾患

| 音声治療手技 | 手順 | 適応疾患 |
|---|---|---|
| あくび-ため息法 | ①空嚥下を行ってもらう<br>②母音 /i:/ を長く発してもらう<br>③大げさにあくびをした後に，長くため息をつくように /i:/ と発声してもらう．母音 /a:/ の発声，ハミング /m:/ でのため息を行ってもよい | のど詰め発声 |
| ハミング法/<br>Um-Hum法 | ①口を閉じ，誰かに説明を求めるときに応答するように，少しピッチを上げながら「ふ～ん♪」と，あいづちのようなハミングを行う<br>②ピッチを上げた状態のハミングを長く持続させる<br>③ハミング中に口をゆっくり開けることにより，持続母音発声を誘導する | のど詰め発声<br>低ピッチ |
| プッシング<br>（プリング）法 | ①両手を胸の前で鉤状に組んでもらう<br>②この状態で発声を行ってもらう．この際，起声のタイミングに合わせて，両手を引っ張るようにする | 音声衰弱症<br>声帯萎縮（軽度のもの）<br>声帯溝症（軽度のもの）<br>声帯固定（正中位） |
| 閉口での咳払い | ①咳払いを行う<br>②口を閉じた状態で咳払いを行う<br>③閉口での咳払いの後に，有響音を持続させるようにして，ハミングに移行させる<br>④ハミング発声中に口をゆっくり開けることにより持続母音発声に移行させる<br>⑤強い呼気を伴った発声の持続時間を少しずつ長くしていく | 心因性失声症<br>音声衰弱症<br>声帯萎縮（軽度のもの）<br>声帯溝症（軽度のもの）<br>声帯固定（正中位） |
| 脱力を伴うため息法 | ①大きく息を吸って両肩をすくめる<br>②一気に脱力して両肩を落とし，ため息を行わせる<br>③ため息の後を延ばすことにより，持続母音発声に移行させる | 頸部過緊張を伴う<br>過緊張性発声障害 |
| Kayser-Gutzmann法 | ①喉頭隆起を用手的に後下方に押し，発声させる<br>②持続母音発声が可能となったら，この状態で会話を行う | 変声障害<br>高ピッチ |

> **Advice  音声訓練の原理**
>
> 発声時の喉頭の筋肉の緊張過剰あるいは不足に対して，手術療法においては，過剰に収縮した筋肉を切除する（甲状披裂筋切除術など），あるいは収縮しない筋肉の方向に骨あるいは軟骨を牽引された状態で固定する（披裂軟骨内転術など）という静的な調節を行うのに対して，音声治療の直接訓練においては，運動時における筋肉の収縮の強さを調節するという動的な調節を行う．具体的には，患者に発声指導を行うのであるが，患者に対して「喉頭を緩めて発声してください」あるいは「発声時に甲状披裂筋に力をいれてください」と指示をしても無効である．なぜなら喉頭の個々の筋肉の固有知覚はきわめて乏しく，随意的な調節は困難であるためである．したがって，「咳払いをしてください」「腕を組んで引っ張りながら発声してください」などのように，上気道を含む協調運動（coordinated movements）の指示を行い，発声時の感覚と音声の変化を自覚させることにより調節を行う．

❸ のど詰め発声症例におけるため息法施行時の喉頭所見の変化
a：持続母音 /e:/ 発声時．
b：ため息時．
仮声帯の過内転が改善し，声帯が観察可能となる．

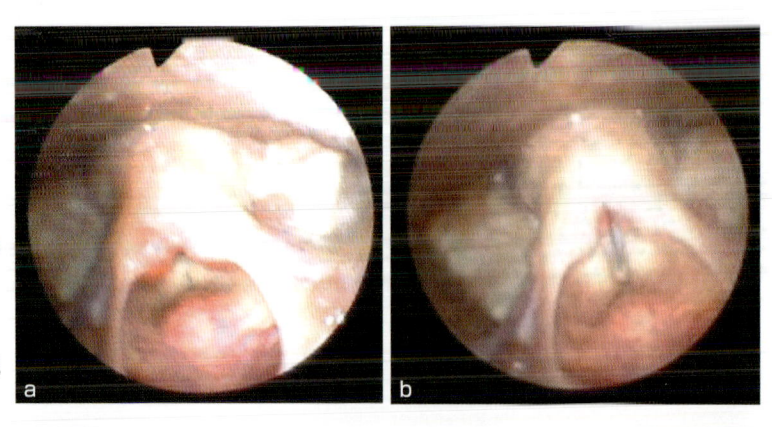

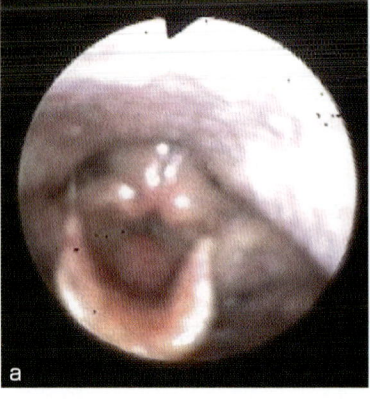

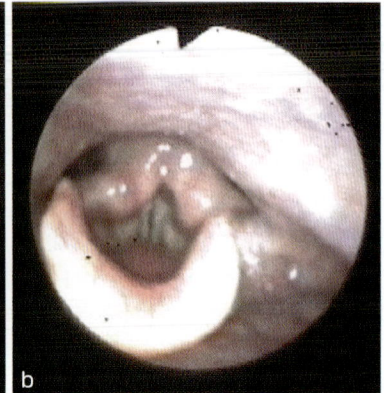

❹ のど詰め発声症例におけるハミング法施行時の喉頭所見の変化
a：持続母音 /e:/ 発声時．
b：ハミング /m:/ 発声時．
声門上部の閉鎖が改善し，声帯が観察可能となる．

★1
これらの個々の方法が発声器官に与える作用についての記述がある[8]．あくび-ため息法は喉頭を降下させ，咽頭腔の収縮を緩和させ[4]，声門部の過内転を緩和させる作用があると述べられている[9]．またハミングは，声門レベル，仮声帯レベル，披裂喉頭蓋括約部の閉鎖を緩和させる作用があると記述されている[9]．

である．その訓練手技には，あくび-ため息法[5]，ハミング[6]，Um-Hum 法[7,8]がある★1．ただし，ハミングと Um-Hum 法は，同じ方法とみなしてもよいと考えられる．

- あくび-ため息法では，まず治療者のまねをするように指示をし，①嚥下，②母音 /i:/ を長く発声，③大げさにあくびをした後に長くため息をつくように /i:/ と発声，の順で行わせる．次に同じように，母音 /a:/ を通常の発声とため息様の発声で行わせる[5]．筆者は，ため息法とハミングを併せて使用している．すなわち，口を閉じて，鼻からため息をついてもらうようにしている．のど詰め発声症例にため息法を行わせたときの喉頭所見の変化を❸に提示する．

- ハミング法の具体的な方法としては，口を閉じ，誰かに説明を求めるときに応答するように，少しピッチを上げながら「ふ～ん♪」と，あいづちのようなハミングを行う．このとき，鼻稜あるいは口唇の振動する感覚に集中する[6-8]．のど詰め発声症例にハミングを行ったときの喉頭所見の変化を❹に示す．

## ■ 喉頭閉鎖の程度が不足している場合の音声訓練法

- 喉頭閉鎖の程度が不足している場合，すなわち発声時の声門閉鎖不全

(glottal incompetence）を認める場合には，声帯の内転不足，呼気の不足，あるいは声帯質量の低下など，さまざまな原因が考えられる．しかしながら，その鑑別が容易ではない場合がある．これらに対しては，原因がいずれであっても，プッシング法[10]（プリング法）が有効である．また筆者は，口を閉じながら咳払いを行う方法を用いている．

- プッシング法では，両手掌を胸の前で合わせ，押しつけながら発声を行う方法である．実際には，これとよく似た方法であるプリング法が行われていることが多い．この方法では，両手指を胸の前で鉤状に組んでもらって発声を行う．この際，起声のタイミングに合わせて，両手を引っ張るようにする[10]．治療者が，声の質の変化に注意して，適切な程度を教えるとよい．肩や上肢に力を入れることにより，声帯の内転が強化されることに加えて，胸腔内圧が上がることもまた作用機序の一つであると考えられる．
- 口を閉じながら咳払いを行う方法は，後述の心因性失声症で汎用される方法であるが，この方法によっても声帯内転の強化および胸腔内圧の上昇を得ることができる．このような音の弱い咳払いは silent cough と記述されている[11]．咳払いの後に続く有響音を延ばしてもらう．強い呼気を伴った発声は，最初は 1 秒程度しか持続しないが，3 秒，5 秒，7 秒…というように発声持続時間の目標を徐々に長くしていく．
- いわゆる腹式呼吸（diaphragmatic breathing）も有効であると考えられるが，反復練習を必要とする．腹式呼吸と音楽的なリズムを用いて，胸腔内圧の上昇を目指す包括的訓練法としてアクセント法がある（→ Column）．

## 心因性失声症に対する音声訓練法

- 心因性失声症の場合には，発声時に声門閉鎖不全が認められるが，プッシング法の手技を用いてはならない．
- 心因性失声症の症例の多くにおいては，咳払い時のみ有響音が誘導できることから，まず咳払いを行い，咳払いが可能であれば，口を閉じて咳払いを行う（silent cough）．その次に，咳払いの後に続く有響音を延ばして，ハミングに移行させる．ハミングが可能になれば，次にハミング発声中に口をゆっくり開けて，通常の持続母音発声に移行させる．その後に単語や文に

心因性失声症ではプッシング法を用いない

「閉口での咳払い」法が有効

> ### Column  包括的音声訓練法
>
> 本文で述べた音声訓練法はいずれも，音声の異常な症状および所見に対して選択的に用いられる訓練法であり，これらを病態対処的訓練法という．これに対して，数か月間の治療計画のプログラムがあらかじめ決められており，発声過程の生理的な側面に注目しながら，筋緊張のアンバランスに直接働きかける訓練法を包括的音声訓練法という．腹式呼吸と音楽的リズムを用いたアクセント法，ハミングを中心として良好な響きのついた効率の良い発声を目指す resonant voice therapy，ピッチの連続的変化を伴う発声練習を中心とする vocal function exercises などの方法がある．治療プログラムが体系化されてあらかじめ決められているため，言語聴覚士が計画的に音声治療を行うときに有用性が高い．詳細は参考文献を参照されたい．

汎化させるとよい[12]．この方法は cough prolonged to a hum と称されている[13]．
- 上記のような直接訓練も有効であるが，心因性発声障害の発症原因には，日常生活中においてストレスを抱えているにもかかわらず，患者がそれを自覚していない場合がある．音声訓練に通院するごとに，患者の生活の状況を尋ねながら，患者に自己洞察を促すことが望ましい[4]．

### ■ ラウドネスの調節法
- ラウドネス（声の大きさ）が大きすぎることは，あまり医学的な問題とはならない．
- 声帯に萎縮あるいは運動麻痺などがないにもかかわらず，声が小さすぎる場合には，呼気衰弱が原因である．前記の「喉頭閉鎖の程度が不足している場合の音声訓練法」で述べた，胸腔内圧を上昇させる訓練法が有効である．

### ■ ピッチの調節法

▶「声変わり（変声）障害にはどのように対応すればよいか？」の項（p.177）を参照．

- ピッチが高い症例を低くする方法については，他項を参照されたい．
- ピッチが低い症例に対しては，先述のあいづちのようなハミングが有効である．高いピッチの音声が誘導できた後に，その音声で本あるいは新聞などを朗読させる．

### ■ 頸部の筋肉の緊張が過剰なものに対する音声訓練法
- 発声時に頸部の広頸筋あるいは前頸筋群の過剰な緊張が認められる場合がある．この場合，前述の「喉頭閉鎖が過剰な場合」の閉鎖を緩和する音声訓練手技では効果が認められにくい．大きく息を吸って両肩をすくめた後に，一気に脱力して両肩を落とし，ため息を行いながら発声させる．この方法では，頸部や体幹の余計な筋肉の緊張を伴わずに胸郭の弾性の作用のみを用いて発声させることが可能となる．
- また，他に喉頭のマッサージの有効性が報告されている[14]．

### ■ 声帯結節・喉頭肉芽腫に対する間接訓練の方法

▶声の衛生指導の患者説明例については，p.252参照．

- 音声治療における間接訓練として，「声の衛生指導」（vocal hygiene）がある．これは，患者の望ましくない発声行動を矯正することである．声帯結節の発症には音声酷使が関与しており，また喉頭肉芽腫症例の一部で咳払いの習慣が関与していることがある．

発声行動の問題点を患者に自覚してもらう

- 患者は自分の発声行動の異常さに無自覚である場合が多い．したがって，ただ「音声を酷使しないようにしましょう」というのではなく，患者の生活習慣のなかで具体的にどのような状況のどのような発声が問題なのかを患者に自覚させることが重要である．

（小川　真）

**引用文献**

1) 城本　修．音声障害の行動学的治療―言語聴覚士による音声障害の治療―．耳鼻臨床 2007；100：697-705.
2) 城本　修．言語聴覚士の立場から―音声治療の効果に関するエビデンス―．音声言語医学 2009；50：136-43.
3) 廣瀬　肇．機能性発声障害．耳鼻臨床 1987；80：1334-8.
4) 廣瀬　肇．心因性失声症．野村恭也ほか編．CLIENT 21　14　喉頭．東京：中山書店；2001. p.395-9.
5) Boone DR, MacFarlane SC. A critical view of the yawn-sigh as a voice therapy technique. J Voice 1993；7：75-80.
6) Yiu E. Hong Kong humming. In：Berman A, Haskell J, editors. Exercised for voice therapy. San Diego：Plural Publishing；2008. p.62-4.
7) Cooper M. Modern techniques of vocal rehabilitation. 3rd ed. Springfield：Charles C. Thomas；1973, p.74-7.
8) Colton RH, Casper JK. Understanding voice problems：A physiological perspective for diagnosis and treatment. 2nd ed. New York：Williams & Wilkins；1996. p.296.
9) Harris S. Speech therapy for dysphonia. In：Harris T, et al, editors. The voice clinic handbook. London：Whurr Publishers；1998. p.139-206.
10) Yamaguchi H, et al. Pushing exercise program to correct glottal incompetence. J Voice 1993；7：250-6.
11) Zwitmann D, et al. The "silent cough" method for vocal hyperfunction. J Speech Hear Disord 1973；38：119-25.
12) 小川　真ほか．発声時喉頭所見を基にした機能性発声障害の診断と音声治療の効果．音声言語医学 2007；48：315-21.
13) Harris S. Speech therapy for dysphonia. In：Harris T, et al, editors. The voice clinic handbook. London：Whurr Publishers；1998. p.180.
14) Roy N, Leeper HA. Effects of the manual laryngeal musculoskeletal tension reduction technique as a treatment for functional voice disorders：Perceptual and acoustic measures. J Voice 1993；7：242-9.

**参考文献**

1. 城本　修．音声治療の実際．苅安　誠ほか編著．言語聴覚療法シリーズ　改訂音声障害．東京：建帛社；2012. p.136-66.
2. Kotby NM. 渡辺陽子訳．音声治療　アクセント法．東京：医歯薬出版；2004.
3. Verdolini K. Lessac-Madsen resonant voice therapy patient manual. San Diego：Plural Publishing；2008.
4. Stemple J. Clinical voice pathology：Theory and management. Columbus：Merrill；1984.

# 音声治療実施にあたっての留意点

## 音声治療の位置づけについて

　発声障害の臨床において，音声治療は保存療法の代表としてとらえられることが多くなっている．しかし，音声治療は，場合によっては手術その他の治療以上に声帯あるいは患者自身に思いもよらぬ負担を負わせることがある．

　音声治療の目標は，患者の状態，声帯の状態のみならず身体条件や生活環境全般をも考慮して，出しやすい声に誘導することにある．適応その他の判断は医師に委ねられるが，音声治療の目的については，音声治療にかかわる医療従事者はもちろん，患者にも十分に理解してもらったうえで治療を実施する．

## 対象疾患と適応

　基本的には器質的疾患のあるなしにかかわらず，発声障害がある場合にはすべてが音声治療の対象となりうる．したがって，さまざまな疾患，病態が含まれることになる．医療の一環として音声治療を行う以上，治療目標は必ず定めなくてはならない．逆に言えば，治療目標の定めにくい状態，例えば意識障害，精神疾患，認知症を有する患者などは，音声治療の適応外になる．また，職業歌手など声を出すことを職とする患者は「理想とする声」を求めている．医学的に掲げる目標とは異なる面も多いので，ここで述べる音声治療とは別物と考えるべきである．ただ，明確な基準が設けられているわけではないので，個々の症例で慎重な判断が必要である．

　適応となる疾患，病態は❶のように分類される[1]．

　機能性・痙攣性発声障害では，心因性との鑑別は慎重に行わなくてはならない．精神神経学的なアプローチと音声治療とを併用することもある．痙攣性発声障害に対しては，ボツリヌス毒素注射のほか，近年，手術治療の有効例が多く報告されるようになった[2,3]．手術を選択する場合でも音声治療をどう組み入れるか，重症度を加味しつつ個々に検討していく．

　声の濫用，多用が原因の場合は主に声の衛生指導（▶声の衛生指導の患者説明例については，p.252参照）を行う．声帯結節のような器質的疾患を伴う場合には，手術の介入が必要かどうか判断する時期を治療計画に組み入れる．声の濫用，多用にならざるをえない患者では，生活習慣の改善が求められることも多い．とくに喫煙に関しては，治療を始める前から声帯に及ぼす悪影響についてよく理解させる．

　声門閉鎖不全は，それを引き起こす多くの原因が含まれており，さらに細かい対応を要する．一側性の反回神経麻痺にしても，回復する可能性のある一時的なものか永続的なものかを見極めて治療計画を立てる．声帯萎縮による声門閉鎖不全例では，高齢であったり他疾患を患っていたりすることが多い．嚥下障害を伴うこともたびたびみられる．嚥下障害への対応をしていくうちに栄養状態が改善し，発声機能も向上することもあるので，治療の優先順位を考慮することが重要になる．

　声帯ポリープ，結節の手術前後に音声治療を組み入れる場合，術前の声の安静，衛生に始まり，音声訓練，呼吸法につなげていく[4]．最適の発声方法を提供することがひいては再発予防にもなる．

　喉頭組織の欠損や変形に伴う音声障害は主に腫瘍（癌），外傷によって生じる障害によるものである．社会復帰を促す意味においても，音声治療の介入は有意義である．

### ❶ 音声治療の適応となる疾患，病態

1. 機能性発声障害，痙攣性発声障害
2. 声の濫用，多用
3. 声門閉鎖不全を伴うもの
4. 器質的疾患（声帯ポリープなど）の術後に継続して行う場合
5. 喉頭組織の欠損や変形に伴う音声障害に対して行う場合

## 音声の評価方法

　音声治療実施にあたって，治療方法を決め，最終的な目標を定めるために，音声生成にかかわる発声器官・機能の評価は不可欠である．客観的に評価す

る主な検査法をあげる．

### 声帯の内視鏡画像

　声帯の器質的疾患の有無，声帯運動の状態，声門閉鎖不全の有無などを観察，記録する．とくに手術症例においてはストロボスコピーの情報（声帯振動の対称性，規則性，粘膜波動の有無や大きさ，声門閉鎖状態など）を加えるべきである．近年，声帯の同期がなくても観察可能な声帯高速度撮影が臨床に導入されつつある．有用な情報が得られる一方で，データ容量が大きいため，現時点では画像処理スピードの点などで難がある．

### 音声の聴覚心理的評価

　病的音声を聴覚心理的手法で評価するGRBAS尺度[5]が広く用いられている．検者による主観的な評価が入らないよう，トレーニングを積んだ複数名で行う．日本音声言語医学会よりトレーニング用のDVDが頒布されている[6]．

　一方，患者自身が声の評価を行う手法が臨床に取り入れられるようになった．海外のものを日本語版に修正したvoice handicap index（VHI）あるいはその簡略版のVHI-10が用いられている[7]．

### 音声の音響分析[8]

　音声波形にデジタル処理を加え，周期のゆらぎ（jitter），振幅のゆらぎ（shimmer），喉頭雑音などを解析する．それらの数値をグラフ化することにより治療前後の比較が容易となる．音声の周波数別のパワーを解析するサウンドスペクトログラムでは時間，周波数，強さなどを視覚的に表現できる．

### 空気力学的検査（音声機能検査）

　最長発声持続時間（maximum phonation time：MPT）は，楽な座位で最大吸息させたのち自然な高さと強さで可能な限り長く母音「あ」を発声し，その持続時間を測定する簡便な検査法である．治療上の重要な指標になりうるが，患者の状態や検者の誘導の仕方によりデータにばらつきが生じるので，同一患者に対して同じ検者が同じ条件下で行うことが望ましい．

　より客観的な検査法としては，発声時の口前の呼気をとらえて，音声の高さ，呼気流率（1秒間に消費される呼気流量），呼気圧などを同時に測定する発声機能検査装置を用いる方法がある．

　以上の検査法のうち，内視鏡検査としての「喉頭ファイバースコピー」のほか，音声言語医学的検査として「喉頭ストロボスコピー」，「音響分析」，「音声機能検査★1」のそれぞれに診療報酬の算定が認められている（2012年現在）．

### 音声治療の進め方

　音声治療において，患者と最も長く接するのは言語聴覚士（speech therapist：ST）である．音声治療のプログラムはSTとともに作成し，チームとして患者との信頼関係を構築していく．プログラム作成にあたっては，前述の音声の客観的な評価に加えて，患者の既往症，生活環境なども十分に配慮する．

　治療開始後，医師としては進捗状況をSTとの綿密な連携を保ちつつ把握し，場合によっては随時評価を加え，治療法の見直しを提案する．当初診断していた病態が異なっていたり，別の問題が明らかになったりする場合もある．たとえば，問診の段階ではわからなかった慢性咳嗽や酸逆流の存在がのちに明らかになること，治療の途中できたした急性炎症が声帯に思わぬ影響を及ぼすことも時に見かけるので，留意が必要である．

（東川雅彦）

★1　発声機能検査装置を使用した場合に算定する．

#### 引用文献

1) 廣瀬　肇．音声障害の治療．音声障害の臨床．第1版．東京：インテルナ出版；1998. p.120-43.
2) Sanuki T, Isshiki N. Outcomes of type II thyroplasty for adductor spasmodic dysphonia：Analysis of revision and unsatisfactory cases. Acta Otolaryngol 2009；129(11)：1287-93.
3) 中村一博ほか．音声外科手術のコツとpitfall　痙攣性発声障害に対する手術．喉頭 2011；23：92-6.
4) 山口宏也．音声外科とvoice therapy. JOHNS 1993；9：781-6.
5) 髙橋宏明．声の聴覚的評価．日本音声言語医学会編．声の検査法　臨床編．第2版．東京：医歯薬出版；1994. p.187-208.
6) 日本音声言語医学会編．動画で見る音声障害 ver. 1.0. 東京：インテルナ出版；2005.
7) 田口亜紀ほか．Voice Handicap Index日本語版による音声障害の自覚度評価．音声言語医学 2006；47：372-8.
8) 東川雅彦．声帯麻痺 up to date；Q&A 音声機能検査の診断価値は？ JOHNS 2005；21：719-21.

# 内視鏡下喉頭手術の実際

局所麻酔下で行う喉頭手術は，術中に患者の声を確認でき，さらに声帯の動きや粘膜波動をモニターしながら行うことができるために理想的な手技である[1,2]．

以前から間接喉頭鏡や硬性内視鏡などを用いての経口腔的に行う喉頭手術は行われているが，当科では軟性内視鏡を用いた局所麻酔下の喉頭内視鏡手術を行っている．本手技は一般診療所であっても，適応と咽頭・喉頭への麻酔のポイント，手術のポイントなどを理解することで比較的容易に行うことができる．

## 本手術を行うにあたっての理想的な患者条件

- 間接喉頭鏡を用いた通常の観察で病変が観察可能である．
- 咽頭・喉頭の反射が弱い．
- リドカインなどの局所麻酔薬にアレルギーがない．
- 手術の最後まで術者の指示に従い協力できる（小児や精神疾患などは困難）．
- その他，全身麻酔をかけることが困難な症例や，直達喉頭鏡による喉頭展開が困難な症例も本手術の適応となりうる．

## 適応疾患（❶）

- 代表的な適応疾患は声帯ポリープなどの隆起性病変である．有茎性のものが比較的容易であるが，広基性はやや難易度が高くなる．声帯囊胞は開放は容易であるが，摘出は難易度が高い．ポリープ様声帯は軽症例のみ，声帯横隔膜症は橋状癒着のみとしている．
- 喉頭蓋囊胞は，貯留囊胞であれば切開開放のみでも治癒することが多いが，皮様囊胞は囊胞壁の開放を必要とするので難易度が高い．
- 難治性声帯炎に対するステロイド注入や声帯萎縮に対するアテロコラーゲン注入などは専用の喉頭注入針を用いて行うが，比較的容易に行うことができ有用と考える．
- 声帯白板症や喉頭癌に対する生検にも用いることがある．
- 喉頭乳頭腫で病変が比較的限局している場合は，専用のレーザーチップを用いて蒸散術を行うこともある．

## 手術使用器具

- 本手術に用いている鉗子は，左右の横開き鉗子（特大・大・中・小）（❷）

**❶局所麻酔下喉頭内視鏡手術の適応疾患**

- 切除および摘出術
  - 声帯ポリープ
  - 声帯結節
  - ポリープ様声帯
    （米川分類1度のみ）
  - 声帯囊胞
  - 声帯横隔膜症
    （橋状癒着のみ）
  - 喉頭肉芽腫症
- 切開および開放術
  - 喉頭蓋囊胞
- 注入術
  - 声帯萎縮症
  - 声帯溝症
  - 難治性声帯炎
  - 一側性反回神経麻痺
- 生検術
  - 声帯白板症
  - 喉頭癌
- レーザー蒸散術
  - 喉頭乳頭腫
  - 喉頭癌

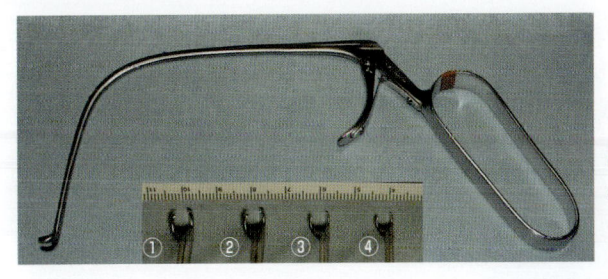

❷ **横開き鉗子（左開き）4サイズ**
術者が把持し患者と対峙した状態で左に開く鉗子を左開きとする
①特大，②大，③中，④小．

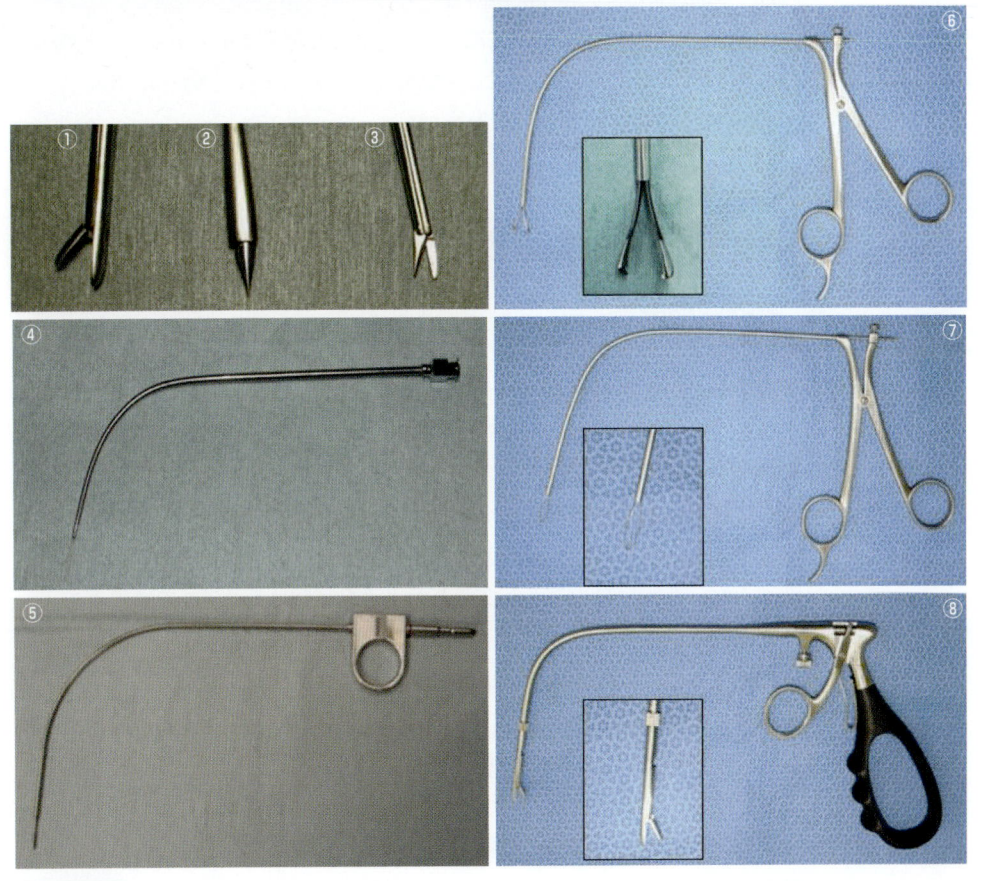

❸ **各種器具**
①直の鉗子，②メス（直・右ひねり・左ひねり），③剪刀，④喉頭注入針，⑤炭酸ガスレーザーチップ，⑥三爪鉤状鉗子，⑦絞断器，⑧カールライネル型鉗子（先端のカップが小さくなっている）．

と直の鉗子，メスは直および右ひねりと左ひねり，剪刀，吸引管，喉頭注入針，炭酸ガスレーザーチップ（モリタ製作所・レザウィン用）も使用している．現在は三爪鉤状鉗子と絞断器，カールライネル型鉗子（先端を小さくしたもの）が追加となっている（❸）．横開き鉗子は，術者が把持し，患者と対峙した状態で右に開く鉗子を右開き，左に開く鉗子を左開きとしている．

## ■ 器具の選択基準

● 基本操作となる声帯ポリープや声帯結節には横開き鉗子を用いるが，病変よ

鉗子は病変よりも少し大きなサイズを選ぶ

内視鏡下喉頭手術の実際 ● 79

- 基本的には患者に術者が対峙した状態で患側に開く鉗子を用いる（右声帯ポリープには左開き鉗子）．
- 術前にすべての動作確認を済ませておく．

> **ポイント**
> ①喉頭肉芽腫症などでは病変の基部と鉗子のフェースが合わないことがあり，その場合は直の鉗子を用いるとよい．
> ②診療所などで本手術を始める際には，左右の横開き鉗子の中サイズと直の鉗子，直のメスを準備することを勧める．この鉗子類があれば，たいていのポリープ切除は対処可能である．

## ポリープ切除術の進め方

### ■ 咽喉頭麻酔[*1]

- 前処置として咽頭および喉頭の麻酔を行うが，その際は全身状態の変化を確認するために心電図および血圧のモニタリングを行う．
- 上体を30°程度挙上した体位をとり，2％リドカインビスカス10 mLを約10分間咽頭に含有させる．ポイントはできるだけ咽頭の奥に含有するように指示し，最終的には飲み込まず吐き出させる．
- 座位でユニットのスプレーなどを用いて咽頭全体に2〜3回噴霧し，先端が曲がっているスプレーがあれば，そのまま喉頭腔にも2〜3回噴霧する．
- 患者自身に舌を牽引させ，医師は左手に間接喉頭鏡を把持し，舌根や喉頭を観察しながら喉頭巻綿子を用いてリドカインを塗布する．
- 塗布する順番は，舌表面，舌根，喉頭蓋谷，咽頭後壁，喉頭蓋後頭面，披裂部，仮声帯，声帯の順番で行い，1つの部位に対して2〜3回繰り返しながら手際よく奥に進める．
- 麻酔は10分程度で行うのが理想で，時間をかけすぎると逆に先に行った麻酔が切れ始めてしまうので注意が必要である．
- 声帯に塗布する際は，5秒程度は呼吸を止めて声門が閉じた状態で行うようにする．
- 反射消失を確認した後で，さらにもう1回麻酔を追加して手術操作に移る．

### ■ 手術の基本操作の流れ

- 原則として術者は患側に，助手は健側に立ち，助手が健側の鼻腔より内視鏡を挿入して喉頭をモニターし，術者は経口腔的に鉗子を挿入して行う．はじめにメスで病変の基部に切開を加え，その後に鉗子にて病変の基部を把持し切除する（❹）．ストロボスコピーにて残存を確認する．残存があれば追加切除する．切除完了から約5分後に止血を確認して手術終了とする．
- 手術時の術者と助手の役割と注意事項を❺に示す．

---

★1 前処置で用いる4％リドカインの総量は5 mLを超えないようにする．

1部位に2〜3回繰り返しながら奥に進める

反射消失を確認後もう1回追加し，手術操作に移る

切除完了5分後に止血を確認して手術終了

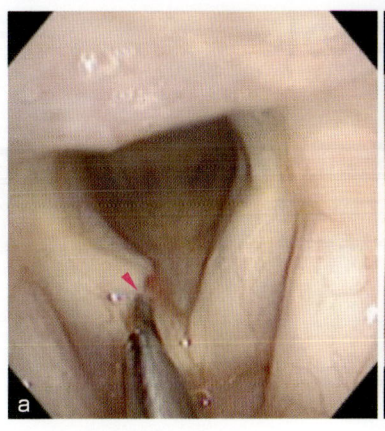

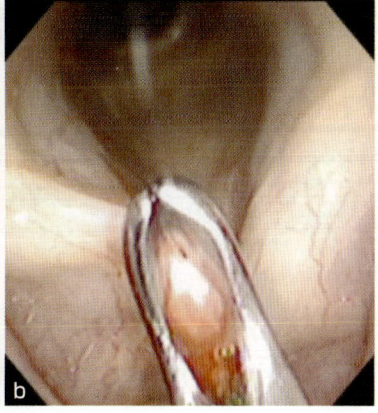

❹右声帯ポリープ切除術
a：ポリープ基部粘膜にメスを刺入（▶）．
b：メスで切開した部位を横開き鉗子にて把持して切除．

❺手術中の術者と助手のポイント

| 術者のポイント | 助手のポイント |
| --- | --- |
| ①患者にできるだけ大きく開口させる．<br>②舌の牽引を強くしない．<br>③鉗子の挿入時には患者に"エー"と発音させる．<br>④鉗子は閉じた状態で挿入し，病変の直上で開く．<br>⑤鉗子の挿入はできるだけ正中で行う．<br>⑥鉗子挿入後は安静呼吸を保たせる．<br>⑦鉗子で舌根を押さない．<br>⑧病変を把持したら一度ゆるめて把持し直す．<br>⑨切除時は鉗子を適度に上下に揺らしながら行うと粘膜が切離されやすい．<br>⑩自分が行おうとしている操作を，そのつど患者に説明しながら行う． | ①できるだけ患者の前には立たず，横から操作する．<br>②鉗子が挿入されるまで，内視鏡先端は軟口蓋の高さで待機する．<br>③鉗子の先端と一定の距離を保つように操作する．<br>④常に術者が操作しやすい視野を確保する．<br>⑤常に患者に声をかけて励ます． |

## ■ 術後管理

- 術後は2～3時間ほど外来の観察室にて安静とする．
- 経口摂取は，術後1時間以上経過してからとする．
- 帰宅前に喉頭浮腫の有無や体調変化がないことを確認する．
- 声帯の操作を行った場合は，術直後より3日間の発声禁止を指示する．

## まとめ

- 局所麻酔下の喉頭内視鏡手術について，声帯ポリープを例に手術操作のポイントを述べた．ポイントをふまえて生検術などから経験を積むことで，比較的容易に習得することができると考える．
- 本法は低侵襲であり，診療所での日帰り手術としても有用な手技と考える．

（多田靖宏）

### 参考文献

1. Omori. K, et al. Videoendoscopic laryngeal surgery. Ann Otol Rhinol Laryngol 2000；109：149-56.
2. 多田靖宏．局所麻酔下の喉頭内視鏡手術．日気食会報 2009；60(2)：108-10.

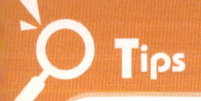

# 内視鏡下喉頭手術を確実に行うために

　筆者の行っている内視鏡下喉頭手術の概略は，局所麻酔下に，経鼻的に挿入したファイバースコープを通して助手が手術野を確保し，モニター上に映し出された手術野を観察しながら，術者は手術器具を経口的に挿入して手術するというものである．近年，デイサージェリーユニットが発達し，全身麻酔の必要な手術も日帰り，あるいは，ショートステイで行うことも可能になっているので，局所麻酔下喉頭手術とのあいだの差はだいぶ緩和されている．

　本項ではこのような現況を考慮しつつ，内視鏡下喉頭手術を確実に行うためにどのような考え方や工夫が必要かを解説する．

## 症例の選択の重要性

　局所麻酔下の喉頭手術を確実に行うためには何よりも症例の選択が大事である．局所麻酔が効かない症例，手術に協力的でない人や乳幼児には不向きであり，術野の安定しない症例で手術を続行したときには正常声帯組織を傷つける心配があることである．手軽さを理由にして局所麻酔下手術を強行することは避けたい．

　患者には手術に際して全身麻酔下の喉頭微細手術（laryngomicrosurgery）という別の手段があることを説明するのはもちろんであるが，患者が本法での手術を選択し実行に移したあとでも，麻酔の段階で咽頭反射の制御がうまくいかないときにはすぐに手術を中止し，後日喉頭微細手術に切り替えて再手術するという判断が必要である．

## 患者の協力を引き出すインフォームドコンセント

　患者が自ら大きく口を開けること，自ら舌を出すこと，何よりリラックスしてのどを締めつけないこと，などが手術をうまく実施できる要点であり，そのためには患者が本手術法をよく理解し，信頼感，安心感をもって手術に望めるようなインフォームドコンセントがぜひとも必要である．説明に際して，ファイバースコープ所見の提示は非常に有効である．

さらに，声帯ポリープなどの音声障害にかかわる疾患では患者の術前の声も重要な所見である．ファイバースコープ所見を見ながらその音声障害のメカニズムを説明し，これからどういう手術をしようとしているのかを示せば，患者の協力が得られやすい．

## 麻酔の要点

　まず前投薬として硫酸アトロピン® 0.5 mgとジアゼパム5～10 mgを筋注，続いてキシロカインビスカスを約15分間口腔，咽頭内に含ませたのち，4％キシロカインスプレーを咽頭後壁，喉頭蓋，披裂部，声門へと順次噴霧していく．従来，喉頭への麻酔は間接喉頭鏡を見ながらスプレー噴霧を行っていたが，現在はより的確な麻酔ができるよう，この段階から内視鏡を挿入している（❶）．

　ここでの要点は，できるだけ絞扼反射を起こさないよう注意しながら，麻酔薬のキシロカインを常に必要十分な量で麻酔をかけるように心がけることである．発声時よりも吸気時にスプレーを行うほうがより少量で効果的に麻酔薬が浸透する．スプレーしたキシロカインが唾液とともに流失してしまうのを防ぐ意味でも，前投薬の硫酸アトロピン®の投与は有効である．

　最後に喉頭綿棒で咽頭，喉頭の反射が起きないことを確認し，手術に移る．

　本法の手術に伴ういちばんのリスクはやはりこの麻酔に関するもので，迷走神経反射，局所麻酔薬中毒，ショックなど緊急事態への対処を訓練することなどは重要である．なかでも，キシロカイン使用量が増えることで引き起こされる中毒症状には常に注意を払いたい．

## 手術に際して

　本手術は局所麻酔下でもなおかつ繊細な手術操作が可能な新戦略の手術であるから，オフィスサージェリーとして簡便に行うという考えをまず排除しなければならない．したがって，手術器具もある程度専用のものをそろえる必要がある．

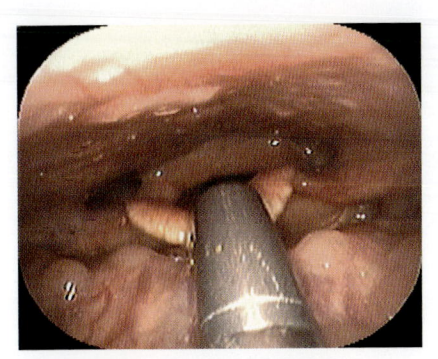

❶内視鏡観察下での喉頭局所麻酔

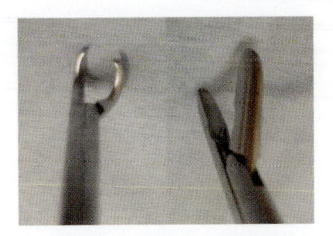

❷本手術で使用する鉗子(左)とカールライネル型喉頭鉗子(右)の比較
鉗子が横開きで上からの視野が良好なため内視鏡下手術に適している.

　吸引チャンネル付き電子内視鏡（あるいは喉頭ファイバースコープとCCDカメラ）は必須であり，本手術用に開発された微細な先端をもつ喉頭鉗子やメスは不可欠である．❷はわれわれが開発した鉗子をカールライネル型喉頭鉗子と比較したものである．この鉗子の特徴は組織を把持する先端が左右に開閉することで，これにより鉗子の妨げなしに摘出目標を視認できるようになっている．このほか，目標に到達するまでその刃先が格納可能なメスや，ステロイドやコラーゲン注射のための注射針なども備えておくのがよいと思われる．

　手術を安全確実に行うためには，術者ばかりでなくアシスタントも熟練した手術手技を獲得することは基本である．ただし，自分の技量を超えるような無理をしないこと，術野の安定しない症例でむやみに手術を続行しないこと，いつでも全身麻酔下の喉頭微細手術に切り替えうることを心得るべきである．

### まとめ

　内視鏡下喉頭手術を確実に行うために重要なことは，以下の4点と考える．
①本手術に適した症例の選択
②患者が信頼感，安心感をもって手術に望めるようなインフォームドコンセント
③麻酔技術の獲得と緊急事態への対処
④必要な手術器具の備えと手技の熟練

〈児嶋久剛〉

# 第4章 炎症・腫瘍と類似疾患

# 第4章 炎症・腫瘍と類似疾患

# 急性喉頭蓋炎の診断と治療の留意点と気道管理

　急性喉頭蓋炎は日頃の診療において比較的よく遭遇する耳鼻咽喉科領域の代表的な救急疾患である．その診断は耳鼻咽喉科医であれば喉頭の診察によって容易であり，多くの場合，抗生物質やステロイドの投与，吸入治療などの保存的治療ですみやかに症状は改善し治癒に至る．しかし，なかには発症から数時間で急激に喉頭蓋腫脹が悪化し，気道狭窄をきたして窒息に至る症例もあり，こうした症例では気道確保が必要か，またどのタイミングでどのような方法で気道確保するかの判断が難しいことが多い．

　本項では急性喉頭蓋炎の疫学，原因や症状から，診断および治療の留意点，とくに気道管理について詳しく述べることにする．

## 急性喉頭蓋炎の疫学，原因，症状

### ■ 疫学
- 欧米では従来，小児に多いといわれていたが，近年では成人例が多いとされている．
- わが国では以前から現在に至るまで成人例が大多数で小児例は少ないとの報告が多く，性別では男性に多く，男女ともに50歳代に多くみられる[1]．

### ■ 原因
- 一般的には細菌感染が原因であり，主にインフルエンザ菌B型（*Haemophilus influenzae*）が多く，他にレンサ球菌（*Streptococcus*）やブドウ球菌（*Staphylococcus aureus*）の場合もある．
- 成人では喫煙例が多く，喉頭粘膜の慢性炎症が素因となっていると考えられる．また喉頭蓋囊胞の感染や，頭頸部腫瘍の放射線治療，異物による外傷を契機に生じることもある[2]．

### ■ 症状
- 発熱，咽頭・喉頭痛などの上気道炎症状が出現し，疼痛が増強して嚥下痛，嚥下困難へと進行する．喉頭蓋腫脹により共鳴腔の異常をきたすため，音声は含み声となることが特徴である．
- 重症になると呼吸困難をきたすが，腫脹した喉頭蓋が下方へ落ち込んで気道を閉塞するため，仰臥位で呼吸困難が増強し，起座位で軽減する．また気道を少しでも広げようと顎を突き出し，舌を出す体勢をとることもある．

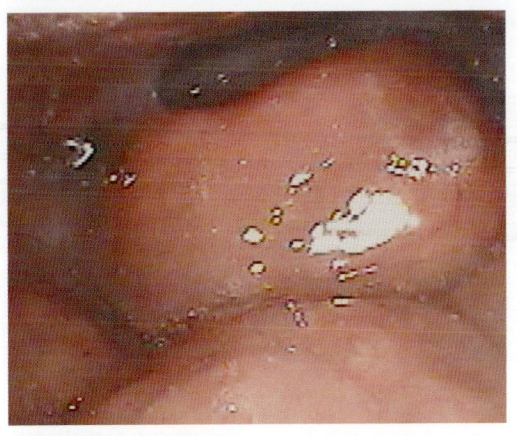

**❶症例（57歳，男性）**
受診当日朝から咽頭痛があり，近医内科で内服加療されたが症状が悪化し，夜間に当院を救急受診した．内視鏡にて喉頭蓋腫脹に加え披裂部の浮腫も認め，呼吸困難の訴えが強く，即時気管切開術を行った．白血球数16,300/μL，CRP 1.82 であった．

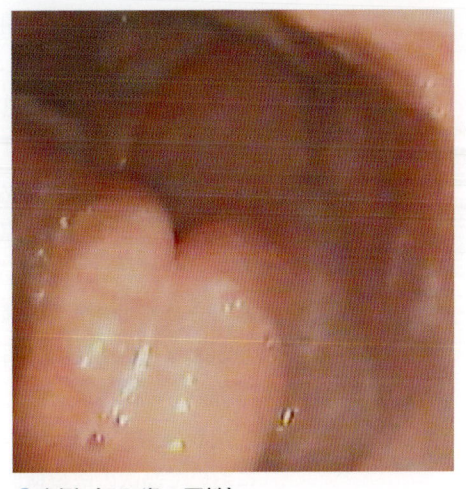

**❷症例（50歳，男性）**
2日前から咽頭痛があり受診した．内視鏡にて喉頭蓋および披裂部の腫脹が著明で声帯が見えなかった．呼吸困難はなかったが腫脹が強く，血液検査で白血球数 19,000/μL，CRP 13.42 と上昇しており，当日に気管切開術を行った．

## 診断

- 高熱があり，咽頭・喉頭痛の訴えが非常に強いにもかかわらず，中咽頭での所見が乏しい場合，急性喉頭蓋炎の可能性があることを疑う必要がある[★1]．急性喉頭蓋炎を疑った場合は，間接喉頭鏡か喉頭内視鏡で喉頭を直接観察することが重要であり，発赤を伴う喉頭蓋の腫脹があれば診断は容易である（❶，❷）．ただし，重症例や急激に症状が進行しているような症例では，間接喉頭鏡や喉頭内視鏡の挿入刺激によって呼吸困難が増悪し，窒息を生じる危険性もあるため，迅速でありつつも慎重に観察する必要がある．

- このように急性喉頭蓋炎の診断は喉頭を直接観察することで容易に行えるが，重症度の目安として血液検査が参考になる．白血球数と CRP が指標になり，白血球数が1万/μL以上あるいは2万/μL以上で，CRPが高値であると重症化しやすく，気道確保の適応の判断材料とする報告がある．

- また喉頭側面 X 線像で喉頭蓋の腫脹を診断することも可能であるが，内科診療所や救急部で喉頭が直接診察できない場合には有効だが，喉頭鏡や喉頭内視鏡での診察ができる耳鼻咽喉科医にはあくまでも補助的な診断手段である．頸部膿瘍の続発を疑うような場合は頸部・胸部 CT 検査も必要である．

## 治療

- 急性喉頭蓋炎の治療は薬物治療を中心とした保存的治療と，呼吸困難に対

★1
喉頭所見をみることができない他科で上気道炎の診断・治療を受け，症状が改善しない，あるいは悪化したと耳鼻咽喉科を受診するケースが実際に多い．

白血球数と CRP が重症度の指標

する気管挿管や気管切開術などの気道確保に大別される.

- 多くの症例では薬物による保存的治療のみで 1〜2 週間のうちに治癒するが，大前提として「気道確保がいつでもできる状態で治療にあたることが必要であり，そのためには入院治療が原則」である.
- 診察した時点で喉頭蓋の腫脹が軽度で，呼吸困難もなく，疼痛が軽度な状態であったとしても，急激な状態の悪化が生じうる疾患であるため，患者やその家族には，外来通院治療では急激な病状悪化時に窒息など致死的な結果を招く可能性があることや，呼吸困難が生じてきた場合は気管切開術などの気道確保処置が早急に必要になることのインフォームドコンセントを行い，入院治療を勧める.
- 入院設備のない診療所では，たとえ呼吸困難がない軽症例でも医療安全面において高次の医療機関へ転送すべきである.

> 気道確保がいつでもできる状態で治療にあたる必要があるため入院治療が原則

### ■ 保存的治療

- 急性喉頭蓋炎の治療は，まず気道浮腫を早急に改善させる目的で，抗腫脹作用，抗炎症作用のあるステロイドの投与が有効である. ステロイドの投与については，以前から賛否両論があったが，現在では投与を支持する意見が多い.
- 急性喉頭蓋炎の重症例には糖尿病合併例も多く，こうした症例ではステロイド投与によって血糖値の上昇を招くことになるが，気道閉塞の危険性を避けることが優先されるべきであり，ステロイドの積極的な投与が必要である[3].
- ステロイドの具体的な種類，投与量，投与期間は，ヒドロコルチゾン（ソル・コーテフ®）500 mg の 3 日間以内の投与が一般的である. 軽症例では 1 回あたりの投与量を 100〜300 mg で経過をみてもよい.
- さらに，細菌感染を念頭において抗生物質の投与を行う. 起因菌としてインフルエンザ菌，レンサ球菌，ブドウ球菌などが想定されるため，セフェム系，ペニシリン系抗生物質を静脈投与するが，喉頭蓋膿瘍の合併や嫌気性菌感染を疑うときはクリンダマイシン（ダラシン®）を併用する.
- 腫脹した喉頭蓋への局所的な治療として吸入治療も行う. 喉頭炎や声帯炎などに用いるステロイド，抗生物質，気道粘液溶解薬を含んだ吸入液に，喉頭蓋の浮腫軽減を目的に血管収縮薬であるアドレナリン（ボスミン®）の 1,000 倍希釈液を 1 滴程度加えて吸入させる.

> ステロイドの積極的投与が必要

> 抗生物質の投与

### ■ 気道確保

- 急性喉頭蓋炎症例の気道確保の目安として，橋本らは次のような症例を気道確保の指標としている[4].
  ①起座呼吸がある.
  ②喉頭蓋腫脹が高度で披裂部腫脹がある.
  ③症状発現から 24 時間以内に呼吸困難が生じている.

- また橋本ら[5]は290例の急性喉頭蓋炎を検討したところ22例で気道確保を要したと報告している．だいたい10％前後の症例に対して気道確保が施行されていることになる．
- 気道確保の方法は，大別して気管挿管と外科的気道確保に分けられる．

## 気管挿管
- 小児は気道が狭く，比較的早い段階で呼吸困難を生じるため，気道確保が必要となる確率が成人より高い．吸入麻酔で鎮静下に気管切開術を施行したとしても，安静を保つことが困難で危険を伴うため，小児症例では気管挿管を第一選択とする[★2]．
- 気管挿管が不可能な場合は外科的気道確保が選択されるため，気管挿管を行うときも手術室や集中治療室など外科的気道確保ができる体制を整えて行う必要がある．小児に対して無挿管下に外科的気道確保を行うことは困難を極めるため，基本的に小児急性喉頭蓋炎例では診断がつけば，安易に経過観察せずに気管挿管が確実に施行できる段階で気道確保をすべきである．
- 成人症例では気管挿管によって気道確保するのは，喉頭蓋や披裂部の腫脹のため困難なことが多く，患者の意識がない場合や呼吸が停止している場合など限られた状況であることが多い．そのほかに，短頸など気管切開術が手技的に難しい症例や抗凝固薬の服用例などに施行されることが想定される．こうした症例でも気管挿管ができなかった場合はすみやかに外科的気道確保に切り替える必要があり，環境が整った場所で気管挿管を施行することが望ましい．

★2
小児の気管挿管に際しては，手技に習熟した耳鼻咽喉科医はほとんどいないと思われ，小児の挿管に熟達した小児科医や麻酔科医，救急医らの協力を得て施行すべきである．

## 外科的気道確保
- 外科的気道確保には輪状甲状膜穿刺術・切開術と気管切開術がある．それぞれの術式の適応や利点，欠点を述べる．

### 輪状甲状膜穿刺術・切開術
- 輪状甲状膜は気管に比べて外表から気道内腔までの距離が短く，頸部が伸展していない状態でも触診で部位がわかりやすいため，同部の穿刺・切開は気管切開術に比較して素早く確実に気道を確保できる利点がある．
- 輪状甲状膜に経皮的に14G程度の太さの血管留置針を刺入する場合や，トラヘルパー®やミニトラック®，クイックトラック®といった輪状甲状膜穿刺・切開キットを用いて気道確保する場合と，輪状甲状膜に切開を加えて通常の気管カニューレを挿入する場合がある．穿刺・切開キットには皮膚に切開を加えて穿刺するタイプのものと，皮膚切開をせずに皮膚と輪状甲状膜を一度に穿刺して気道に到達するタイプがある．
- 輪状甲状膜穿刺術・切開術を多く経験し，慣れた耳鼻咽喉科医は少ないのではないかと思われる．その理由として，術後に刺入部の肉芽により声門下狭窄を生じやすく，この合併症が難治なため，耳鼻咽喉科医は可能な限り

輪状甲状膜穿刺術・切開術は避け，通常の位置に気管切開術を施行しようとするためである．しかし，高度の気道狭窄で一刻の猶予もない緊急気道確保時には必要な手技であり，緊急時に備え，病棟や手術室にどのタイプの穿刺・切開キットが置いてあるか内容を確認し，実際にどう対処するかをシミュレーションしておくことも重要である．

> 緊急時に備えてキットを確認し，対処をシミュレートしておく

- 輪状甲状膜穿刺術・切開術で気道確保ができたとしても，あくまで緊急処置であり，とくに穿刺術では十分な換気が得られない．また輪状甲状膜に長期にわたってカニューレが挿入された状態にあると声門下狭窄を生じやすいため，状態が許せば可及的早期に通常の位置での気管切開術へ移行する必要がある．いずれにしろ，初診時に超緊急に気道確保する必要があって輪状甲状膜穿刺術・切開術を選択せざるをえない場合は仕方ないが，待機した結果本術式を施行するような事態は重篤な合併症を生じる可能性も高く回避したい[6]．

### 気管切開術

- 耳鼻咽喉科医にとって気管切開術は日常頻繁に施行する手術の一つである．しかし，急性喉頭蓋炎に対して施行する場合は，以下に述べる理由で難易度の高いことがほとんどである[7]．
  
  ①緊急手術のため手術室や人手を必ずしも確保できない．
  ②局所麻酔下に無挿管で行わなければならない．
  ③呼吸困難があるため頸部伸展ができない．場合によってはベッドを少し起こした状態や起座位で行わなければならない．
  ④術中も刻々と呼吸困難が進行し，患者の安静が保てない．

- 気管切開術の詳細は他書に譲るが，本疾患に対する気管切開術は緊急気管切開術であり，術中の患者の状態変化に臨機応変に対応しなければならない．通常の気管切開術であれば皮膚は横切開で行い，気管への到達は甲状腺下方で到達するか峡部を切離して到達することが一般的である．しかし，緊急性が高く一刻を争う場合には，皮膚切開は縦切開で行い，術中の呼吸状態に応じて甲状腺上方で気管に到達し高位気管切開術となる場合や輪状甲状膜切開術に切り替えて気道確保する場合もある．いずれにしても，状況を的確に判断しながら手術すべきである．

- 気管切開術を行えば入院期間も延び，患者の負担も大きくなるため，できれば気管切開を回避したいと考えがちになるが，適切な治療を躊躇して病状を悪化させ最終的に緊急気管切開になれば，手術の危険性も急性喉頭蓋炎による気道閉塞の危険性もともに増大し，かえって患者の負担を大きくさせてしまう．死に至る最悪の事態が生じた場合，医療訴訟に巻き込まれることもある．

- 急性喉頭蓋炎はまれな疾患ではないので，診療にあたったときは常に病状の悪化を想定して迅速に対処し，余裕をもって気道管理を行うことが重要である．

〔大脇成広〕

**引用文献**

1) 高木秀朗．急性喉頭蓋炎の疫学．MB ENTONI 2004；20：1-6．
2) 梅野博仁．成人の急性喉頭蓋炎．MB ENTONI 2004；20：13-8．
3) 亀谷隆一．急性喉頭蓋炎・喉頭炎のステロイド治療．JOHNS 1998；14：1453-6．
4) 橋本大門．急性喉頭蓋炎237例の臨床的検討．日気食会報 2004；55：245-52．
5) 橋本大門．急性喉頭蓋炎に対する気道確保の検討．耳鼻臨床 2006；99：25-30．
6) 石田良治．緊急気道確保としての輪状甲状膜切開4症例の経験と問題点．日気食会報 2001；52：468-72．
7) 河田　了．急性喉頭蓋炎における気道確保．JOHNS 2007；23：1615-9．

## 医療安全からみた急性喉頭蓋炎

急性喉頭蓋炎は，耳鼻咽喉科の日常診療においてたびたび遭遇する疾患であるが，時として急速に呼吸困難が進行して気道確保を必要とすること，そして，その対応を誤ると死に至ることもある危険な疾患である．本項では，患者の安全を確保するためにさまざまな状況の中でいかなる点に注意すべきか，ということを中心に述べたい．

### 注意すべき点

福岩らは本疾患に関して医事紛争となった7症例について検討している．いずれも初診時から呼吸停止までの時間が24時間以内と短く，最短では1時間の症例もあり，本疾患の進行の速さを物語っていた．初診時に呼吸苦を訴えていたが喉頭蓋炎の診断に至らなかったものが6例で，うち5例が気道閉塞を予見せずに対応が遅れたことが過失とされた．経過観察や患者搬送時の対応が問題とされたものは2例，急変後の気道確保の処置が問題とされたものは4例であった[1]．

これらのことからも，本疾患においては，まず本症例を診断し気道閉塞を予見することが最も重要といえる．さらに注意深く観察したうえで，然るべき方法とタイミングで気道確保を検討する必要がある．

### 診察

急性喉頭蓋炎の診断においては，喉頭蓋に強い炎症があっても舌圧子で観察しうる口蓋扁桃や中咽頭後壁には強い炎症所見がみられないことがあるため，直接喉頭の所見をとることが不可欠である．急性喉頭蓋炎68症例について咽頭所見の有無を検討したところ，咽頭所見がないか軽度であった症例が42例（62％）であったという報告もあり[1]，まず喉頭蓋炎を疑って喉頭を直接観察することが重要である．

最も注意すべきことは，急激に生じる気道閉塞である．処置の遅れにより医事紛争となるケースも散見されることから，外来受診時の診察ではとくに慎重な配慮が必要となる．小児例や呼吸困難を訴えるような例では，咽喉頭を観察する際の刺激が急激な呼吸困難の悪化につながることがあるため，できるだけ咽頭反射を誘発しないよう経鼻的に軟性内視鏡を挿入し，愛護的に診察を行う．本疾患の呼吸困難は臥位で増悪するため，基本的に診察は座位で行うことが望ましい．また，このような診察行為を行う際には気管内挿管，輪状甲状靱帯（膜）の穿刺・切開，気管切開などの気道確保をすぐに行えるように，準備をしておく必要がある．

### 経過観察

初診時に呼吸困難がなくても，本疾患においては原則として入院としたうえで，細心の注意を払って観察し，気道確保のタイミングを逃さないようにしなければならない．とくに咽頭痛出現から呼吸苦が生じるまでの時間が短い症例や披裂喉頭蓋襞から披裂部にかけて腫脹がある症例，血液検査で白血球数が 20,000/μL 以上の症例では危険度が高いとされ[2,3]，気道確保を考慮する．このような症例においては，より高度な医療機関への搬送が必要である場合は，必ず救急車で医師が同乗して搬送中の急変に対応できるようにする必要がある．

また，入院後の経過観察についても漫然と安静を保つだけではなく，患者にかかわるすべての医療スタッフが気道閉塞の危険とその対応を認識し，ベッドサイドモニターを装着して呼吸状態について細やかに観察すべきである．

### 気道確保

緊急気道確保が必要と判断した場合には，可能な限り適切な場所（手術室，救急処置室など）で，十分な人手を集め，複数の方法での気道確保の準備をしたうえで処置を行う．バイタルサインが安定せず，呼吸苦による体動があるなか，座位で処置を行わなければならないことも多く，時間的制約も伴って非常に危険な状態となる．そのため，常日頃から気管切開はもちろん，緊急時の輪状甲状膜穿刺・切

開による気道確保の手技にも習熟し，どのような状況でも対応できるようにしておくことが重要と考える．

　緊急時の気管切開では甲状軟骨までの縦切開による皮膚切開を行い，いつでも輪状甲状膜へのアプローチが可能な状態で行うことが望ましい．また，現在広まりつつある経皮的気管切開については緊急時の使用は禁忌とされているため，注意が必要である[4]．

## インフォームドコンセント

　本疾患は，前日まで元気であった人が急速に呼吸困難をきたして死に至る可能性があるため，急激な転帰に家族が納得できないという経緯から医事紛争に発展することも考えられる．したがって，本疾患の診療にあたっては，その危険性を十分に説明し，インフォームドコンセントを得る必要がある．入院加療の必要性，気道閉塞が起こった際の対応についてあらかじめ説明するとともに，気道確保の方法についても，その合併症や危険性を含めて十分説明したうえで，本人や家族の同意を得ておく．

　万一，本疾患によって患者の生命にかかわるような問題が生じた場合には，他の医療事故が発生した場合と同様，次の点に注意して対処しなければならない[5]．
①適切な応急処置
②直属上司への報告，応援スタッフの招集および関係他科への協力依頼
③患者および家族への状況説明と処置についての承諾取得
④診療記録の記載
⑤病院長や事務長への報告，届け出

　何よりもまず患者の安全，救命を最優先し，そのためにも応援・協力依頼はすみやかに行うべきである．

　本疾患は急性期の気道確保が適切に行われれば，予後は良好な疾患であり[6]，日常から診療技術の向上を心がけるとともに，他科や他施設との連携体制を整えておくことが重要である．

　　　　　　　　　　　　　（矢部はる奈，小川　郁）

### 引用文献

1) 福岩達哉，黒野祐一．喉頭・気管・食道領域の救急対応と医事問題―喉頭・気管領域―．日本気管食道科学会　専門医通信 2007；34：8-15.
2) 井口芳明ほか．急性喉頭蓋炎の臨床的検討　気道確保を必要とした症例について．日気食会報 1994；45：1-7.
3) 須小　毅，鈴木正志．急性喉頭蓋炎の診療　急性喉頭蓋炎における気道確保の適応と方法．ENTONI 2004；40：48-55.
4) 日本気管食道科学会．外科的気道確保マニュアル．東京：金原出版；2009.
5) 山本皓一．事故発生時の処置対策と注意事項．東京警察病院医療事故防止委員会編．医療事故防止のためのガイドライン．東京：篠原出版；1999. p.34-7.
6) Ng HL, et al. Acute epiglottitis in adults：A retrospective review of 106 patients in Hong Kong. EMJ 2008；25：253-5.

# 第4章　炎症・腫瘍と類似疾患

# 慢性喉頭炎にはどのように対応すればよいか？

- 慢性喉頭炎とは喉頭粘膜の慢性の炎症であるが，種々の異なった病態がある．原因もさまざまであり，その分類も病理組織学的分類，病変部位による分類，原因による分類などさまざまである．気道と食道の交差点にある喉頭はさまざまな刺激（ストレス）に日々さらされている．したがって，喉頭に慢性炎症をきたすには，複数の病態が関与していることが少なくない．
- 慢性喉頭炎を疾患としてとらえるのではなく，喉頭に慢性炎症をきたす病態としてとらえるべきである．

## 慢性炎症とは

- 微生物感染に代表される急性炎症と同様に，慢性炎症の病態にも炎症性サイトカインや免疫細胞が関与することが近年明らかになってきている．しかし，持続的な炎症反応（慢性炎症）の病態には不明な点も多い．短期間に炎症反応が活性化し消失する急性炎症とは異なり，急性炎症の繰り返しや持続では慢性炎症を説明できない．
- 微生物感染に代表される急性炎症とは異なり，慢性炎症では長期にわたるストレス（刺激）応答のために実質細胞と多様な間質細胞の相互作用が遷延化し，適応の破綻により「組織リモデリング」を生じて臓器の機能不全をもたらす[1]．

> 急性喉頭炎が遷延化した病態だけが慢性喉頭炎ではない

- 慢性炎症の分子機構の解明は，慢性喉頭炎においてもその発症・進展の理解と新しい診断・治療戦略の開発の手がかりになると考えられる．

## 喉頭にどのような所見を認めれば，喉頭の慢性炎症を疑うか

- 慢性炎症性疾患の多くは，臓器や起炎原因にかかわらず，血管新生（❶，❷），免疫細胞を含めた炎症細胞の浸潤（リンパ球，形質細胞が炎症細胞の主体），浮腫（❷，❸），粘膜肥厚（粘膜上皮の過形成，粘膜固有層の肥厚）（❸），組織の線維化（線維芽細胞，血管の増生による肉芽組織形成・線維化），臓器の機能障害などの共通の経時的変化や終末像が認められる．喉

### Topics 「自然炎症」の概念

生活習慣病や癌などの疾患に共通する基盤病態として，近年，「慢性炎症」が注目されている．微生物感染に代表される急性炎症とは異なり，慢性炎症では長期にわたるストレス応答のために実質細胞と多様な間質細胞の相互作用が遷延化し，適応の破綻により「組織リモデリング」を生じて臓器の機能不全をもたらす[1]．非感染性慢性炎症は，生体の恒常性維持から組織リモデリングを伴う臓器の機能障害まで多彩な現象を含むため，最近では，微生物由来成分により誘導される「自然免疫」と対比して，「自然炎症（homeostatic inflammation）」の概念が提唱されている．

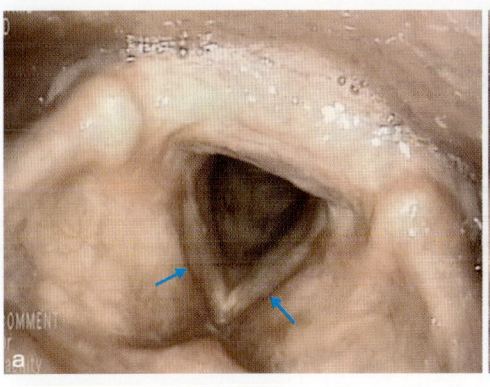

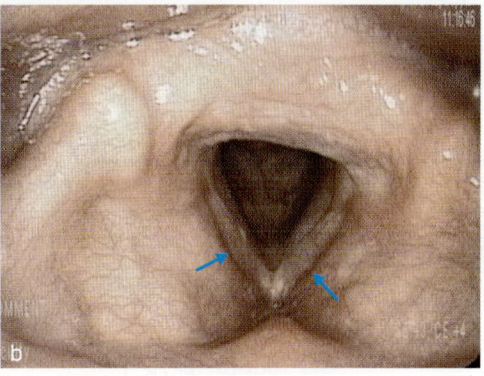

❶ 慢性喉頭炎（43歳，男性．ヘビースモーカー）
a：通常光による喉頭所見．喉頭粘膜は全般に発赤し，声帯は本来の白い色調を失い暗赤色を呈する（→）．
b：表面強調・コントラスト強調（i-scan，PENTAX）により拡張増生した血管が鮮明になる．喉頭・声帯の血管が拡張増生（→）している．

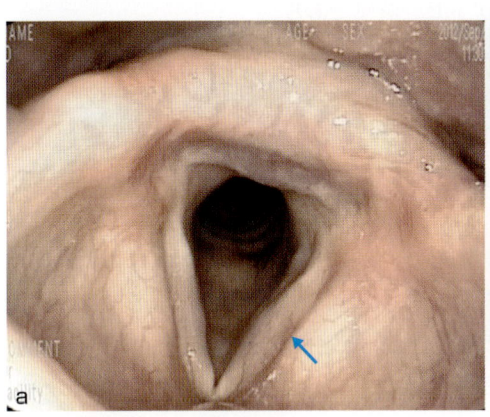

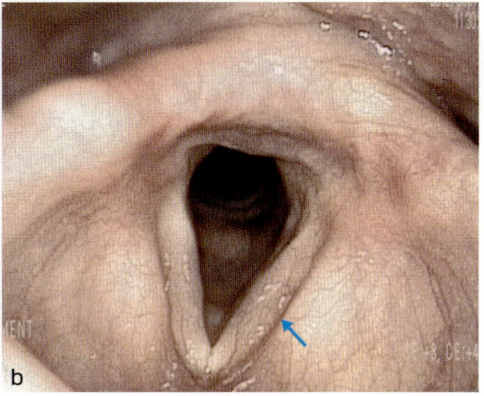

❷ 慢性喉頭炎（72歳，女性）
a：通常光による声帯所見．左声帯に浮腫を認める（→）．
b：表面強調・コントラスト強調（i-scan，PENTAX）により，左声帯の拡張増生した血管が鮮明になる．左声帯の血管が拡張増生（→）している．

頭の慢性炎症の終末像としては，喉頭肉芽腫，ラインケ（Reinke）浮腫，声帯上皮過形成症（声帯白板症）などがある．
- 患者が嗄声，咽喉頭異常感などの症状を訴えて来院し，内視鏡で上述した慢性炎症性疾患共通の経時的変化や終末像を認めれば喉頭の慢性炎症を疑い，その原因を究明し，病態に応じて治療を進めていく．

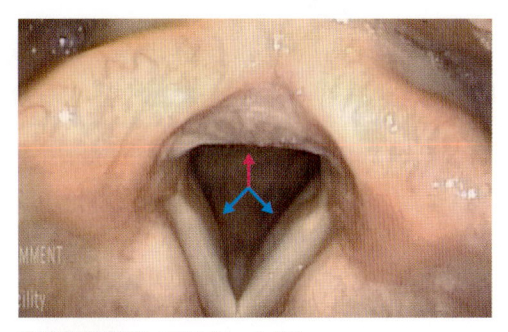

❸ 慢性喉頭炎（55歳，女性）
披裂間粘膜の肥厚（→），声門下浮腫（→）を認める．

## 喉頭に慢性炎症をきたす病態にはどのようなものがあるのか

- 気道と食道の交差点にある喉頭はさまざまな刺激（ストレス）にさらされている．したがって，喉頭に慢性炎症をきたす病態には，複数の病態が関与していることが少なくない．
- 急性喉頭炎が遷延化して喉頭に慢性炎症をきたす場合と炎症反応が持続し

慢性喉頭炎の病態には複数の病態が関与している

て喉頭に慢性炎症をきたす場合がある．

### ■ 慢性喉頭炎
- 急性喉頭炎の反復，声の酷使，鼻・副鼻腔の慢性炎症の影響[*1]，汚染された大気・塵埃・煙・刺激性ガスの吸引，口呼吸，過度の喫煙・飲酒，全身疾患の影響など種々の原因があげられる[2]．

[*1] 慢性副鼻腔炎・鼻アレルギーの後鼻漏の影響（後鼻漏症候群）．

### ■ 喉頭アレルギー
- 喉頭アレルギーは慢性の経過をとる気道のⅠ型アレルギーの一つ[3,4]であり，その原因により通年性，季節性に分類される．
- 喉頭アレルギーは上気道の観点からみた疾患名であり，下気道の観点からみた類似した病態の疾患名がアトピー咳嗽である．

### ■ 咽喉頭逆流症
- 咽喉頭逆流は胃の内容物が咽喉頭に逆流する現象であり，咽喉頭逆流により引き起こされる咽喉頭の病態を咽喉頭逆流症（laryngopharyngeal reflux disease：LPRD）という．
- 胃食道逆流の延長として咽喉頭逆流が存在し，咽喉頭逆流症は胃食道逆流症の一部とも考えられがちであるが，その病態は必ずしも同じではない[5]．その理由の一つとして，逆流性食道炎をきたさない程度の比較的弱い酸が咽喉頭に逆流しても咽喉頭逆流症をきたすことがあげられる[5]．

### ■ 特異性喉頭炎
- 喉頭の特異性慢性炎症の一つに喉頭結核がある．その詳細は他項に譲る．

▶「喉頭結核はどのように診断すればよいか？」の項（p.141）を参照．

## 喉頭に慢性炎症をきたす病態の診断・治療はどうしたらよいのか

### ■ 慢性喉頭炎
- 声帯に慢性炎症をきたせば嗄声，発声障害などを，声門上・声門下に慢性炎症をきたせば咽喉頭異常感，咳嗽などをきたす．
- 喉頭局所の内視鏡所見は上述した慢性炎症性疾患共通の経時的変化や終末像を認める．喉頭粘膜は全般に発赤し，声帯は本来の白い色調を失い暗赤色を呈する（❶）場合が多い．血管拡張（❶，❷），浮腫（❷，❸），粘膜肥厚（❸）を認め，粘稠な粘液の付着などを認める．慢性炎症の終末像としては，喉頭肉芽腫，ラインケ（Reinke）浮腫，声帯上皮過形成症（声帯白板症）などがある．
- 治療に際しては原因（喫煙など）を除去，あるいは原因疾患（鼻アレルギー，慢性副鼻腔炎など）を治療す

> **Column** "one airway one disease" の概念
>
> 喉頭は独立した器管であるが，慢性喉頭炎，喉頭アレルギーなどの病態を理解するには，喉頭は気道の一部分・亜部位としてとらえる必要がある．いわゆる "one airway one disease" の概念である．

❹ 通年性喉頭アレルギーのあまい診断基準案（2005年案）

1. 喘鳴を伴わない3週間以上持続する乾性咳漱
2. 3週間以上持続する咽喉頭異常感（搔痒感，イガイガ感，痰が絡んだような感じ，チクチクした感じの咽頭痛など）
3. アトピー素因を示唆する所見（注1）の1つ以上認める
4. 急性感染性喉頭炎，特異的喉頭感染症（結核，梅毒，ジフテリアなど），喉頭真菌症，異物，腫瘍などその他の咳や異常感の原因となる局所所見がないこと（典型所見としては披裂部蒼白浮腫状腫脹を認める）
5. 症状がヒスタミン$H_1$受容体拮抗薬で著明改善もしくは消失する

追加事項：上記の内，1.が欠落してもよい．

注1. アトピー素因を示唆する所見
　(1) 喘息以外のアレルギー疾患の既往あるいは合併
　(2) 末梢血好酸球増加
　(3) 血清総IgE値の上昇
　(4) 特異的IgE陽性
　(5) アレルゲン皮内テスト即時型反応陽性

（内藤健晴．日薬理誌 2008[3]より）

❺ 季節性喉頭アレルギーのあまい診断基準案（2005年案）

1. 原因花粉飛散期間の前後を含めた喘鳴を伴わない鎮咳薬が無効の乾性咳漱
2. 原因花粉飛散期間の前後を含めた咽喉頭異常感（搔痒感，イガイガ感，痰が絡んだような感じ，チクチクした感じの咽頭痛など）
3. 原因花粉即時型アレルギーの証明（注1）
4. 急性感染性喉頭炎，特異的喉頭感染症（結核，梅毒，ジフテリアなど），喉頭真菌症，異物，腫瘍などその他の咳や異常感の原因となる局所所見がないこと
5. 症状がヒスタミン$H_1$受容体拮抗薬で著明改善もしくは消失する

追加事項：a. 上記の内，1.が欠落してもよい．
　　　　　b. 原因花粉による鼻炎，結膜炎症状があっても診断に支障ない．

注1. 原因花粉即時型アレルギーの証明
　(1) 原因花粉アレルゲン皮内テスト即時型反応陽性
　(2) 末梢血原因花粉特異的IgE抗体陽性

（内藤健晴．日薬理誌 2008[3]より）

ることが最も大切である．原因が明らかではない場合，あるいは原因が複数ある場合も少なくない．
- 薬物療法としては，抗菌薬，気道粘液溶解薬，気道粘液修復薬などの内服，ステロイドのネブライザー療法などを行う．
- 慢性炎症の終末像が不可逆性であり，喉頭の機能障害（発声障害など）をきたしている場合は手術の適応である．

## ■ 喉頭アレルギー

- 喉頭アレルギーは，臨床的には咳嗽と咽喉頭異常感を2大症状とする．典型例では披裂部に蒼白浮腫状腫脹を認めるが，必発ではない．
- 日本咳嗽研究会耳鼻咽喉科分科会の診断基準（2005年）（❹，❺）は，喉頭アレルギーを通年性と季節性に分類し，厳しい診断基準とあまい診断基準を示している．あまい診断基準では，3週間以上続く乾性咳嗽あるいは咽喉頭異常感，アトピー素因の存在，他の非特異的・特異的喉頭炎を鑑別，症状がヒスタミン$H_1$受容体拮抗薬で著明改善もしくは消失することを診断のポ

ヒスタミン$H_1$受容体拮抗薬が著効

イントにしている．
- 治療はヒスタミン$H_1$受容体拮抗薬が著効する．

### ■ 咽喉頭逆流症

- 咽喉頭逆流症の所見や臨床症状は非特異的である[5]．また咽喉頭逆流症を評価する理想的な診断法はない[5]．
- 喉頭の内視鏡所見として，披裂間粘膜の肥厚（❸），披裂部の発赤・浮腫，声門下浮腫（❸），喉頭肉芽腫などが報告されているが，咽喉頭逆流症の喉頭所見は多様で非特異的であり，所見を認めない場合も少なくない．
- 診断は問診，喉頭所見，24時間pHモニタリングなどで行う．症状と咽喉頭の局所所見が多様で非特異的な咽喉頭逆流症に対しても，PPI（proton pump inhibitor：プロトンポンプ阻害薬）テストは診断と治療を兼ねた，低コストで非侵襲的で簡便な検査である[5]．ただし，PPIテストのピットフォールをふまえておく必要がある[5]．
- 治療は逆流性食道炎の治療に準じてPPIを用いるが，咽喉頭に逆流する胃の内容物のpHをPPIで比較的弱い酸にするだけでは咽喉頭逆流症は改善しにくい．胃腸機能調整薬をPPIと併用することで，胃の排出を促進し，胃のリザーバー機能としての適応性弛緩を促し，胃の内容物の逆流を抑えることができる[5]．

- 実地臨床では，喉頭に慢性炎症をきたす複数の病態が関与している．病態に応じて治療を行うことが大切である．

（佐藤公則）

#### 引用文献

1) 小川佳宏．慢性炎症：生活習慣病や癌などの各種疾患に共通する基盤病態．実験医学 2010；28：1680-7．
2) 斎藤成司．慢性喉頭炎．後藤敏郎ほか編．耳鼻咽喉科学．東京：医学書院；1984．p.765-8．
3) 内藤健晴．喉頭アレルギーと咳嗽（花粉症を含めて）．日薬理誌 2008；131：412-6．
4) 内藤健晴．喉頭アレルギー（laryngeal allergy），慢性咳嗽の診断と治療に関する指針（2005年度版）．東京：前田書店；2006．p.16-21．
5) 佐藤公則．咽喉頭逆流症（LPRD）—診療のピットフォール—．日気食会報 2012；63：156-66．

第4章　炎症・腫瘍と類似疾患

# 咽喉頭逆流症とは？　診断と治療はどのようにすればよいか？

## 咽喉頭逆流症とは

- 咽喉頭逆流症（laryngopharyngeal reflux disease：LPRD）とは，胃食道逆流により胃内容物が食道上部括約機構を越えて，咽頭腔にまで達し（laryngopharyngeal reflux：LPR），主に下咽頭と，下咽頭前方に位置する喉頭に合併症を引き起こしたものをいう．❶に，LPRにより引き起こされうる病態と症状を示す．一部には，歯牙への損傷，副鼻腔炎や中耳炎にも関与するという報告もあるが，わが国においては，その頻度は必ずしも多くはないと思われる．

- 逆流するものは胃内容物（胃液，摂取物，服用薬剤）のみならず，胃内へ逆流した胆汁や消化液の場合もあるが，とくに胃液による酸性の刺激，胆汁によるアルカリ性の刺激が問題となる．

- 嘔吐も，胃食道逆流によるものであるが，嘔吐の場合は，延髄の嘔吐中枢により制御された反射性運動であり，嘔吐の間は声門が強く閉鎖され，呼吸が停止し，気道が防御されていること，また逆流物が勢いよく口腔にまで達する点でまったく異なる現象である．

- 生後3か月くらいまでの乳児では，頻繁に生理的なLPR（溢乳）がみられるが，多くの場合，生後1歳ごろまでには消退し，通常は問題にはならない★1．また，1歳以前では，胃酸や消化酵素の分泌量は成人に比較してはるかに少ない量であり，これらによる食道粘膜，咽頭粘膜への損傷は問題とならない1)．なお，1歳以前に問題となるLPRは，食道や気管の奇形★2，脳性麻痺や脳奇形，頭部外傷などの中枢神経系に障害のある場合に発症することが多い．この場合，前述の理由により，胃酸や消化酵素による食道や咽頭の粘膜障害は起こさないが，逆流物による誤嚥性肺炎，無気肺などの下気道合併症，栄養障害といった重篤な全身状態へと至る．このため，乳児期に逆流防止術とともに胃瘻造設術が行われ，それでも下気道の合併症が制御困難な場合には喉頭気管分離・食道吻合術で代表される誤嚥防止術が必要となる．

胃液による酸性刺激とともに胆汁によるアルカリ性刺激が問題になることもある

★1
たとえば，乳児を頭上に持ち上げ，「タカイタカイ」などすると容易にミルクを吐かれる．

★2
食道ヘルニア，食道狭窄，短食道，気管食道瘻など．

❶ LPRが関与する咽喉頭疾患

| 器質的疾患 | 機能的疾患 |
| --- | --- |
| ・声門後部～下咽頭炎 | ・慢性～遷延性咳嗽 |
| ・咽喉頭異常感症 | ・過緊張性発声 |
| ・喉頭肉芽腫 | ・喉頭痙攣，中枢性無呼吸，SIDS |
| ・声帯白色性病変 | |
| ・声門上／下狭窄 | ・喉頭奇異運動（vocal cord dysfunction） |
| ・声帯結節 | |
| ・ポリープ様声帯 | ・Sandifer症候群（頸部を横に傾けたような異常な頭位をとる） |
| ・喉頭癌・下咽頭癌（？） | |

❷胃食道逆流を誘発しやすい病態

| 消化管の異常 | 食道ヘルニア, 食道切除術後, 胃切除術後, 極端な胃下垂, 糖尿病に伴う自律神経障害による食道蠕動低下, 強皮症による食道壁の硬化性変化など |
|---|---|
| 呼吸器系の異常 | 慢性閉塞性肺疾患, 間質性肺炎など |
| 頭頸部の異常 | 喉頭・気管の奇形, 気管切開後, 反回神経麻痺, 喉頭外傷後など |
| 神経系の異常 | 脳性麻痺, 延髄梗塞, Shy Drager病, パーキンソン病など |
| 食習慣の異常 | 脂肪や糖質の多い食事, 丸呑みもしくはあまり咀嚼を行わない, コーヒーやアルコールなどを多く摂取するなど |
| 生活習慣の異常 | 食事後すぐに臥床する, 夜食, 喫煙, 不規則な生活習慣(夜更かしなど), 肥満, 極端なやせ |
| 薬剤による影響 | カルシウム拮抗薬, テオフィリン, 抗精神病薬など |

## いかにして LPRD が発生するのか？

- 水分・栄養摂取の経路は，呼吸が下気道末端の肺胞に達してから，来た道を逆戻りして咽頭から口腔・鼻腔へ流れ出ていくのとは異なり，同じ経路を逆戻りすることは基本的にはない．胃以下の下部消化管では，幽門括約筋で代表される自律神経により制御された括約機構と蠕動運動により，逆流は強固に防御される．
- 一方，胃から上方には，自律神経によって制御されている逆流防止機構が存在しない．噴門部には横隔膜と胃上方（胃底）の捻れとにより形成された食道下部括約機構があり，食道上部には喉頭の枠組みと頸椎前方による前後からの圧迫と，延髄網様体により制御されている輪状咽頭筋により構成された食道上部括約機構が存在するのみである．すなわち，呼吸運動の中心である横隔膜，頭部を支持する頸椎〜脊柱が逆流防止機構に関与し

> LPRD は呼吸の異常や脊柱の変形，中枢神経系の異常によっても発症し得る

> 食習慣や生活習慣も強く影響する

ていることがわかる[2]．このことから，胃食道逆流は，食道ヘルニアなどの消化管の形態的問題や，胃酸過多や消化管の運動障害などの消化管の機能障害によってのみ発生するのではなく，自律神経機能の異常によるもの，呼吸や脊柱の異常，それらすべての制御に関与する脳幹を中心とした中枢神経系の障害によっても発生しうることが理解される．

- また，摂取した食事の内容と，送り込まれた食事内容を処理しようという自律神経系の恒常状態をかき乱すような生活習慣・食習慣にも大いに影響される[2]．
- そのような視点で❷を眺めると，LPRD の多様な発症様式についての理解が得られるであろう．

## LPRD の診断をいかに行うか？

### 問診

- ❶に示した症状や所見とともに，呑酸[★3]，胸やけがする，ゲップが多い，胃もたれがする，などの逆流性食道炎に典型的な症状がある場合には，その関連を想起しやすいが，患者の多くでは，これらの症状の自覚がないか，記憶にさえないことが多い．そのときには自覚しても，"のど元過ぎれば"，その多くは忘却の彼方にあるのであろう．その割に，LPRD が疑われ，プロトンポンプ阻害薬（PPI）を処方した後に，初診時には胸やけなどしないと言っていたはずなのに，次回の診察時に「お蔭様で胸やけも楽になりました」などと言われることもしばしばある．
- 最も重要なことは，現在ある患者の症状や咽喉頭所見が LPR に関連したも

> ★3
> 苦い味のものが逆流してくるなどの自覚がある．

> 患者の半数以上で胸やけや呑酸，ゲップなどの逆流性食道炎に典型的な症状を訴えない

のであるかどうかを疑うことである.

- 患者に対する問診の仕方には工夫が必要である.患者が「いつも痰が絡んでいるようで辛い」と訴えれば,「痰が絡む割に実際に排出される痰の量は多くないのでは?」「排出した痰の色調は黄色や黄緑色といった感染性のものを疑わせるものではないのでは?」などと,より具体的な内容につき追加質問をする.おそらく患者からは,「実際にはさほどの量は出ないが,出してみても白っぽい痰しか出ない.でも,出ればすっきりする」などという返答が得られることが多い.また,咳嗽が多いと言う症状の場合にも,「咳嗽の割には余り痰が排出されないのでは?」などと追加質問する.なお,乾性咳嗽は,LPRD に伴う症状として比較的多い症状である.
- 症状が起こる時間帯も,胃酸・消化酵素の分泌は食事摂取後ごとに起こるので,朝食後よりも昼食後,夕方〜夕食後頃に症状が強くなることが多い.したがって,症状が午前より午後に強くなるかどうかを聴取することも参考になる.それとともに,一日の食事摂取の時間帯や起床・就寝の時間帯など,自律神経系の活動の基礎となる一日のリズム,そして実際に摂取しているものの内容や嗜好(コーヒーや飲酒,喫煙など)についても問診を行う(❸).便秘も,消化管運動不全を考慮すると重要な問診事項である★4.
- 逆流物を中和する作用をもつ唾液の分泌が減少する Sjögren 症候群や,食道粘膜が硬化する強皮症,消化管運動不全を合併する延髄梗塞やパーキンソン病では高率に LPRD を合併するので,問診の際には既往疾患についても注意する必要がある.
- 胃食道逆流や食道炎を誘発しやすい薬剤もあるので,内服薬についても問診を行う必要がある(❸)4).また,胃切除後(とくに幽門側切除例,胃全摘例),食道癌術後では,胃液はもちろん,高率に胆汁による LPR が合併するので注意が必要である.*Helicobacter pylori* の除菌後に,萎縮性胃炎の改善に伴い胃食道逆流を発症することもあり,これについての問診も必要である.

## ■ 咽喉頭所見

- 食道上部括約機構の直上にある披裂部〜披裂間部粘膜の発赤・腫脹,仮声帯の披裂部に近い粘膜の血管拡張像などの炎症所見を認めることが多い(❹)4).有意な発赤かどうか迷うときには,声門下の気道粘膜の色調と比較すると判

❸ 胃食道逆流もしくは食道粘膜刺激を呈する代表的な食品と薬剤

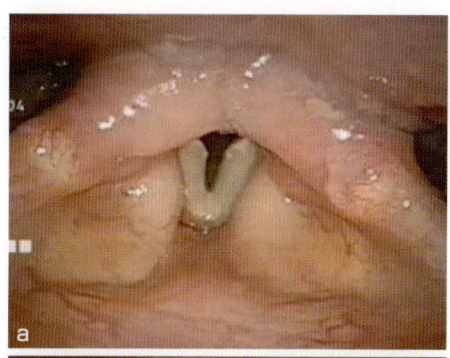

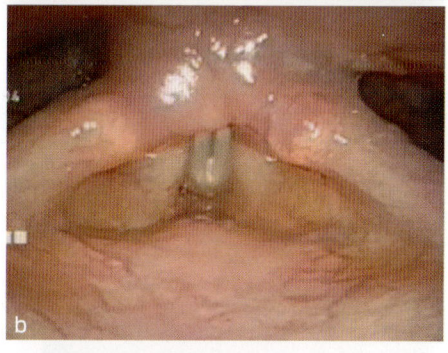

| 食品 | 食品:脂肪,チョコレート,タマネギ,トマト,柑橘類,香辛料など |
| | 嗜好:炭酸飲料,紅茶,コーヒー,アルコール,喫煙など |
| 薬剤 | テオフィリン(気管支拡張薬),カルシウム拮抗薬(降圧薬),ベンゾジアゼピン系薬(抗不安薬),ハロペリドールなどの抗精神病薬,アレンドロン酸(骨粗鬆症薬),アスピリン,ピルなど |

❹ 典型的な LPRD の所見(63 歳,女性.LPR による咽喉頭異常感症)
a:吸気時,b:発声時.
披裂部〜披裂間部粘膜の強い発赤・腫脹を認め,嚥下障害や通過障害がないにもかかわらず,下咽頭梨状陥凹には分泌物の残留を認める.声帯も軽度浮腫状であり,発声時に声帯辺縁に泡沫状の分泌物を認める.また,仮声帯の披裂部に近い粘膜の血管拡張像も指摘される.

★4
さまざまな問診票の有用性も報告されているが3),必ずしも LPRD 全体を網羅しうるものではないことに留意する.

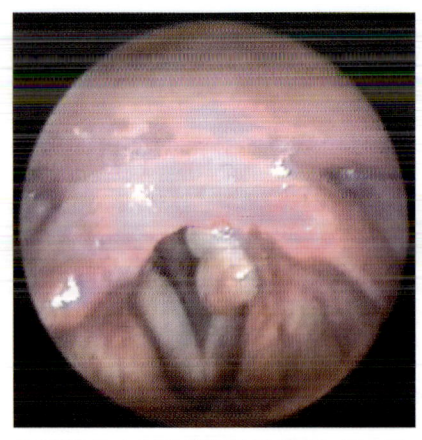

**❺ LPRによる左側喉頭肉芽腫（40歳，男性）**

左側披裂軟骨声帯突起付近に2房状の肉芽腫を認める．右側披裂軟骨声帯突起は茶褐色の色調の変化を認め，ここが左側の2房状のくぼんだ部分に嵌り込む，いわゆる"hammer and anvil type"の形態を呈している．上部消化管内視鏡検査で，Los-Angels分類grade Aの逆流性食道炎が指摘された．高用量のPPIや消化管運動改善薬などの投与でも改善せず，2年以上かかって，生活習慣，食習慣を改善したことにより，ようやく消失した．その後，内服も不要となった．

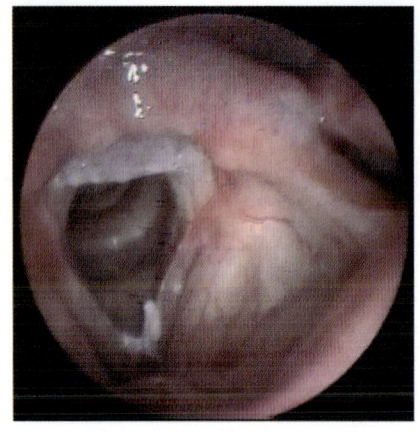

**❻ LPRが関与した声帯の白色性病変（72歳，男性）**

左側声帯〜前交連部の白色性病変．披裂部〜披裂間部粘膜の発赤，後交連部分の瘢痕状肥厚，仮声帯の披裂部近くの粘膜の血管拡張像を認める．9年前から，数回の生検が行われるも短期間で再発を繰り返していた．なお，30年前に禁煙をしている．PPIを中心とした薬物治療を行い，徐々に軽快するも，完全消失には約2年を要した．その後，PPIを終了したところ，再燃したが，同薬を再処方したところ，消失した．その後も，PPIを内服中である．

別しやすい．LPRD症例では，声門下粘膜の色調がほぼ正常にもかかわらず，上記部分の粘膜の発赤の強いことがわかる．また，嚥下障害や通過障害を起こす基礎疾病がないにもかかわらず，また高齢者でもないにもかかわらず，上記の所見とともに下咽頭梨状陥凹に分泌物の残留を認める場合にもLPRDが強く疑われる（❹）．

- また，披裂間部の声門側にあたる後交連の粘膜が敷石状に肥厚して観察される所見（interarytenoid bar）もしばしば認められる．披裂軟骨声帯突起付近に発生する喉頭肉芽腫は，LPRと咽喉頭疾患との関連が初めて証明，報告された歴史的な意味のある所見である（❺）[5]．気管内挿管歴のない症例で，上記の下咽頭粘膜所見を伴う場合にはその可能性が高い★5．

- 声帯粘膜の炎症所見，炎症所見を伴う結節性病変，白色性病変，ポリープ様声帯もLPRと関連のある場合があるが，それ単独の発生ではなく，やはり上記の下咽頭粘膜所見を伴っている場合にLPRとの関連を疑う．LPRの関与する声帯結節の場合は，保母や幼稚園教師などにしばしば認められる音声酷使によるものと異なり，ストロボスコピーによる観察で結節周囲の粘膜波動が大きく，聴覚印象上も粗糙性の成分が混在していることが多い．

- 声帯の白色性病変も上記の披裂部〜披裂間部粘膜を中心とした所見を認め，ストロボスコピーによる観察で白色性病変周囲の粘膜波動が保たれているか増大している場合には，浸潤性病変ではなく，LPRが関連した白色性病変であると考えるべき所見である（❻）．ただし，PPIなどにより白色性病変が消失するには，1年以上の長期にわたることがあり，経過観察中に診断に迷うこともある．かといって，むやみに生検をすれば，音声の劣化を招いてしまうこととなる．その場合，やはりストロボスコピーによる経過観察を丹念に行うことが重要である．

- ポリープ様声帯は，基本的に喫煙が原因であり，ニコチンの作用により食道下部括約部圧が低下，また食道クリアランスも低下するので，胃食道逆流の発症リスクが高まる．このため，ポリープ様声帯にLPRを合併し，さらにLPRがその増悪要因となっている場合も多い．なお，音声外科手術後にLPRによる声帯粘膜損傷が起こると創傷治癒が遅延するので，LPRDの合併が疑われる症例では積極的にLPRに対する治療を併用したほうがよいと考えられる[4]．

- 声門や声門下の狭窄性病変の直接的原因，もしくは悪化要因として，LPRの関与が指摘されている[6,7]．狭窄に対する手術

を行っても，LPR に対する治療を併用して行わないと再狭窄を起こしうることが報告されている[6,7]．したがって，声門狭窄や声門下狭窄の患者を治療する場合には，LPRD が合併したものとして対応したほうがよいと考えられる★6．
- 小児の場合は，胃食道逆流の影響は成人よりも強く発現し，肉芽腫も多発性であり，声門下狭窄への進展も急速である．さらには，致死的な喉頭痙攣や乳幼児突発性緊急事態や乳児突然死症候群（sudden infant death syndrome：SIDS）へと至ることもある[10]★7．

### ■ 触診などによる診察と臨床的観察

- 咽喉頭内視鏡の先端にて発赤・腫脹を認める披裂部や披裂間部粘膜を触診し，違和感を訴える部位と一致している場合には，LPR による咽喉頭異常感症である可能性が高い．また，外表からの触診で，頸部気管左方を頸椎方向へ圧迫すると頸部食道を触診できるが，LPRD 症例では，同部の違和感を訴えることが多い．腹部の聴診，腹部の打診は下部消化管の運動性を理解するために重要である．また，胃排泄能や胃運動性が不良の患者では，上腹部正中に胃の膨隆を直に触診できることもある．
- 胃および下部消化管運動不全がある場合には，横隔膜呼吸を無意識に抑制するために吸気の補助筋である舌骨下筋群を中心とした前頸部筋群の筋緊張性が亢進するが，さらに，舌骨下筋群と拮抗する舌骨上筋群，閉口筋群の筋緊張性が高まり，機能性音声障害の様相を呈することもある[11]．
- 小児例では，咳払いや唾液を何度も反復して嚥下する，頸部や体幹を後方に強く伸展する，などの行動異常を示すことがある．前者ではチックと誤診されたり，後者では，てんかん発作と誤認され，抗てんかん薬が増量されていることもあり，注意が必要である[10]．

### ■ 胃食道逆流についての検査

- 胃食道逆流についての検査は，耳鼻咽喉科医師が直接行うことは少ないと思われるが，LPR を証明するため，もしくは LPR が疑われながらも通常の薬物治療などにて効果が示されない場合，その他の疾患の除外が必要な場合，さらに診断とともに現在行っている治療内容が適切かを再検討するうえでも重要である．

### 上部消化管内視鏡検査

- 逆流性食道炎の有無とその程度，食道ヘルニアの有無とともに，胃粘膜の状態，胆汁逆流の有無などを確認する．また，逆流性食道炎による Barrett 上皮や食道狭窄の有無の確認も重要である．
- LPRD の患者の半数以上で上部消化管内視鏡にて有意な所見が得られないとの報告もある[4]．また，逆流性食道炎の程度と LPRD の発症率との相関も示されていない★8．

---

★5 ただし，LPR による喉頭肉芽腫が疑われ，PPI などによる治療を行っても，不変の場合には他の腫瘍性疾患の可能性についても必ず考慮が必要である．

声門狭窄や声門下狭窄では必ず LPRD の合併を考慮して治療を行う

★6 また，声門下の狭窄性病変にまで進行しないものの，LPR により，声帯下面〜声門下粘膜の腫脹による pseudosulcus とよばれる所見を呈することも報告されている[4,8]．

★7 小児例では詳細な検査を行うことが難しいので，問診とともに咽喉頭所見による診断がより一層，重要となる．

小児ではチックやてんかん発作と誤認される場合があり注意が必要

★8 すなわち，上部消化管内視鏡検査で逆流性食道炎があると診断されれば LPRD を併発している可能性は高いが，陰性であっても必ずしも否定はできないということになる．

●また，喉頭痙攣や喉頭奇異運動により呼吸困難を呈する患者では，上部消化管内視鏡検査がその発作の誘因となり，施行自体が難しい場合がある．小児では鎮静下に行う必要がある．

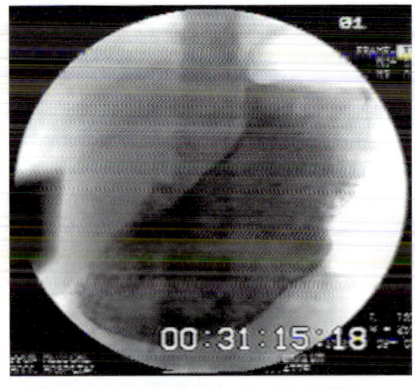

### 上部消化管透視検査

●上部消化管透視検査（食道～胃造影）は，耳鼻咽喉科医が頸部食道造影や嚥下透視を行うことから，耳鼻咽喉科医にとっては比較的なじみのある検査である．ただし，静止画の写真をみても判断が難しく，VTR 記録するか，動画像にして観察したほうが得られる情報が多い．

●LPR の現象を直接観察できることは少ないが，下部食道壁の弛緩，蠕動運動の異常[*9]，食道ヘルニアの有無，逆流現象[*10]の確認とともに，胃内へ送り込まれた造影剤が十二指腸へ排泄される（胃排泄能）までの観察を行う．検査前に，コップ1杯分の水分を飲んでから行ったほうが，異常が検出しやすくなるという報告もある[4]．逆流が気管分岐部の高さにまで及んだ場合には LPRD の可能性が高いとされている．

●食道内の観察後，胃内の観察も行うが，胃壁が弛緩して運動性が乏しい場合や，骨盤内に懸垂するほどに高度な胃下垂を呈している場合などでは，胃排泄能が不良である（❼）．また，高度なやせを伴う LPRD 症例では，脊柱や腹部大動脈を境に造影剤が胃の幽門側になかなか移動しないことが観察される[*11]．

●胃排泄能が不良である場合には，PPI を使用しても十二指腸以下への移行が遅れ，胃内で失活してしまうため効果の発現が低下してしまうことがあるので胃排泄能の評価は重要である．

### 24 時間 pH モニタリング

●24 時間 pH モニタリングでは，胃食道逆流現象をより客観的にとらえることができる．とくに，下部食道のみでなく頸部食道レベルにも pH モニタリングプローブを留置する方法では，LPR をより客観的に評価することができる[4,12]．

●最近では，さらに上部食道括約部より 2 cm 上方，すなわち下咽頭レベルに pH モニタリングプローブを留置して測定を行う方法もある．しかし，これらの検査をもってしても，臨床的に強く LPRD が疑われる症例であるのに，陽性率が必ずしも高くないことが報告されている．また，検査自体の患者へ与える苦痛は，他の検査法に比較して高いことが難点である．

●また，上部消化管内視鏡検査とともに喉頭痙攣や喉頭奇異運動による呼吸困難を呈する症例や，小児例ではその施行は難しい．

❼ 上部消化管透視検査（5歳，男児）
高調性の吸気性喘鳴を伴う呼吸困難発作を繰り返していた．ほとんど咀嚼を行わない丸呑みに近い食習慣であり，食後は上腹部正中に胃の膨満を触知した．脂質の多いものや肉類を摂取すると，また，冷たい飲料を飲み過ぎると発作が誘発された．また，普段からゲップや吃逆も多かった．上部消化管透視検査で食道蠕動の低下とともに高度の胃下垂，胃壁の弛緩，胃運動性および胃排泄能の低下を認めた．咽喉頭内視鏡で，披裂部～披裂間部，仮声帯，喉頭蓋喉頭面の粘膜の発赤・腫脹を認めた．LPR により惹起された喉頭痙攣と診断された．上部消化管透視検査は，上部消化管全体の運動性を観察することができ，とくに呼吸困難発作を伴う症例，小児例では有用である．

[*9] 蠕動運動の低下，逆蠕動，同期性収縮波など．

[*10] 食道内逆流，胃食道逆流．

[*11] このような場合には，食道には何の痕跡も残さないままに一気に，かつ激しい LPR を呈する原因となるので注意が必要である．したがって，少なくとも十二指腸まで造影剤の行方を観察することが重要である．

## 食道内圧検査

- 食道内圧検査は，食道壁の緊張状態，蠕動運動の状態，下部食道括約部圧（lower esophageal sphincter：LES圧）の状態を観察するのに有用である．とくに，最近市販されている多チャンネル型食道内圧測定プローブによる観察は逆流現象をリアルタイムにとらえることができるので有用である．
- 本検査も施行には苦痛が伴うため，すべての症例に行うことは難しい．

## $^{13}$C 呼気試験法による胃排泄能試験

- $^{13}$C 標識化合物を服用させ，呼気へ排泄される量を測定するものである．胃排泄能の遅延がある場合には，呼気中の$^{13}$C の排泄率が不良となる[10]．上部消化管透視検査で得られた胃排泄能不良を数値で表現できる利点がある．
- 気管切開のある患者では測定できないという欠点がある．

## インピーダンス試験

- pHモニタリングプローブに多チャンネルの電気抵抗測定プローブを併設することで[★12]，酸性以外の逆流，弱酸性の逆流現象をとらえることができる[12]．

## 頸部側面単純X線写真

- とくに小児例において，頸部側面単純X線像にて頸部食道壁の腫脹が観察されうる（❽）[10]．小児例では意義が高いのみならず，成人例でも観察されうる．
- 安価であり，特別な検査機器を必要としないことから簡易検査として有用である．

## ■ 薬物投与による治療的診断

- 強力な胃酸分泌抑制薬であるプロトンポンプ阻害薬（PPI）を使用することで，症状もしくは所見の改善が得られるならば，LPRDであったと考える（PPIテスト）[4]．しかし，LPRD症例では，逆流性食道炎症例で保険適用となる8週間の投与期間[★13]を超えて，長期間の投与が必要なことが多い．一般に，LPRDに対するPPIテストは，3か月以上の経過観察をすることが推奨されている[10]．
- 症状の改善と，咽喉頭所見の改善が一致しない場合もある．症状よりも咽

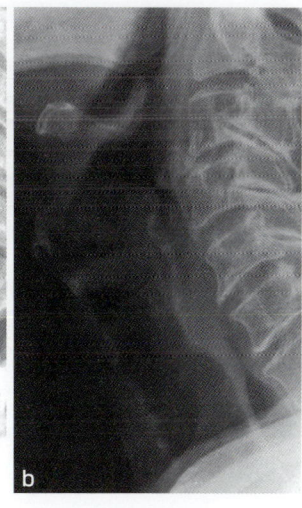

❽ 頸部単純X線側面像
a：LPRにより咽喉頭異常感を訴え執拗な咳払いを認めた6歳，女児．
b：LPRにより反復する喉頭痙攣を呈した78歳，男性．
胃酸の逆流により頸部食道粘膜の腫脹が起こったことに起因する像と考えられている．小児例では高率に観察され，診断的価値が高いが，成人例でも観察されうる．

★12
pH・インピーダンスモニタリング法．

PPIテストを行って陽性でないからLPRDとは言えない

★13
その後は，半量での維持量となる．

喉頭所見のほうがやや先行して改善する場合もあるので，必ず症状とともに咽喉頭所見がどのように変化したのかを確認する必要がある[13]．

- 明らかにLPRDと思われても，PPIが有効でない場合がある．この場合，同じPPIでもオメプラゾールやランソプラゾールでは，これらを分解する肝チトクローム系代謝酵素であるCYP2C19の遺伝子多型によって通常よりも早く代謝されてしまうために効果が半減する場合と，胃排泄能が不良であるために小腸で吸収されるべきPPIが胃内で失活してしまい効果が減弱している場合とが考えられる[12]．前者では，肝代謝を受けにくい代謝経路を有するラベプラゾールやエソメプラゾールに変更する．後者では，OD錠のPPIにするとともに消化管蠕動改善薬★14を追加処方する．
- PPIは夜間の胃酸分泌抑制効果がやや劣るために，日中に加え，夜間の胃酸分泌が問題となっている場合には，$H_2$ブロッカーを併用する必要のある場合がある★15．さらに，空腹時の腸蠕動異常が問題となっている場合★16には，モチリン作用を有するエリスロマイシンを追加投与する必要のある場合もある．
- 胆汁の逆流がある場合には，カモスタットメシル塩酸を使用する★17．

## LPRDの治療を行うにあたって

- 上記のように，上部消化管内視鏡検査にて逆流性食道炎が，24時間pHモニタリングや上部消化管透視検査などで胃食道逆流現象が確認されれば，LPRDである可能性が高いと考えられるが，LPRDにおけるこれらの検査の陽性率は必ずしも高くない．現在のところ，患者の訴えが，得られた咽喉頭所見とともに，LPRに関連したものであるか，LPRの関与で説明できるのかを考えることが，LPRDに対する重要な診断の糸口となる．
- また，PPIなどの薬剤処方による治療的診断を行う場合には，症状や所見がどのように変化したのかをよく観察することが重要であるが，処方する薬剤の特徴と，患者ごとのLPRDの病態の特徴を推察し，理解する努力を継続する必要がある．
- LPRDが疑われながらも，消化器科医師に検査を依頼して有意な異常が得られない場合には，確定診断に悩むときがあることは確かである．もちろん，他の疾患の可能性も考慮するが，検査が陽性を示さない理由と，現在行っているLPRDの治療方法につき再検討する必要もある．
- 生活習慣や食習慣，職場環境によってLPRの増悪が起こっている場合には，その指導によりようやく改善が得られることもある．とくに，長期的経過を考えた場合，生活指導や食習慣に対する指導を，医療者側が一方的に押しつけるのではなく，患者の生活・食習慣，生活背景をよく調査したうえで，"患者の自覚"を待って粘り強く行うことが重要である．決して，薬剤が有効でないからといってLPRDでないと決めつけることはできず，また，薬剤が有効であるからといって，食生活や生活指導を行わないままに，漫

---

★14
モサプリドクエン酸塩水和物，トリメブチンマレイン塩酸，六君子湯など．

★15
本邦ではPPIと$H_2$ブロッカーの併用は保険適応外である．

★16
深夜2〜3時ごろに，突然の激しい咳嗽発作や，喉頭痙攣による呼吸困難発作を呈することが多い．

★17
胆汁逆流の診断は，逆流物もしくは咽頭へ残留した泡沫状の液体をテステープを用いて調べると，アルカリ性を示すことでも簡易的に行うことができる．

然と薬剤投与のみ続けるというのも，正しい治療とはいえない．
- LPRDは患者の訴えに対して真摯に耳を傾け，その発症と病態生理を理解することから始め，患者に寄り添いつつ歩まなければ真に意義のある治療へと導けない．エビデンス重視の現代医学にあって，示唆に富む，意義深い疾患でもあるともいえる．

(三枝英人)

### 引用文献

1) 三枝英人．小児における胃食道逆流症による耳鼻咽喉科的疾患—その成長形態学的考察—．小児科 2005；46：1505-14.
2) 三枝英人．胃液逆流に関連する解剖—その発生解剖学的背景について—．JOHNS 2004；20：931-6.
3) Kusano M, et al. Development and evaluation of FSSG : Frequency scale for the symptoms of GERD. J Gastroenterol 2004；39：888-91.
4) Sataloff RT, et al. 三枝英人ほか訳．GERD（胃食道逆流症）による喉頭炎とその周辺．東京：インテルナ出版；2004.
5) Cherry J, Marguiles SI. Contact ulcer of the larynx. Laryngoscope 1968；78：1937-40.
6) Little FB, et al. Effect of gastric acid on the pathogenesis of subglottic stenosis. Ann Otol Laryngol 1985；94：516-9.
7) 小町太郎ほか．声門下狭窄と胃食道逆流の関与について：PPIを中心としたGERDの治療を併用した声門下狭窄の治療成績．日気食会報 2007；58：38-50.
8) Oridate N, et al. The prevalence of laryngeal pseudosulcus among Japanese patients with laryngopharyngeal reflux related symptoms. ANL 2005；32：39-42.
9) 三枝英人ほか．小児の胃食道逆流症（GERD）に伴う喉頭病変について：小児におけるプロトンポンプ阻害剤（PPI）による診断的治療の有用性．日耳鼻 2001；104：1025-33.
10) 三枝英人．胃食道逆流による咽喉頭所見と症状．日重障誌 2009；34：37-46.
11) 河村　修．咽喉頭異常感症．診断と治療 2012；100：1657-63.
12) 愛野威一郎ほか．慢性乾性咳嗽とその喉頭所見について．日気食会報 2004；55：305-11.
13) 小町太郎ほか．診断・治療に難渋した慢性咳嗽の1例．呼吸と循環 2009；57：531-5.

# 咽喉頭逆流症に関する最近の話題
## ——喉頭粘膜上皮におけるペプシンの役割

　胃内容物が食道内を逆流して咽頭・喉頭にまで達する病態を「咽喉頭逆流」とし，胃内容物が逆流することにより（どこまで逆流が到達するかにかかわらず）咽頭・喉頭に自覚症状を起こす病態を「咽喉頭逆流症」とする考えが容認されるとすれば，「咽喉頭逆流」による直接障害と胃内容物が咽喉頭に到達しない「胃食道逆流」による間接障害（いわゆる反射説）のどちらの機序によっても「咽喉頭逆流症」は生じうる理屈となる．

　厄介なことに，この2つの機序によって起きる症状は，現実にはまったく区別することができない．従来の検査法では検出できない微量の「咽喉頭逆流」が起きているとすれば，その逆流による障害は直接障害なのか間接障害とされるべきなのか，厳密には区別しがたいのかもしれない．

　胃内容物の主成分は胃酸，ペプシン，胆汁酸であるが，そのうちペプシンが喉頭粘膜上皮細胞内に検出され，何らかの機序で細胞に影響を与えうるとの研究が近年報告されているので，ここで紹介したい．

### 喉頭粘膜上皮におけるペプシンの検出

　Jiangらは，24時間多チャンネル食道内インピーダンス・pHモニタリング検査にて診断した酸逆流「咽喉頭逆流症」7例，非酸逆流「咽喉頭逆流症」8例と，性別・年齢を一致させた正常対照群21例の披裂軟骨間粘膜から生検検体を採取し，ペプシンの免疫組織化学的検出を行った[1]．

　酸逆流「咽喉頭逆流症」では7例中6例，非酸逆流「咽喉頭逆流症」では8例中6例で中〜強陽性に細胞内ペプシンが検出された．正常対照群では21例中3例で中陽性が認められたのみで，「咽喉頭逆流症」群とのあいだに細胞内ペプシンの染色強度に有意差が認められた．

　ペプシンはpH 2.0で最大活性を示し，pH 6.5以上では不活化されるが，pH 8.0までは安定している[2]．喉頭粘膜表面の平均pHは6.8だが，ペプシンはpH 7.0，37℃にて24時間以上安定であることも示されている．喉頭粘膜表面ではペプシンは活性をもたないが，pHが低下すると再び活性が回復しうる状態で残存しているものと考えられる．

### ペプシンによる喉頭粘膜上皮細胞の増殖促進

　さらにJohnstonらは，初代培養の喉頭上皮細胞をpH 7.0，37℃の条件で0.1 mg/mLのペプシンにて1時間処理すると，S期細胞が増加し，細胞増殖が促進されることを示している[3]．前述のように，ペプシンはpH 7.0では活性を示さないが，細胞内のpHの低い分画に取り込まれて，活性を回復する可能性も否定はできない．

　喉頭癌発症と胃食道逆流症の関連についての症例対照研究[4]や酸抑制治療が喉頭癌の再発率を減少させるとの臨床研究[5]もある．

　胃食道逆流症診断のゴールドスタンダードとされる24時間pHモニタリング検査は酸逆流の空間的・時間的分布を測定する検査であるが，本検査の伝統的な陽性基準（下部食道におけるpH 4.0以下が測定時間の4％以上）を満たさないような弱酸・中性の逆流や微量の逆流であっても，ペプシンが喉頭粘膜上皮に到達し粘膜障害をきたす可能性について，今後も注目していく必要がありそうだ．

（折舘伸彦，溝口兼司）

**引用文献**

1) Jiang A, et al. Immunohistochemical detection of pepsin in laryngeal mucosa for diagnosing laryngopharyngeal reflux. Laryngoscope 2011；121：1426-30.
2) Johnston N, et al. Activity/stability of human pepsin：Implications for reflux attributed laryngeal disease. Laryngoscope 2007；117：1036-9.
3) Johnston N, et al. Pepsin promotes proliferation of laryngeal and pharyngeal epithelial cells. Laryngoscope 2012；122：1317-25.
4) Vaezi MF, et al. Laryngeal cancer and gastroesophageal reflux disease：A case-control study. Am J Med 2006；119：768-76.
5) Qadeer MA, et al. Does acid suppressive therapy reduce the risk of laryngeal cancer recurrence? Laryngoscope 2005；115：1877-81.

第4章　炎症・腫瘍と類似疾患

# 声帯ポリープに対してはどのように治療すべきか？

## 声帯ポリープとは

- 声帯にできる非腫瘍性の隆起性病変の代表として声帯ポリープがある．カラオケなどによる声の濫用や一過性の大声などにより，声帯粘膜の血管が破綻して粘膜下出血をきたすことが主因となる．
- この疾患の治療については，外来で保存的治療を行うのがよいのか，入院のうえ手術を行うのがよいのか，判断に苦慮する場合が多い．保存的治療では期待するほどの効果を得られないことが多く，一方で入院手術に対する煩わしさや全身麻酔に対する戸惑いなども，手術に対する抵抗を大きくする要因の一つである．局所麻酔下の手術はこれらの不安が少ない分，確実性に劣るのも事実である．
- 本項では声帯ポリープの診断とその治療方法について紹介し，的確な手術適応の決定について解説したい．

## 声帯ポリープの診断

- 診断のポイントは，①背景を知ること，②声を聴くこと，③声帯を診ること，④機能を調べること，の4点である．

### ■ 背景を知る

- 一般的な現病歴や既往歴のほかに，職業や趣味などの音声酷使の有無など，声帯や喉頭の環境面について知ることが必要となる．
- 音声改善を希望する患者の要求は職業や生活環境，趣味で著しく異なり，それぞれに適した治療方針を決定することが重要である★1．

### ■ 声を聴く

- どのような嗄声かは日本音声言語医学会の指針によるGRBAS尺度[1]によって評価を行う．
- 嗄声のほかに，声が高くなったのか，低くなったのかも重要なポイントとなる．声帯ポリープの場合，高音の発声障害をきたして声が低くなることが多い．

患者のニーズに沿って治療方針を決定

★1
職業歌手やアナウンサー，教師など職業における音声の必要性や，コーラスやカラオケなど趣味や生活における音声の必要性など患者側の要因により，適応となる治療方針が異なる．

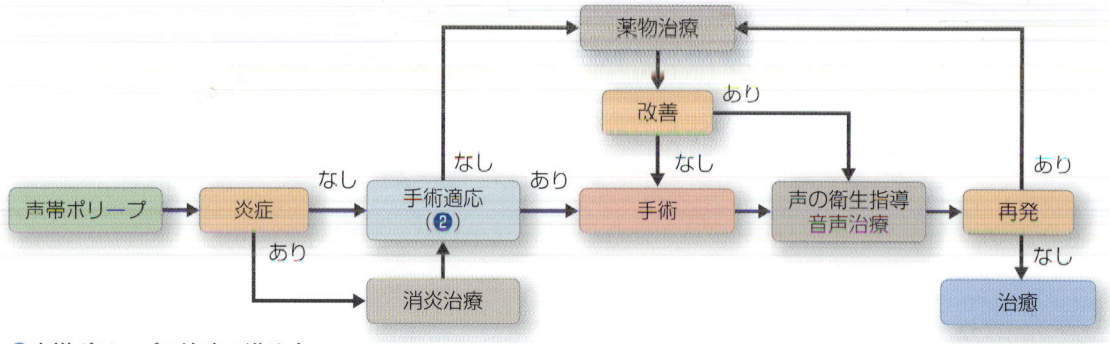

❶声帯ポリープの治療の進め方

## 声帯を診る

- 硬性喉頭鏡，電子内視鏡などの軟性喉頭鏡を用いて，声帯の静的状態の観察を行う．
- ポリープの大きさや色調などをよく観察し，対側の声帯も注意深く観察をすることが重要である．
- ストロボスコープによる声帯の動的状態の観察も有用である．

対側の声帯も注意深く観察する

## 機能を調べる

- 発声機能検査装置などの特別な検査機器がなくても，最長持続発声時間（maximum phonation time：MPT)[1]の測定は発声機能の一部を評価できる簡便な方法である．

# 声帯ポリープの治療 ❶

- 声帯ポリープの治療の原則は手術であるが，薬物治療や音声治療を含めて集学的に治療することが重要である．

## 薬物治療

- 抗生物質，消炎薬，ステロイドを内服や点滴，ネブライザーなどによって投与し，炎症や浮腫を改善する．
- 声帯ポリープに対してはあくまでも補助的治療にほかならない．
- 患者に職業性があり，コンサートの直前など緊急に音声の改善が不可欠な場合は，経口あるいは点滴でのステロイドの投与が有効である．
- 吸入ステロイド[★2]が有効な場合もあるが，副作用として嗄声の可能性があり注意を要する．

★2
ドライパウダー製剤（パルミコート®，フルタイドディスカス®）に比べ，エアゾール製剤（キュバール®，フルタイドエアー®）のほうがステロイドの喉頭残存率が低く，副作用の出現が抑えられる可能性が高い．

★3
就寝前の食事は夜間睡眠時の胃酸逆流を誘発し，咽喉頭の炎症を引き起こす危険性がある（咽喉頭逆流症）．

▶声の衛生指導の患者説明例については，p.252参照．

## 声の衛生指導

- 音声の過激な使用を避けることや室内の湿度に気をつけて喉の乾燥に注意をすること，喫煙を控えること，飲酒や就寝前の食事の制限[★3]などの指導を行う．

❷声帯ポリープの手術の適応

I. 白板症など悪性を思わせる病変を伴う場合は，病理組織診断のため絶対的適応である．
II. 手術の時期は患者の必要性によるが，早期に手術適応となる場合
  1）経過が長く，陳旧性で硬いポリープ．
  2）嗄声が強く，社会生活上やコミュニケーションでの問題がある．
  3）患者の職業性が高く，早期の治療完了が必要．
  4）乳頭腫，結核，血管腫など，他の疾患との鑑別が必要．
III. しばらく経過を観察してもよい場合
  1）ポリープが微小で柔らかく，声帯粘膜波動にて閉鎖期が保たれている．
  2）嗄声が軽度で，日常生活に影響がない．
  3）嗄声があっても，歌の種類など場合によっては強い障害にならない．

## ■ 音声治療

- 手術後に再発防止を目的とした声の衛生指導を行うことはきわめて重要であり[2]，誤った発声法に対しては音声治療★4にて改善を図る．
- 種々の方法を症例に応じて用いることが重要だが，原則は発声時の声帯緊張と呼吸のバランスを改善することである．

## ■ 手術治療

- 全身麻酔下の喉頭微細手術（laryngomicrosurgery）[3]が一般的である．
- 喉頭微細手術は，①一般的な耳鼻咽喉科手術として確立しており，②全身麻酔により声帯を静止した状態で，③顕微鏡を用いて声帯を拡大して観察することができるため，より安全に正確な手術操作が可能で，失敗がきわめて少ない術式である．
- 最近では，ビデオラリンゴシステムを用いた術式[4]や，局所麻酔下に軟性喉頭内視鏡を用いた術式[5]も行われている．

## 手術適応について

- 声帯ポリープはそのほとんどが手術の適応となるが，それには医学的な面はもちろんのこと，社会的な面，すなわち患者のもつ職業的な環境も考慮に入れる必要がある（❷）．
- 以下に具体的な症例を呈示し，手術適応について解説する．

## ■ 赤いポリープ（❸）

- 一般的にポリープが赤くて血腫の様相を呈し，経過の短い場合は出血初期と考え，保存的治療を第一選択とする．

## ■ 血管拡張を伴う赤いポリープ（❹）

- 経過の比較的長い赤いポリープは，血管拡張を伴うことが多い．この場合は外科的にポリープを切除し，血管をレーザーなどを用いて焼灼するとよい．

手術後の声の衛生指導がきわめて重要

★4
発声時の呼吸方法に重点をおく方法（アクセント法）や発声に関する筋の弛緩を目的とする方法（あくび・ため息法など）などがある．

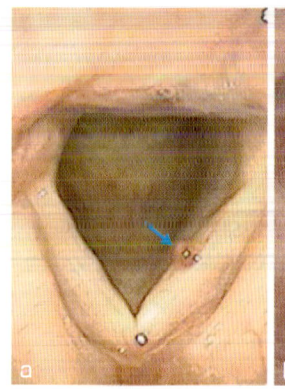

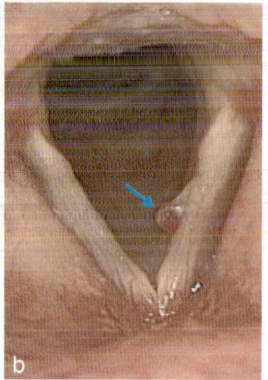

❸ 発症初期の赤いポリープ

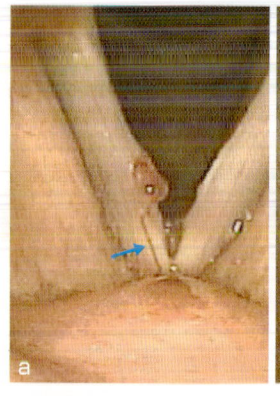

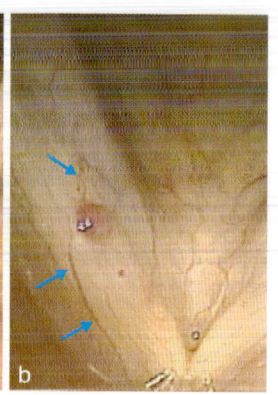

❹ 血管拡張（→）を伴うポリープ

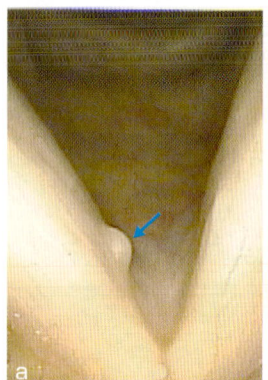

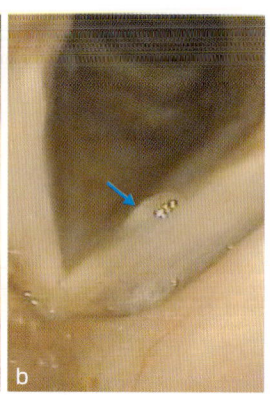

❺ 白いポリープ
a：経過の長い，やや硬いポリープ．
b：浮腫状のポリープ．

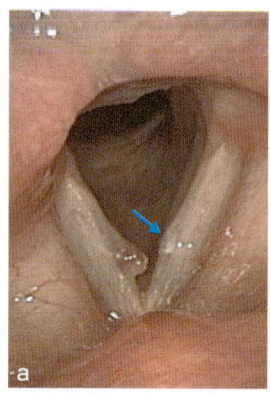

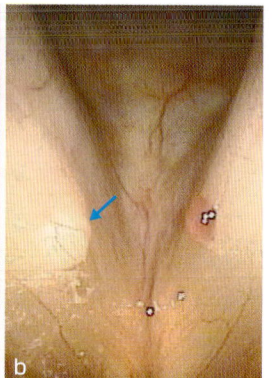

❻ 対側声帯に病変を認めるポリープ
a：ポリープの対側に結節を認める．
b：ポリープの対側に嚢胞を認める．

### ■ 白いポリープ（❺）
- ポリープが赤くない場合は経過が長くなっていることが多く，手術の良い適応となる．

### ■ 対側声帯に病変を認めるポリープ（❻）
- ポリープの対側の声帯を注意深く観察すると，結節などの病変を認めることも少なくない．手術により対側の病変とともに切除する必要がある場合

#### Column　術後の音声安静期間について

　術後の音声の安静期間については種々の見解があるが，一般的に3〜7日の絶対沈黙を行う．心理的，生理的な負担を避けるため，絶対沈黙は1週間を超えないほうが望ましく，その後の通常の日常会話は問題ない．職業的な音声はその使用状況により期間が異なる．教師，保育士などは約1か月間の休職を必要とする．職業歌手の場合は1か月間の歌唱を禁止し，その後のストロボスコピーで正常な粘膜波動を確認できるようになれば，段階的に発声訓練から公演へと許可する．職業的な音声を開始した際は，その後も必ず再診を指導する．

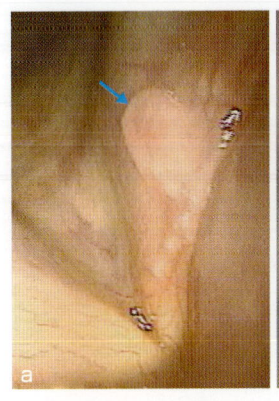

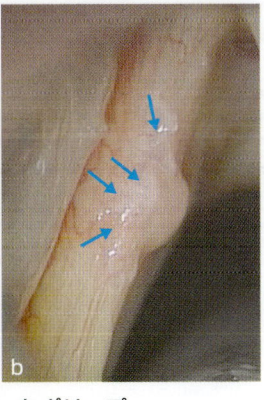

❼病理組織診断が重要であったポリープ
a：ファイバースコープでは硬いポリープのようにみえる．
b：顕微鏡下手術でポリープ基部に悪性を思わせる所見を認め，病理組織診断にて扁平上皮癌と診断された．

❽職業的歌手のポリープ（男性声楽家）
歌唱時の障害が著明で喉頭微細手術の適応となった．
a：吸気時．比較的軟らかいポリープを認める．
b：発声時（話声位）．良好な声門閉鎖を認める．日常会話に支障をきたさない．
c：発声時（低音）．比較的良好な声門閉鎖を認める．
d：発声時（高音）．ポリープにより声門閉鎖が妨げられるため，歌唱時に支障をきたす．

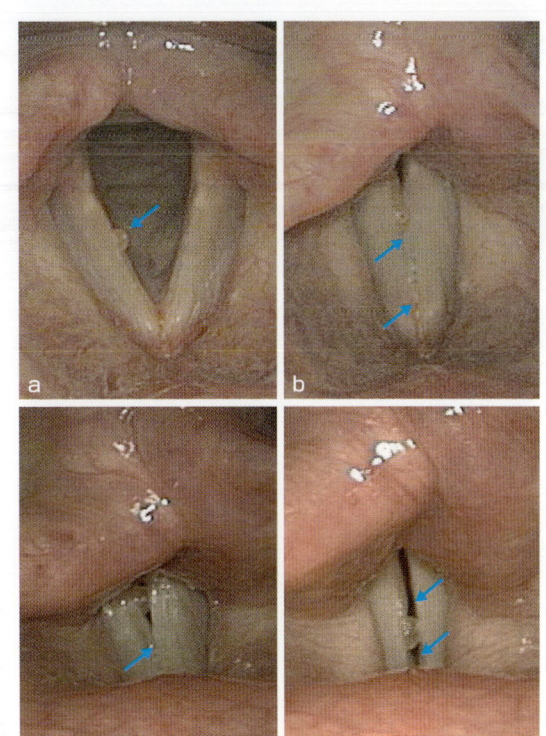

が多い．

## ■ 悪性との鑑別が必要なポリープ（❼）

- 白板症を伴う場合や喫煙歴のあるポリープは常に悪性腫瘍の可能性を念頭に入れ，手術を第一選択とすべきである．

## ■ 職業的に音声を使用する場合（❽）

- 職業的に音声を使用する場合は，患者の要求の特殊性を考慮し，それに応じた治療目標を立てる必要がある．

### ポイント

声帯ポリープの治療についてポイントを以下に示す．
①診断には声帯の所見などのほかに，職業や趣味などの音声の使用状況を把握する必要がある．
②音声改善を希望する患者それぞれの要求に適した治療方針を決定することがきわめて重要である．
③治療の原則は手術であるが，薬物治療や音声治療など，その他の治療方法を集学的に行うことが重要である．

（望月隆一）

**引用文献**

1) 多田靖宏. 検査の概要. 日本音声言語医学会編. 新編声の検査法. 東京：医歯薬出版；2009. p.44-9.
2) 望月隆一ほか. microlaryngoscopy を複数回行った症例の検討. 耳鼻と臨床 2005；51：339-43.
3) 福田宏之. 喉頭顕微鏡下手術の手技. 耳鼻と臨床 2003；49：127-30.
4) 原　浩貴. 気管食道領域における最新の鏡視下手術. ビデオラリンゴスコープ下に行う喉頭微細手術. 日気食会報 2009；60：106-7.
5) 多田靖宏. 気管食道領域における最新の鏡視下手術. 局所麻酔下の喉頭内視鏡手術. 日気食会報 2009；60：108-10.

第4章　炎症・腫瘍と類似疾患

# 声帯結節に対してはどのように治療・指導すべきか？

## 声帯結節とは

- 声帯結節は，声帯膜様部中央（声帯の前方1/3付近）に生じる，通常は両側左右対称で無茎性の小さな白色隆起性病変である（❶）．
- 比較的若い成人女性と小学校低学年の男児に好発する．成人では声を慢性的に多用する職業（教師，保育士，インストラクター，歌手など）に多い．
- 小児の声帯結節は，小児結節とよばれ，就学前の小児嗄声の原因として最も多い器質的疾患である．学童期の小児は日常生活のなかで大声を出して遊ぶことが多く，それが習慣化してしまうと結節を生じるが，変声期ころ（小学校高学年〜中学校低学年ころ）から減少し，思春期（18歳ころまで）にはほとんど認めなくなる[1]．

## 成因

- 慢性的な声の多用あるいは一時的な声の酷使により，声帯粘膜振動の振幅が最大になる部位で機械的刺激が加わり，毛細血管圧の上昇などの循環障害が生じた結果，粘膜固有層浅層の浮腫や線維性変化をきたして上皮が肥厚する[2]と考えられている．
- 最近では，慢性鼻閉を伴う疾患[3]や胃食道逆流症（gastroesophageal reflux disease：GERD）との関連[4]が示唆されており，治療の面からも注目されている．
- 竹節状声帯結節とよばれる特殊な形態の結節も存在する（❷）．関節リウマチの既往症が多く認められ，自己免疫疾患との関連[5]もある．

## 診断

- 音声障害の現病歴，生活歴，職業などの問診の聴取と喉頭内視鏡を中心とした視診にておおむね診断可能である．
- 反回神経麻痺や腫瘍性病変，小児の場合は喉頭横隔膜症などの先天性疾患は鑑別しておくべきである．

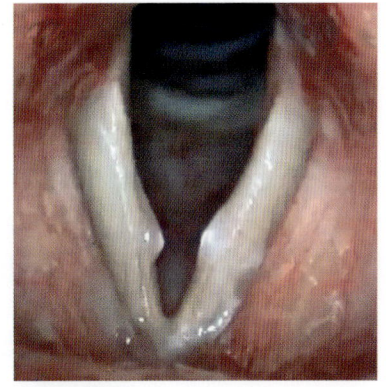

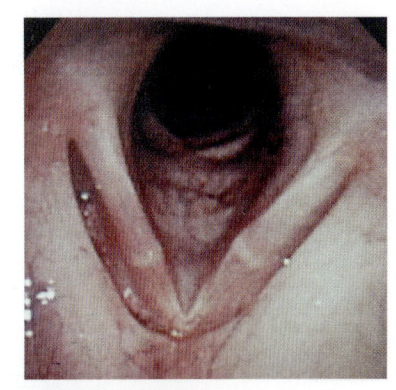

❶声帯結節

❷竹節状声帯結節

（大森孝一．症例からみる　難治性疾患の診断と治療．2　鼻・口腔・咽頭，喉頭編．加我君孝監修．国際医学出版；2011. p.239-40より）

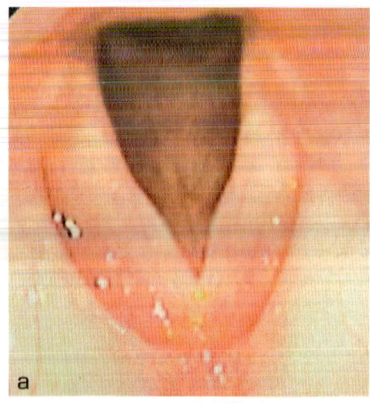

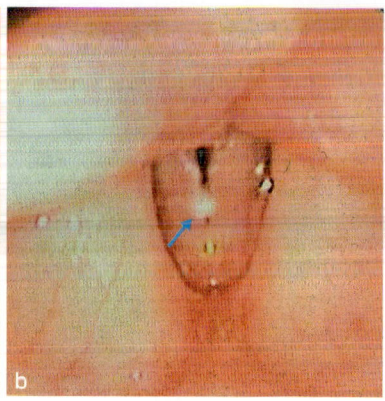

**❸ 声帯結節の喉頭内視鏡所見**
a：初期の声帯結節（安静呼吸時）．
b：foaming（→）がみられる（発声時）．

### 喉頭内視鏡（電子スコープ）
- 声帯の前方1/3付近に両側性に小さな隆起を認める．周囲に発赤や粘液の泡沫状集積（foaming）が見られることがある．
- 一見して目立たないごく初期の結節（❸-a）でも，長く発声させるとfoamingが際立ち，病変の存在が明確になることもある（❸-b）．

> 長く発声させるとfoamingが際立ち病変が明確になることも

### 喉頭ストロボスコピー
- 発声時には結節による声門閉鎖不全と粘膜波動の低下のため，声帯の結節部位が狭部となり左右対称の砂時計様の形状を示すことが多い．

### 声の検査
- 障害の程度や治療効果の客観的評価に有用である．
- 聴覚心理的評価（GRBAS尺度）：多くは粗糙性（R）が増強する．声門間隙が生じると気息性（B）も増す．
- 最長持続発声時間（MPT）：短縮することが多い．
- 音響分析：音域は狭小化し，とくに声域上限が低下する．

## 治療

- 一般的には，①声の衛生指導，発声訓練による音声治療，②薬物治療，③手術治療を組み合わせて行うが，成人，小児のいずれも音声治療を主体として重視すべきである．
- 声帯結節は，そのほとんどが反復する過度な刺激により生じたものであるため，声の安静を遵守するだけでも改善が期待できる．とくに初回で発症早期の場合は改善しやすい．
- 声帯の炎症が強い場合や成因と関連がある既往症がある場合は，薬物療法

> 音声治療を主体とする

- の併用が効果的である.
- 慢性的な症例や再発性の場合は,保存的治療が著効せず,手術治療を要することもある.

### ■ 成人の場合
#### 音声治療(声の衛生指導・発声訓練)
- 生活歴のなかで声を濫用している具体的な状況を確認し,成因となりうる不適切な発声行動を控えるように生活指導する.
- 声の衛生指導は,パンフレットなどを渡して説明すると効果的である.「大声を出してはいけない」といった漠然とした指示だけでは指導効果はあまり期待できないため,日常生活に沿って具体的に指示をする.
- 声を多用する職業で頻回に音声障害を繰り返す例では,発声の仕方が悪いことも予想され,発声法の見直しにより改善を図る.
- 発声訓練は,言語聴覚士(speech therapist:ST)が医師と連携してリラクセーションや腹式呼吸,あくび-ため息法などを行うことが多い.通常はSTが在籍する専門施設で行われる.

▶声の衛生指導の患者説明例については,p.252 参照.

#### 薬物療法
- 喉頭ネブライザー治療.
- 吸入ステロイド(ブデソニド〈パルミコート®〉★1, 2,フルチカゾンプロピオン酸エステル〈フルタイド®〉★1, 2):通院による継続的な喉頭ネブライザー治療が困難な場合に考慮する.
- 抗炎症薬(トラネキサム酸〈トランサミン®〉,d-クロルフェニラミンマレイン酸塩・ベタメタゾン配合〈セレスタミン®〉★2).
- GERD の既往がある場合:プロトンポンプ阻害薬(ランソプラゾール〈タケプロン®〉).
- 咳や痰を伴う場合:各種鎮咳薬,去痰薬.

★1
口腔カンジダ予防のため吸入後のうがいを勧める.また,副作用に嗄声があることも注意を要する.

★2
声帯結節には保険適用外である.

#### 手術治療
- ①一定期間の保存的治療においても改善が不十分な場合,②長期にわたり嗄声が持続し音声疲労が生じている場合,③ストロボスコープ検査にて粘膜波動が著しく障害されているような線維化の強い結節症例,④社会生活に支障をきたし,音声改善を急ぐような場合は手術治療を考慮する.
- 通常,手術は全身麻酔下に顕微鏡下喉頭微細手術(laryngomicrosurgery)を行う.
- 術後は創部の安静のため 3〜5 日程度の沈黙を要する.退院後も 2〜3 週間は大声やカラオケ,職業上の声の多用を控え,声の安静を保つ.
- 術後に声の酷使を繰り返せば再発の可能性は高くなるため,音声治療の継続は再発予防の点からもきわめて重要である.
- 近年,局所麻酔下の内視鏡下喉頭微細手術[6]やステロイド声帯内注入術[7]も

報告されている．硬化性病変にもステロイド（トリアムシノロンアセトニド〈ケナコルトA®〉）の声帯内注入は有効であり，低侵襲であることから治療法の一つとして期待される．ただし，声帯構造を熟知し術式に習熟している必要があるため，音声治療の専門施設で行われることが多い．

### ■ 小児の場合

#### 音声治療

- 声の衛生指導や生活指導を主体とした保存的観察が第一選択である．しかし，小児の生活習慣を変えることは容易ではなく，また声の安静を強要することは精神衛生上好ましくないため，厳密な声の安静を保つことはなかなか難しい．
- 年齢が進み，生活環境が変わると大声を出す習慣や機会が減少する．また成長に伴う声帯長の変化により声帯粘膜の振動数が減少し，声帯粘膜への機械的刺激が軽減するため，思春期ころまでに自然消失することが多い．
- 無理のない範囲で声の安静を意識してもらいながら成長を待つことになるが，定期的な発声訓練（初期は月1回程度）が可能であれば，より早い改善が期待できる．
- 声の安静を保つには保護者や担任教師，スポーツの指導者にもその必要性を理解，協力してもらう必要がある．
- 発声訓練は患児のみならず保護者も指導を受けてもらう．声の衛生指導では，患児の日常生活における声の濫用状況や子どものそばでの喫煙など保護者側の問題点も把握し，対応策を一緒に考え，実行することが重要である．

> 可能なら，定期的な発声訓練を受けてもらう

#### 薬物療法

- 上気道炎など急性炎症を伴う場合は，ネブライザーや抗炎症薬などの内服治療を行うが，長期的な薬物療法は行わないことが多い．

#### 手術治療

- ①高度の音声障害のため音読や歌唱などの学校教育に支障が生じていたり，学友に声の変化をからかわれ精神的苦痛を伴うなど，社会生活に障害がある場合，②声の衛生指導のもと保存的治療を継続していても嗄声の増悪を認める場合，③これらの条件下に本人および保護者が手術を希望する場合，全身麻酔下の手術治療を考慮する．
- しかし，再発も20％程度みられるため術後の音声治療は不可欠であり，手術時期については声の衛生を理解，遵守できる年齢（小学校中学年以上が目安）が理想的と思われる．

（本吉和美）

### 引用文献

1) 西山耕一郎, 廣瀬 肇. 小児の嗄声. 小児外科 2006；38：1339-42.
2) Karkos PD, McCormick M. The etiology of vocal fold nodules in adults. Curr Opin Otolaryngol Head Neck Surg 2009；17：420-3.
3) de Lábio RB, et al. Consequences of chronic nasal obstruction on the laryngeal mucosa and voice quality of 4- to 12-year-old children. J Voice 2012；26：488-92.
4) Arruda Henry MA, et al. Gastroesophageal reflux disease and vocal disturbances. Arq Gastroenterol 2011；48：98-103.
5) Hilgert E, et al. Hoarseness due to bamboo nodes in patients with autoimmune diseases：A review of literature. J Voice 2008；22：343-50.
6) 多田靖宏ほか. 内視鏡診断と内視鏡手術　軟性スコープ下での喉頭内視鏡手術. 日気食会報 2010；61：156-9.
7) Lee S-H, et al. Local steroid injection via the cricothyroid membrane in patients with a vocal nodule. Arch Otolaryngol Head Neck Surg 2011；137：1011-6.

# 第4章 炎症・腫瘍と類似疾患

# 喉頭肉芽腫症の診断と治療の実際

　喉頭肉芽腫症は喉頭に肉芽病変を呈する疾患全般を表すが，声帯突起部付近に認められる場合がほとんどであるため，同部に発生した肉芽病変を喉頭肉芽腫と呼ぶことが一般的である．喉頭肉芽腫は切除しても再発を繰り返す難治性疾患として知られてきたが，胃食道逆流症（gastroesophageal reflux disease：GERD）との関連性が指摘されてから病態の理解が急速に深まり，近年では保存的治療による治癒率が著しく向上している．

　喉頭内視鏡検査により診断は容易であるが，治療期間が長期に及ぶ場合も多く，治療開始時に方針や鑑別診断などを丁寧に説明し，患者との信頼関係を築いておくことが重要である．

## 喉頭肉芽腫の病態

> 声帯突起部付近に基部をもつ球状・半球状の腫瘤

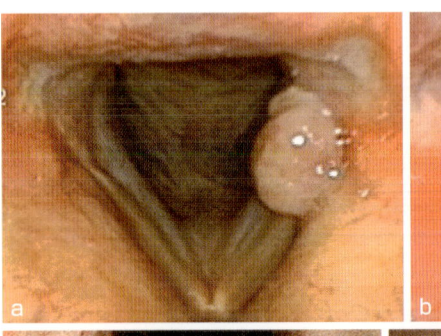

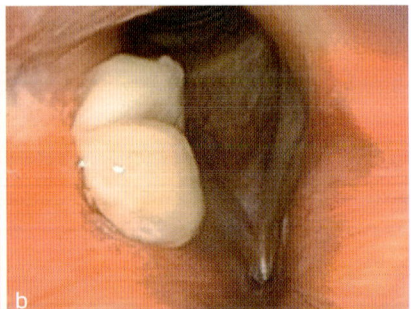

- 喉頭肉芽腫は声帯後部，とくに声帯突起部付近に基部をもつ，非特異的炎症による隆起性病変である（❶）．
- 表面は平滑で，色調は淡紅色や灰白色，形態は球状または半球状であることが多いが，八頭状であったり，対側声帯による圧痕や潰瘍を伴う場合もある．片側性，両側性ともにみられる．

**❶喉頭肉芽腫の内視鏡所見**
a：左声帯突起部に基部をもつ淡紅色の肉芽腫．
b：灰白色の肉芽腫．対側声帯による圧痕を認める．
c：八頭状の肉芽腫．
d：両側性の肉芽腫．披裂部の発赤と浮腫も認める．

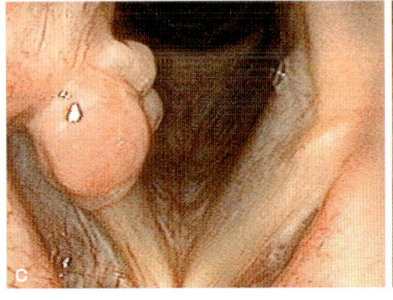

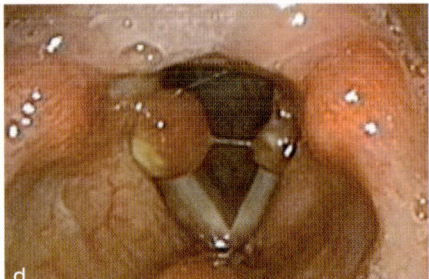

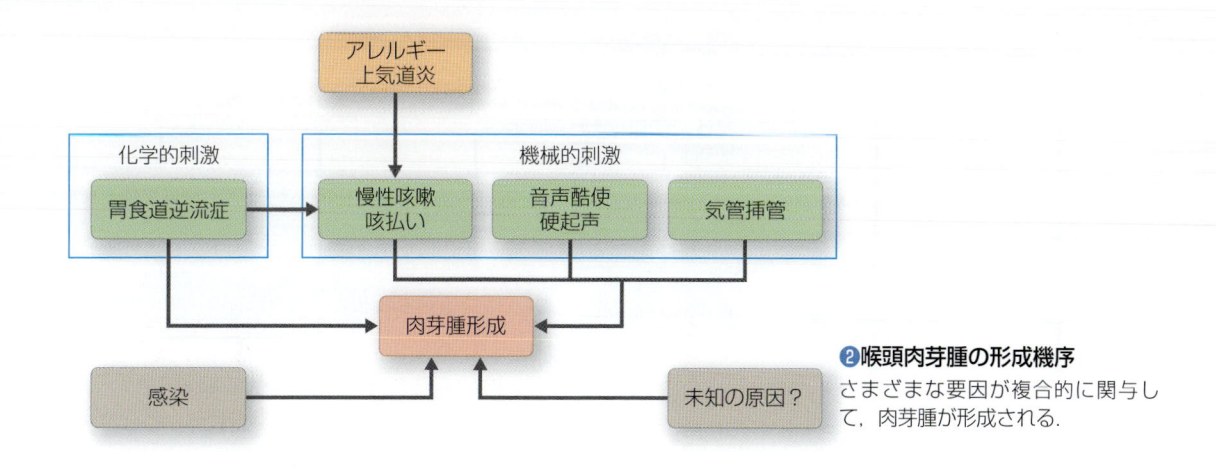

❷ 喉頭肉芽腫の形成機序
さまざまな要因が複合的に関与して，肉芽腫が形成される．

- GERDや慢性咳嗽，咳払い，音声酷使，気管挿管，感染などが複合的に関与して肉芽腫が形成され（❷），通常，単独の原因で肉芽腫形成には至らない．
- 披裂軟骨の声帯突起付近の粘膜はとくに薄く，対側との接触という機械的刺激により粘膜上皮が容易に傷害されうる．
- 気管挿管以外は原因が明らかとならない場合も多く，治療経過も異なることから，「挿管性」と「非挿管性」または「特発性」に分けて考えることが多い★1．
- 非挿管性肉芽腫はGERDに起因する咽喉頭症状・病変すなわち咽喉頭酸逆流症（laryngopharyngeal reflux disease：LPRD）の一徴候と認識されている．胃酸などの胃内容物による喉頭への直接的な化学的刺激と，慢性咳嗽や咳払いなどによる機械的刺激の両者が肉芽腫形成の原因となりうる．
- 非挿管性肉芽腫は中年男性に好発し，片側性が多いが，時に両側性である．
- 挿管性肉芽腫は女性に好発し，両側性が多い★2．時に小児でもみられる．抜管してから2〜3か月後に自覚症状が現れることが多い．

## 喉頭肉芽腫の診断

### ■ 問診

- 症状は，のどの違和感，声の出しにくさ，嗄声，咳嗽などであるが，LPRDの症状と重複しており，肉芽腫自体による症状でない可能性もある．肉芽腫が声帯間に挟まらない限り，嗄声はあっても軽度である．巨大な肉芽腫では呼吸困難感が出現しうる．
- 自覚症状がなく，上部消化管内視鏡検査の際に偶然見つかることがある．
- のどの症状以外に，GERDによる上腹部症状，喫煙・飲酒歴，職業・趣味における発声状況，経口挿管による全身麻酔手術や喉頭手術の既往などを聴取する．

GERD，気管挿管，咳払い，音声酷使などが複合的に関与

★1
「特発性肉芽腫」は「接触性肉芽腫」とよばれていたこともあるが，LPRDの概念が導入され，単純な機械的刺激だけでは肉芽腫形成に至りにくいという考えから，あまり使用されなくなった．最近，欧米では挿管性も含めて，「vocal process granuloma（声帯突起肉芽腫）」と呼称されることが多い．

胃酸による化学的刺激と咳嗽・咳払いによる機械的刺激

非挿管性肉芽腫は中年男性に好発

挿管性肉芽腫は女性に好発．抜管2〜3か月後に発生

★2
挿管チューブと比較して，女性の喉頭が小さく，声帯突起部が傷害されやすいためとされる．挿管時間とは関係ないとの報告もある．

症状はのどの違和感，声の出しにくさ，嗄声，咳嗽など

上腹部症状，経口挿管の既往の聴取

喉頭肉芽腫症の診断と治療の実際 ● 121

❸ 治療方針

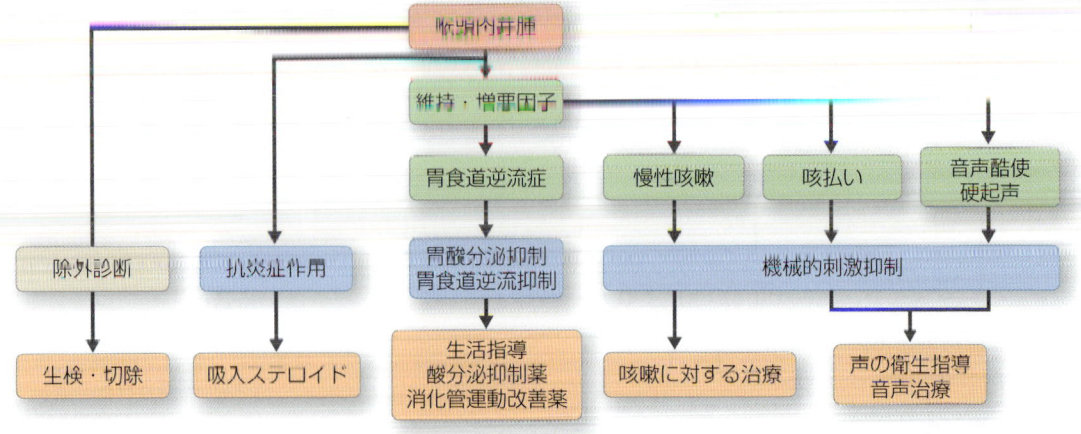

肉芽腫の維持・増悪因子に対する治療を適宜組み合わせて行う．

---

★3
嗄声・発声障害，咳払い，のどの粘液・後鼻漏，嚥下困難感，食後・臥床時の咳，呼吸困難，しつこい咳，のどの違和感，胸やけ・呑酸の9項目を，症状なし（0点）から非常に強い症状（5点）までで点数化し合計する．45点満点．

GERD 症状はアンケートを使用して聴取すると便利

喉頭内視鏡検査により診断

★4
声帯下面の浮腫（2），喉頭室の閉塞（4），発赤（4），声帯浮腫（4），喉頭全体の浮腫（4），披裂間部の肥厚（4），肉芽形成（2），喉頭腔内の粘液（2）の8項目を，それぞれ点数化し合計する．26点満点（括弧内は最高点）．詳細は原典[2]参照．

鑑別診断は悪性腫瘍，乳頭腫，特異的肉芽腫

保存的治療が第一選択

GERDに対する治療，音声治療，ステロイド吸入療法が主流

GERDには生活指導とPPI投与

---

- 上腹部症状は自覚に乏しいことが多い．F スケール[1]や Belafsky らによる逆流症状インデックス（reflux symptom index：RSI）[2] ★3 などを用いると聞きもらしがなく，定量的に評価できる．治療効果を判定するうえでも有用である．

■ 内視鏡診断

- 喉頭内視鏡検査（電子スコープ，ファイバースコープ）により，比較的容易に診断可能である．
- 喉頭肉芽腫を LPRD ととらえて，喉頭への傷害をスコア化した逆流所見スコア（reflux finding score：RFS）[2] ★4 を用いてもよい．
- 鑑別診断として，扁平上皮癌をはじめとする悪性腫瘍，乳頭腫などの良性腫瘍，結核や梅毒，サルコイドーシス，Wegener 肉芽腫症などによる特異的肉芽腫があげられる．表面が粗造な病変は，まず悪性腫瘍を疑う．

## 喉頭肉芽腫の治療

■ 治療方針

- 切除しても再発しやすいため，呼吸困難や高度の嗄声を伴ったり，悪性腫瘍や特異的肉芽腫を疑う場合を除き，原則的に保存的治療を第一選択とする（❸）．
- 問診では肉芽腫の維持・増悪因子がはっきりとしない場合が多いため，患者背景や喉頭所見も参考にしながら治療法を選択し，単独または組み合わせて治療を開始する．効果をみながら，適宜，治療法を追加・変更していく．
- 現在，肉芽腫に対する治療は，GERD に対する治療，音声治療，ステロイド吸入療法が主流である．
- GERD の存在が疑われる患者には，まず生活指導を行う．高脂肪食，カフ

- ェイン，アルコールなど GERD の病態を増悪させる可能性がある食品の摂取制限，就寝前の経口摂取や大食など問題のある食生活の改善などを指導する．重症例では就寝時に上半身を挙上をさせる．
- GERD に対する薬物療法ではパリエット®（ラベプラゾールナトリウム），タケプロン®（ランソプラゾール），オメプラール®（オメプラゾール），ネキシウム®（エソメプラゾール）などのプロトンポンプ阻害薬（proton pump inhibitor：PPI）が有効である[3]．必要に応じて，消化管運動改善薬であるガスモチン®（モサプリドクエン酸塩）や消化管運動不全に有効な漢方薬である六君子湯を併用してもよい．
- 硬起声や習慣的な咳払いなど，発声方法や生活習慣の問題が存在する患者には声の衛生指導や音声訓練を行う．声の衛生指導では，音声障害の要因となるような事柄を患者に取り除くように働きかけ，維持させることを目的とする[4]．プリントを作成して配布するとよい★5．言語聴覚士が所属している施設では，腹式呼吸・発声，リラクセーション法などの音声訓練を行い積極的に発声法の改善を目指す．
- フルタイド®（フルチカゾン），キュバール®（ベクロメタゾン），パルミコート®（ブデソニド）などの吸入ステロイドは，強力な抗炎症作用を有し，吸入により病変に直接作用するため，肉芽腫の原因によらず有効である★6．気道過敏性を低下させて咳嗽を減少させる働きもある．高用量すぎると，口腔・咽頭カンジダ症や全身的な副作用が生じやすくなる．$100〜200\mu g/$日程度で十分効果が得られる．
- 吸入ステロイドの副作用として口腔・咽頭カンジダ症があるため，吸入後に含嗽を必ず行わせ，口腔・咽頭の違和感や痛み，味覚障害，嗄声などが出現したら休薬するように指示しておく．
- アレルギーや上気道炎などによる咳嗽がみられる場合は，その治療を行う．

## 治療経過

- 治療開始後，2〜4週間隔で定期的に喉頭を観察し，治療効果を確認する．
- 挿管性肉芽腫は比較的短期間で腫瘤が縮小・消失する場合が多い．自然治癒例もみられる．
- 非挿管性肉芽腫は時に治療抵抗性であり，縮小し始めるまでに数か月を要する場合もある（④）．治療期間が半年以上となることもまれではない．

> **Advice 患者の不安を取り除く**
>
> 　患者の多くは，腫瘤が悪性腫瘍でないかを心配している．肉芽腫を疑い，保存的治療を開始する際には，可能な限り内視鏡画像を示しながら，①部位や形態から，肉芽腫という炎症によるはれものである可能性が高いこと，②切除しても再発しやすいので，まずは保存的治療を行うこと，③治療期間が半年に及ぶこともまれではないこと，④数か月間治療を行っても縮小傾向がみられない場合は病理組織検査を行うこと，を明確に伝えて不安を取り除く．

---

発声法の問題や悪習慣には声の衛生指導と音声治療

★5
①長時間話す，②大声を出す，③のどに力を入れて話す，④無理な声の高さで話す，⑤習慣的な咳払い，⑥汚れた空気・乾燥，⑦寝不足，過労，ストレス，⑧胃酸過多になる食事，などを避けるように指導する（▶p.252参照）．

ステロイド吸入療法は喉頭肉芽腫全般に有効

★6
吸入ステロイドには喉頭肉芽腫に対する保険適用がない．

定期的な喉頭の観察を行う

非挿管性肉芽腫は挿管性よりも難治性である

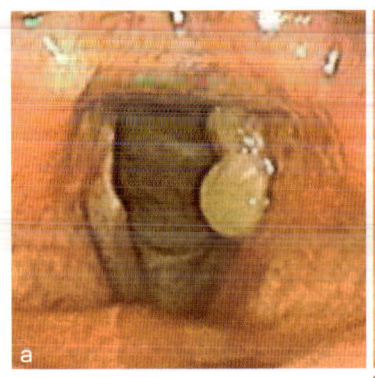

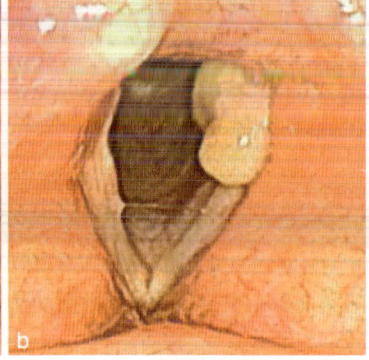

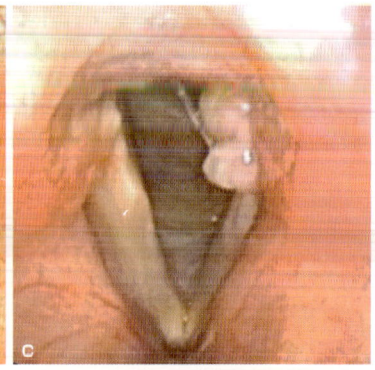

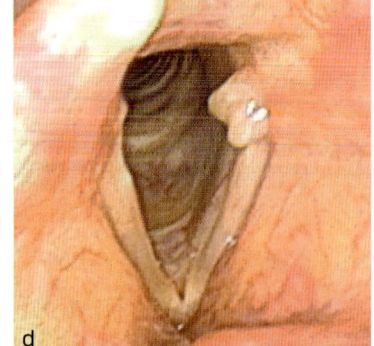

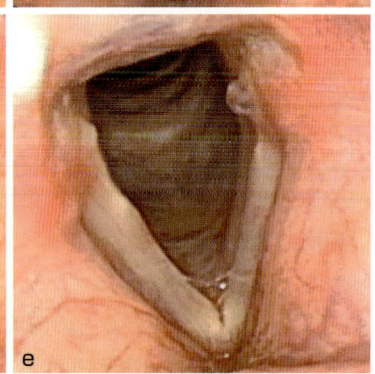

### ❹非挿管性肉芽腫の治療経過（30歳代，男性）

PPIと吸入ステロイドで治療．肉芽腫は治療開始後2か月経過したころから徐々に縮小し始めた．
a：治療開始日，b：28日目，c：63日目，d：91日目，e：133日目．

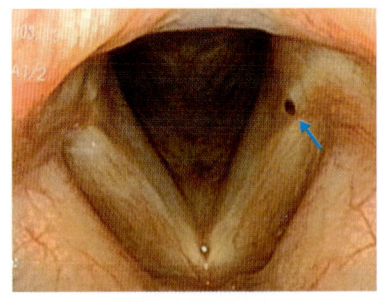

### ❺肉芽腫消失時の喉頭所見

黒色斑（→）が残存する場合も多い．

保存的治療に反応しない場合は病理組織検査を行う

★7
電気焼灼，$CO_2$レーザー照射は軟骨膜への熱損傷の可能性があり，使用すべきでない．

- 最終的に腫瘤が完全に消失してしまう場合もあれば，黒色斑が残存する場合もある（❺）．黒色斑は炎症に伴うヘモジデリンの沈着とされており[5]，残存しても治療を継続する必要はない．
- 肉芽腫の大きさと症状の改善度は必ずしも一致しない．
- のどの違和感など，喉頭肉芽腫以外の疾患でも生じうる症状が持続するときは，画像検査や上部消化管内視鏡検査などを並行して行う．
- 保存的治療を2～3か月行っても腫瘤が縮小しなければ，悪性腫瘍や特異的肉芽腫の可能性を考慮し，生検もしくは切除による病理組織学的な検索を検討する．生検・切除が困難な施設では専門施設に紹介する．
- 腫瘤の切除法は，全身麻酔下での喉頭微細手術が局所の詳細な観察と適切な切除のために好ましい．軟骨膜を損傷しないように配慮する★7．
- 切除後は再発予防のため保存的治療を必ず行う．
- 喉頭肉芽腫ならば，病理組織検査で上皮の肥厚や潰瘍形成，粘膜下の毛細血管増生，炎症細胞浸潤など非特異的な炎症像を認める．
- 長期間治療を行っても，肉芽腫が完全に消失しないことがある．腫瘍性病変が除外され，無症状ならば，患者の希望もふまえて，無治療による定期的な経過観察に切り替えてもよい．
- 無治療で経過観察している間に，肉芽腫が自然に消失することもある．
- いったん治癒しても再発する場合があるため，3～6か月後に症状と喉頭所

見を再確認することが望ましい.

（二藤隆春）

**引用文献**

1) Kusano M, et al. Development and evaluation of FSSG：Frequency scale for the symptoms of GERD. J Gastroenterol 2004；39：888-91.
2) Belafsky PC, et al. Laryngopharyngeal reflux symptoms improve before changes in physical findings. Laryngoscope 2001；111：979-81.
3) 日本消化器病学会編. 胃食道逆流症（GERD）診療ガイドライン. 東京：南江堂；2009.
4) 遠藤裕子. 間接訓練（声の衛生指導）. 廣瀬 肇編. STのための音声障害診療マニュアル. 東京：インテルナ出版；2008. p.53-62.
5) Yumoto E, et al. Does subepithelial hemorrhage cause persistence of laryngeal granuloma? Laryngoscope 2008；118：932-7.

# 第4章　炎症・腫瘍と類似疾患

# 喉頭嚢胞の種類とそれぞれの治療法

## 喉頭嚢胞の概要

*喉頭蓋嚢胞，声帯嚢胞，喉頭小嚢嚢胞の3つに大別される*

- 喉頭に発生する嚢胞は喉頭嚢胞とよばれ，喉頭の部位別に喉頭蓋やその周辺にみられる喉頭蓋嚢胞，声帯にみられる声帯嚢胞，仮声帯と喉頭室にみられる喉頭小嚢嚢胞の3つに大別される．
- 本項では筆者らが成因としての声の職業性および音声酷使との関連性と，組織型による臨床像の相違を報告した声帯嚢胞を中心に解説する．

## 声帯嚢胞の概要

- 声帯嚢胞は，喉頭に発生する嚢胞性疾患のなかでは比較的まれな疾患であり，その頻度は音声障害全体の2.7％，喉頭微細手術の7.4％となっている[1]．
- 組織学的に上皮成分の一部が粘膜固有層に迷入して生じる類表皮嚢胞と，分泌腺開口部の閉塞により生じる貯留嚢胞に分類される．
- 両者の基本的な治療法に違いはない．しかしながら，手術操作による嚢胞壁の損傷の可能性や術後の再発率など留意すべき相違点があげられる．したがって，声の職業性との関連性や組織型による臨床像の相違は診断と治療にあたり有力な情報となる．

### ■ 声の職業性，音声酷使との関連性[1]

- 便宜上，職業歌手と俳優を合わせた群をelite vocal performers（EVP），その他の声の職業性をもつ群をvocal professionals（VP）とした．また，声の職業性のない症例のなかで音声酷使を認める症例群をvocal abuse（VA），その他の症例群をnon-VAとして検討した．
- EVP＋VP（49％），EVP＋VP＋VA（64％）ともに，声帯嚢胞は声帯結節，喉頭炎，声帯ポリープの次に高い比率を認めた．
- さらに「声帯に器質的変化を認めるもののうち，声帯結節，喉頭炎，声帯ポリープ，声帯嚢胞以外の疾患」を比較対照とした場合のオッズ比を検討した．声帯結節，喉頭炎，声帯ポリープ，声帯嚢胞の4疾患すべてにおいてEVP＋VP，EVP＋VP＋VAともに高い有意性を認めた．

*声帯嚢胞と声の職業性・音声酷使の関連性を示唆した*

- 声帯嚢胞の発生要因が，声帯ポリープと同様に声の職業性や音声酷使であるとする後天的病因論を支持している（→Column）．

❶類表皮囊胞と貯留囊胞の臨床像の比較（62例）

|  | 組織型 | |
|---|---|---|
|  | 類表皮囊胞 | 貯留囊胞 |
| 症例数 | 30 | 32 |
| 性別 | 女性18，男性12 | 女性14，男性18 |
| 初診時年齢（歳） | 46（12〜75） | 57（23〜73） |
| 初診時年齢分布* | 30歳代にピーク | 50歳代にピーク |
| 発症年齢（歳） | 38（12〜66） | 54（22〜72） |
| 発症年齢分布* | 30歳代にピーク | 50歳代にピーク |
| 発症年齢15歳以下 | 2 | 0 |
| 喫煙者 | 14（47％） | 11（35％） |
| 声の職業性分布* |  |  |
| 　EVP | 9（30％） | 1（3％） |
| 　VP | 11（37％） | 10（31％） |
| 　VA | 4（13％） | 6（19％） |
| 　non-VA | 6（20％） | 15（47％） |

*$p<0.05$　　　　　　　　　　（楠山敏行ら，音声言語医学 2010[2] より）

❷類表皮囊胞と貯留囊胞の喉頭内視鏡所見の特徴の比較

|  | 組織型 | |
|---|---|---|
|  | 類表皮囊胞 | 貯留囊胞 |
| 色調* | 白色 | 多彩 |
| 形態* | 埋没型 | 隆起型 |
| 位置（上下）* | 上面 | 遊離縁 |
| 位置（前後） | 中央 | 中央 |
| 大きさ* | 小型 | 大型 |

*$p<0.05$

（楠山敏行ら，音声言語医学 2010[2] より）

### ■ 組織型による臨床像の相違[2]

- 性，年齢，主訴，声の職業性，音声酷使の有無，および喉頭内視鏡による声帯所見に関して類表皮囊胞と貯留囊胞を比較検討した．囊胞の大部分が粘膜内に埋没し声帯表面の隆起がほとんどみられないものを埋没型，囊胞の大部分が本来の声帯粘膜表面から突出隆起しているものを隆起型，その中間を中間型とした[3]．また，声帯膜様部の前1/3を前方，後1/3を後方，そのあいだを中央とした．囊胞の長径が声帯膜様部長の1/3以下を小型，1/3より大きな囊胞を大型とした．統計学的解析にあたっては年齢分布を対応のない$t$検定（両側），その他を$\chi^2$独立性の検定を用いて有意水準を5％とした．
- ❶に示すように年齢分布，声の職業性分布に有意性を認めた．
- 主訴に関しては，類表皮囊胞では嗄声に偏らず多彩であるのに対して，貯留囊胞に多く嗄声を認め，主訴の分布に有意性を認めた．
- 喉頭内視鏡所見では色調，形態，位置（上下），大きさに関して有意性を認めた．❷に両者の特徴を，❸，❹に両者の喉頭ストロボスコピー所見を示した．
- 術後，同側に再発した2症例および術後声帯ポリープを形成した1症例はすべて貯留囊胞であった．すなわち，類表皮囊胞は30例全例（100％）が良好な術後経過を示し，貯留囊胞は32例中29例（91％）が良好な術後経過を示した．
- 以上より，これらの有意性の要因は類表皮囊胞と貯留囊胞の硬さや比重といった物性の違いとともに声の職業性に大きく依存している可能性があるものの，両者は同じ声帯囊胞でありながら統計学的に有意に異なる臨床像を示した．

> 類表皮囊胞と貯留囊胞は有意に異なる臨床像を示した

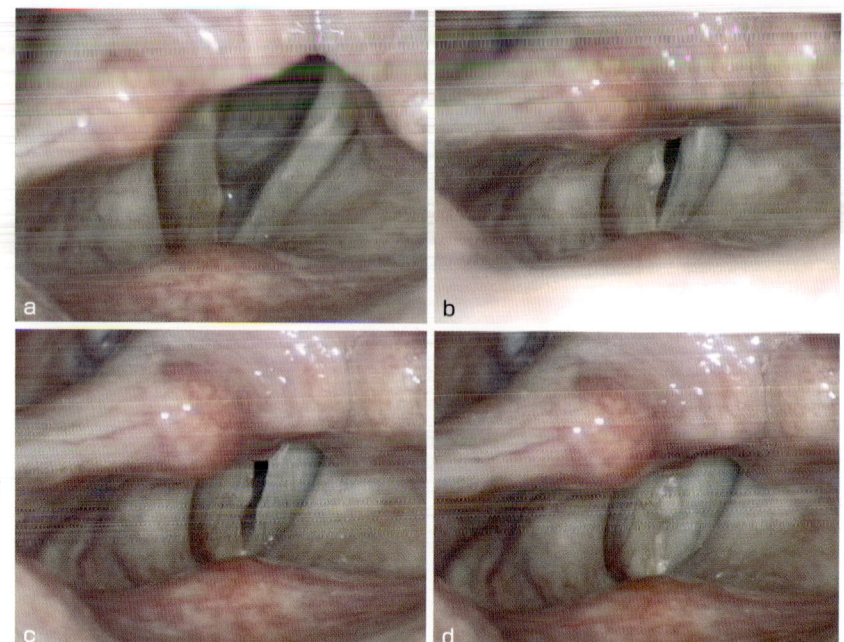

❸ 声帯類表皮嚢胞の喉頭ストロボスコピー所見
a：吸気時．
b：開大期．
c：閉小期．
d：閉鎖期．

> **Column　声帯嚢胞の組織型による臨床像の相違に関する病因論的考察**
>
> 　喉頭疾患のなかで，臨床上の違いにより異なる疾患としてとらえられているものに声帯結節と声帯ポリープの関係がある．廣瀬によれば，両者は病理組織学的にはほとんど差がないが，臨床的見地からその臨床像や治療方針が微妙に異なるため分けて考えるのが一般的であるとしている．自験例の声帯結節と声帯ポリープの統計学的検討では，性，年齢分布，声の職業性分布のすべてにおいて有意性を認めた．すなわち喉頭所見の相違に加えて性別，年齢分布，声の職業性に関する有意性は，その臨床像の相違を反映しているものと思われる．類表皮嚢胞と貯留嚢胞との違いも年齢分布，声の職業性分布，主訴，内視鏡所見に有意性を認めた．以上より，類表皮嚢胞と貯留嚢胞も声帯結節と声帯ポリープとの臨床像の違いと同様，分けて考えるべきといえそうである．そこで，それぞれの臨床像の相違に病因論的考察を加えた．
> 　類表皮嚢胞の病因論に関して先天性と後天性の2説が報告されている．自験例では声の職業性の有意な高さと同比率における貯留嚢胞との有意性，さらには15歳未満の発症が2例（7％）のみであったことより類表皮嚢胞の後天性病因論を支持する結果であった．
> 　貯留嚢胞は外傷や炎症による喉頭内の分泌腺の閉塞により生じるとされる．声帯に起きる外傷や炎症の原因として音声酷使は想定しやすい．すなわち，音声酷使により上皮そのものが損傷した場合に類表皮嚢胞が発生する基盤となり，上皮下の分泌腺への損傷により貯留嚢胞の発生基盤となるといえる．
> 　一方，声帯結節は音声酷使による声帯粘膜への長期間の機械的刺激により，上皮の変性，崩壊，肥厚や声帯粘膜固有層浅層の浮腫などをきたすことにより形成される．また声帯ポリープは局所的な強い機械的刺激などにより，上皮下を走行する血管が破綻し，出血を生じることが主な原因であると考えられている．
> 　すなわち類表皮嚢胞と貯留嚢胞が上皮の損傷と上皮下の分泌腺の損傷の関係であり，声帯結節と声帯ポリープが上皮の損傷と上皮下の血管の損傷の関係であるという病態生理学的な対比も類似しているといえる．以上より症例の蓄積が必要であることはいうまでもないが，類表皮嚢胞と貯留嚢胞が異なる臨床像を呈することを統計学的検討および声帯結節と声帯ポリープの相違との比較により検証した．また，声帯嚢胞は組織型，臨床像によりいっそう注目すべき疾患であることを強調したい．

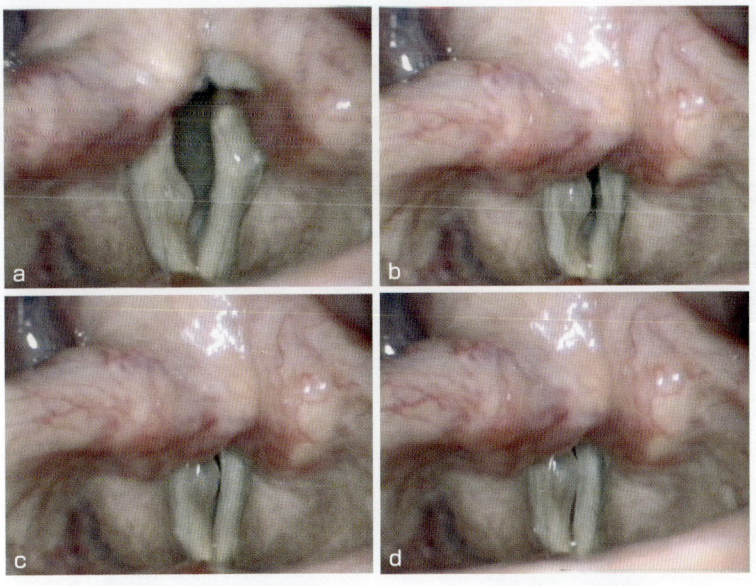

❹ 声帯貯留囊胞の喉頭ストロボスコピー所見
a：吸気時．
b：開大期．
c：閉小期．
d：閉鎖期．

## ■ 治療法
- 自然消失率は 4％で，著明縮小を含めた消退率は 8％であった[2]．また，手術治療を施行した 71 例中 68 例（96％）が良好な術後経過を示した[2]．これらの数値から声帯嚢胞の治療は今後も積極的に手術治療を第一選択とすべきであるといえよう．以下に治療法を述べる[4]．

## 手術手技
- 全身麻酔下で顕微鏡下に摘出術を行う．両手を使った操作となるので喉頭鏡挿管時に患側外側のスペースをやや広めに取ることもある．
- 囊胞の外側端上を通過し声帯遊離縁に平行な切開線を描く．囊胞直上の切開に比べて上皮と囊胞間の距離があるため囊胞壁破損の確率が低くなる．埋没型の場合，囊胞前後径の 2 倍の長さの切開線とする．隆起型の場合，囊胞全周が容易に確認できる小囊胞であれば囊胞前後径より若干長い切開線をおく．剥離を開始するまでにどの層まで深達しているかの判断が困難な場合は，深達度が確認できるまで埋没型と同様に切開線を前後に延長する．
- 囊胞の剥離には剥離子や小綿球などを用いる．ハートシャープグラスパー（メドトロニック社製）は把持部の中心部が空洞となり，かつ刃の方向が順方向となっていることから（❺），マイクロフラップを持ち上げる際の粘膜上皮への侵襲を最小限にしている．長い切開線が可能となることで良好な視野が得られ，また安定した把持により剥離操作が容易となっている．
- 全周剥離し完全摘出することが理想であるが，声帯靱帯との癒着が強い場合は 7 割方剥離を終了した時点で鋭匙鉗子斉藤氏上向横開（永島医科器械製）を用いて包み込むように切除すると（❻），すみやかに完全摘出できることが多い．❼に手術所見を示した．

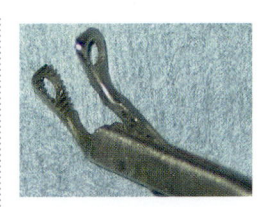

❺ ハートシャープグラスパーの把持部
右左あり（メドトロニック社製マイクロフランスインストルメント）．

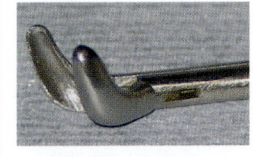

❻ 鋭匙鉗子斉藤氏上向横開
右開，左開あり．標準（中）以外の特大，大，小は特注．当センターでは大中小を使用（永島医科器械製）．

手術では適切な鉗子を使用する

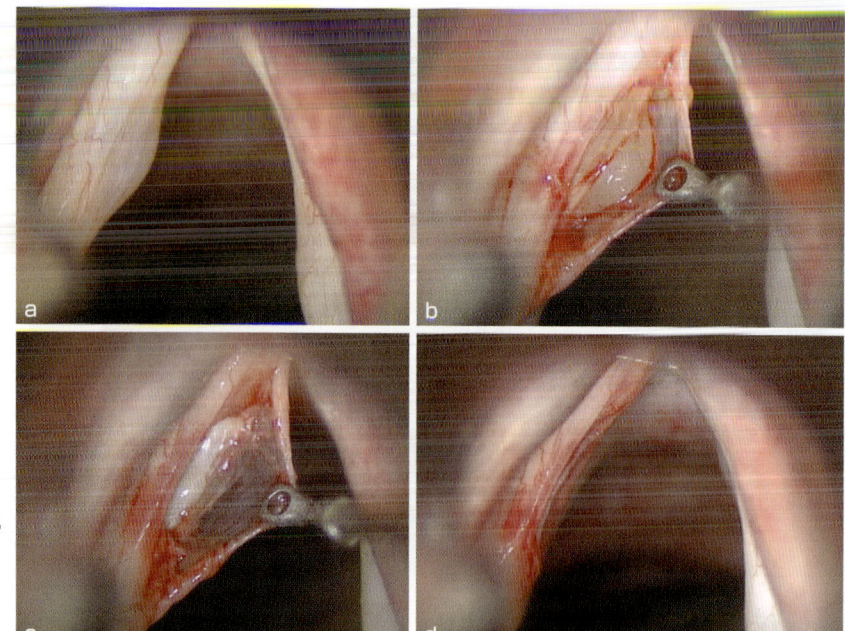

❼声帯囊胞の手術所見
a：術前．
b：術中．
c：摘出後．
d：終了時．

術後の音声治療は肝要である

### 囊胞壁破損時の対応
- 部分的に粘膜上皮と囊胞壁のあいだの剝離ができていれば囊胞壁が破損しても手術操作は基本的には同じである．
- 破損した場合も手術を中止する必要はないと考えるが，オリエンテーションがつかない場合，不用意な操作を避けることはいうまでもない．

### 術後治療
- 声の職業性および音声酷使との関連性が示唆されたことにより，術後1週間の沈黙療法，さらに3週間の日常会話までの発声制限後，再発を防止する目的で声の衛生指導とリラクセーションを中心とした音声治療を行う．こうした術後治療は，完全摘出と同等に肝要であるといえよう．

## その他の喉頭囊胞

### ■ 喉頭蓋囊胞
- 喉頭蓋に発生する囊胞の多くは喉頭蓋舌面から喉頭蓋谷に生じる．喉頭粘膜の扁平上皮化生による導管閉塞による喉頭腺の貯留囊胞とされている．
- 治療については，無症状のものではとくに行う必要はない．しかし，症状のあるものや他の悪性疾患との鑑別が必要なものでは，喉頭微細手術や間接喉頭鏡下に囊胞の摘出や囊胞壁の開放を行う．

### ■ 喉頭小囊囊胞
- 喉頭室の最奥部が囊状に突出した部分を喉頭小囊とよぶ．この小囊には喉

頭腺が豊富に存在し，この腺組織に由来する貯留囊胞が喉頭小囊囊胞と考えられている．
- 治療は無症状のものでは経過観察のみでよいが，嗄声や呼吸困難があれば喉頭微細手術下に囊胞の摘出や囊胞壁の開放を行う．再発の可能性があるため注意深い経過観察が必要である．

（楠山敏行）

引用文献

1) 楠山敏行ほか．当センターにおける音声障害の統計的観察―声の職業性と喫煙習慣を中心に―．音声言語医学 2010；51(4)：318-23.
2) 楠山敏行ほか．声帯囊胞の臨床的検討―類表皮囊胞と貯留囊胞の比較を中心に―．音声言語医学 2010；51(4)：311-7.
3) 川井田政弘．声帯囊胞の手術のコツ．JOHNS 2002；18(3)：697-701.
4) 楠山敏行．声帯囊胞の手術におけるコツ．神崎 仁編．耳鼻咽喉科・頭頸部外科診療のコツと落とし穴 3 喉頭・咽頭疾患．東京：中山書店；2006. p.116.

# 第4章 炎症・腫瘍と類似疾患

# 喉頭乳頭腫はどのようにすれば完治するのか？

喉頭乳頭腫に対する決定的な治療方法はまだ確立されていない

HPVの6型と11型が関与する

多発・再発傾向の強いRRPでは慎重で粘り強い対応を要求される

## 疫学的背景[1,2]

- 喉頭乳頭腫は，1800年代後半に報告された疾患であるが，100年以上経過した現在でも決定的な治療方法が確立されていない．
- 二本鎖DNAウイルスのヒトパピローマウイルス（human papillomavirus：HPV）には120余りの遺伝子型があるが，なかでも良性型に分類される6型と11型が喉頭乳頭腫の発症に関与する．
- 多発性で再発傾向の強い喉頭気管乳頭腫症（recurrent respiratory papillomatosis：RRP）と称される症例において，治療に難渋することが多い．
- 12〜13歳までに発症する若年発症型RRP（juvenile onset RRP：JORRP）と成人発症型RRP（adult onset RRP：AORRP）に分類される．JORRPは，5歳までに発症することが多く，AORRPは20歳代から40歳代で発症することが多い．
- 国・地域によって差があるが，アメリカでの罹患率はJORRPで4.3人/100,000人年，AORRPで1.8人/100,000人年と報告されている[3]．
- アメリカでは，年間にRRPに対する手術は15,000件程度で，要する医療費は約1億5,000万ドルと試算されている．
- 1.5〜4％程度と確率は低いものの[4]，悪性転化することが知られている．
- JORRPあるいはHPV-11型感染症例のほうが，AORRPあるいはHPV-6型感染症例と比較して，より多数回の手術を要する，あるいは疾患の範囲が広がるといった重症の経過をたどると報告されている．
- 小児発症の感染経路として，母親の性器疣贅からの垂直感染が知られており，若い初産婦の経腟分娩がリスクファクターとして報告されている．成人発症の場合，性感染症の要素をもつ一方で，出産時に感染し，潜伏感染していたHPVの再燃の可能性もあるとされている．
- 喉頭乳頭腫は，年間に複数回の手術を強いられる症例から，自然寛解する症例まで，経過が個々の症例でさまざまであり，慎重な経過観察を要する．

## 診断[5,6]

- 喉頭乳頭腫の症状としては，嗄声が主症状であることが多い．ただ，小児，とくに乳幼児の場合，声の変化に気づかれず，喘鳴で初めて気づかれることも多い．これらの症状以外に，咳や呼吸困難で受診することもあり，喘

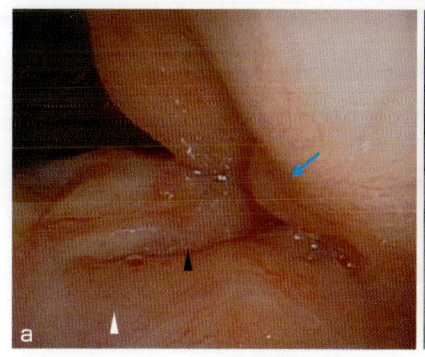

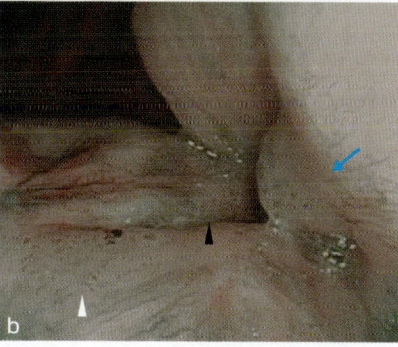

❶ 喉頭乳頭腫の内視鏡所見
通常光での観察（a）でも，右仮声帯（▷）から右声帯上面（▶），さらには左仮声帯前方（→）に腫瘍を確認できる．狭帯域光観察（narrow band imaging：NBI）により（b），乳頭状の小腫瘤の集塊をなす特徴的な所見が，より鮮明に確認できる．

息や声帯結節，気管支炎あるいは（仮性）クループなどと診断されてしまうことがある．したがって，とくに小児でこれらの症状を呈する患者を診察する際には，乳頭腫の可能性を念頭において喉頭内視鏡検査を早急に行うことが大切である．

> 嗄声の小児患者を診察する際に，喉頭乳頭腫を念頭におく

- 内視鏡所見としては，カリフラワー様にみえる乳頭状の小腫瘤の集塊をなす所見が特徴的で，比較的組織が脆く易出血性である．

> 乳頭状の小腫瘤の集塊をなす内視鏡所見が特徴的

- 特殊光を用いた内視鏡検査のなかでも，粘膜表面の血管や粘膜微細模様を強調表示する狭帯域光観察（narrow band imaging：NBI）は，乳頭腫表面の血管を強調表示することで，微小な病変を含め，腫瘍を周囲の正常組織と見分けやすくすることができ，正確な診断の一助となる[7]（❶）．
- 病変が声帯に存在する場合，粘膜下に浸潤しない柔らかい病変である喉頭乳頭腫と，発声時の声帯粘膜波動を明らかに障害する（浸潤）癌との鑑別にストロボスコピーが有用である．
- 確定診断は，病理組織学的検査による．
- HPV 感染に特徴的な病理組織学的所見として，顆粒層に認められる空胞細胞症（koilocytosis）があるが，そのほかに錯角化（parakeratosis）や棘細層の肥厚（acanthosis）もしばしば認められる．
- 細胞の異常な分化を認めるが，その異型の程度はさまざまである．
- 組織検査は，外来での軟性内視鏡下にも可能である．しかしながら，腫瘍組織中の細胞異型や癌の合併の有無を正確に診断し，声門下や喉頭室あるいは前連合といった，内視鏡では死角になりやすい部位を含めた正確な病変の広がりを診断（マッピング）するためには，全身麻酔下でラリンゴマイクロサージェリーのセッティングで行う切除生検が有効である[8]．

> 腫瘍組織の細胞異型の診断や，病変の範囲の正確な把握が大切

## 治療[5, 6, 9]

### ■ 外科的治療

- 決定的な薬物療法が存在しない現在，治療の中心は腫瘍の外科的切除である．
- 従来は $CO_2$ レーザーが汎用されてきたが，最近では powered instrument としてマイクロデブリッダーが広く用いられるようになってきている．

> 治療の中心は，腫瘍の外科的切除である

- 一度の手術で腫瘍を根絶することはなかなか困難であることもあり，外科的切除の目標は，まず必要十分な気道と音声を確保することにある．
- 腫瘍に隣接した正常に見える粘膜にもHPVは感染していることが知られている一方で，HPVは粘膜内にとどまり（基底層と有棘層に潜伏），乳頭腫は粘膜下には浸潤しない疾患であることを念頭におく．

HPVは粘膜内にとどまり，病変は粘膜下には浸潤しない

- 喉頭粘膜の瘢痕化，狭窄，音声障害あるいは腫瘍の播種を引き起こさないため，処置する広さ・深さとも，喉頭粘膜の過剰な切除・焼灼を避けるデリケートな操作を心がける．

喉頭粘膜の過剰な切除や焼灼を避ける

- 手術が複数回になることもままあることから，局所麻酔下に日帰りでも施術可能な軟性内視鏡ガイド下のレーザー（KTP★1など）手術は，時間的にも経済的にも，また精神面を含めて患者への負担を減らすことができ，有効な場合がある[7,10]．

★1 KTP
potassium titanyl phosphate laser．

- マイクロデブリッダーによる手術ならびに局所麻酔下の上記軟性内視鏡ガイド下のレーザー手術は，それぞれ手術時間の短縮や患者負担の軽減に有効ではあるが，いずれも病理組織標本が十分採取できないという欠点があり，細胞異型や，時に悪性転化を認める乳頭腫の診断という観点から，慎重な対応が必要とされることを忘れてはならない．
- 声門の病変が前連合をまたいで両側声帯に及ぶ場合，後遺症である声帯横隔膜症による音声の悪化や気道狭窄を防ぐために，二期的な手術も念頭におく（❷）．
- 気管切開，さらには気管切開チューブの長期留置は，腫瘍の遠位気管への播種のリスクを増すとされることから，極力避けることが望ましい．

### ■ 補助療法[5,11-13]

- 喉頭乳頭腫は，多発・再発傾向が強いことがしばしば認められるが，2割程度に補助療法（adjuvant therapy）が必要になるとされる．
- 補助療法を適応する基準として，①年間に4回以上の手術，②気道狭窄を引き起こすような急速な増大，③遠位の広範囲な病変，が知られているが，疾患の性格がさまざまであること，絶対的な効果のある治療方法が確立していないことから，現場では，それぞれの患者と相談のうえで適応を決めていく必要がある．

### interferon-α

- 1980年代から用いられており，RRPに対して最も知られた歴史のある補助療法薬物である．
- 抗ウイルス効果は，ウイルスの細胞侵入・蛋白合成・細胞外放出の阻害などによるとされる．
- 副作用として，感冒様症状，発熱，嘔気，嘔吐，身体発達遅延，肝機能障害，中枢神経系への影響，血小板減少が知られているが，ほとんどは投与の中止により治まるとされている．また，リバウンド現象での増大も知られており，注意が必要である．

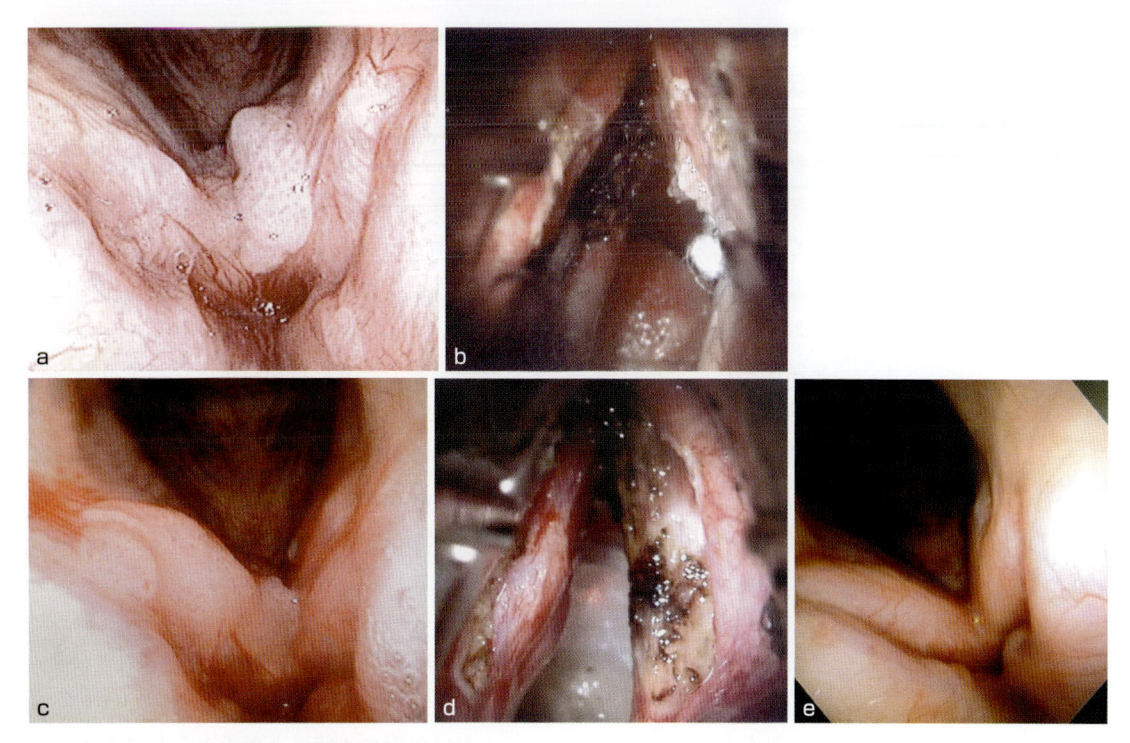

❷ 前連合をまたぐ乳頭腫の二期的手術の一例
a：他院での 2 度のレーザー手術後の当科受診時，前連合を含め，両側声帯に及ぶ腫瘍が明らかであった．
b：当科での，$CO_2$ レーザーを用いた初回手術時には，声門上の病変は両側の病変を焼灼したが，声門は左側のみ処理した．
c, d：2 か月後に，未処置の右側病変（c）に対し，レーザーによる焼灼術を施行した（d）．
e：2 度目の術後 4 か月の所見では，前連合に明らかな横隔膜症を残さずに創傷治癒が得られている．

- 治療後平均 14 年の長期成績の報告によれば，治療終了時には 63％に効果が認められ，その後平均 14 年で最終的に疾患が完全寛解していた症例は 42％で，その他の症例では治療終了後平均 5 年程度で再発していたとしている[14]．
- これまで週 3 回（報告によっては毎日）と頻回の投与が必要であったが，週に 1 回の投与で済み，安全性も高いとされる peginterferon α-2a（Pegasys®, Roche）が，アメリカ食品医薬品局（FDA）により 2002 年には C 型肝炎の治療薬として，2005 年には B 型肝炎の治療薬として認可され，患者の負担は軽減しており，RRP の患者も恩恵にあずかる可能性はある．
- しかしながら，これまで報告された数々の副作用や，長期間継続して頻回に投与が必要であること，また下記 cidofovir の登場などにより，欧米でもその需要は減少している．

## cidofovir

- アメリカならびにイギリスでは，JORRP に対して現在最も頻用されている補助療法となっている．
- シトシンヌクレオチド類似体で，FDA では，HIV 患者におけるサイトメガロウイルスによる網膜炎に対する使用が認可されている薬剤である．
- 喉頭乳頭腫に対しては，切除後に局所に注射する方法が用いられるが，肺

補助療法として欧米を中心に cidofovir の使用が広まっている

まで広がった重症例では，静脈投与の報告もある．
●投与量や回数は，報告により幅があるが，50〜75mg/mLの濃度で，2〜6週間隔で年に10回程度注射を行うプロトコールが多い．
●動物（ラット）を用いた検討では，高率に癌（とくに乳癌）を発症することが知られており，実際，小児患者の症例でcidofovir使用開始後10年を経て扁平上皮癌が発症した報告もある[15]．
●喉頭の局所注射であっても，ある程度は血液中に流入することが知られており，腎毒性への配慮（投与量に関する注意）が必要である．
●無作為化，二重盲検プラセボ対照試験で，有意差がなかったとする報告がある[16]．
●このように，cidofovirは，まだ完全に問題点が解決され，効果が十分に証明されたわけではないものの，RRPは治療に難渋し，時に生命を脅かす疾患であること，またこれまでにcidofovirが有用性を示す多数の症例集積研究があることから，下記のような条件に即した使用は妥当と考えられている．
●現在のところ，アメリカでのcidofovir適応は以下のように提唱されている．
　①外科的切除のみ，あるいはより安全性の保証された補助療法では改善がみられない症例，さらに／または年間に4回以上の手術を要するような症例では，治療方法の一つとして常に提示してよい．
　②頻回の手術，腫瘍による気道狭窄，著しくコミュニケーションが障害されるほどの音声障害，気管切開のいずれかにあてはまる場合で，しかるべき同意が得られていれば，適応となりうる．
　③これらよりも軽症例，とくに小児では，長期の安全性が確認されるまでは，基本的に使用を差し控える．
　④どのような適応での使用にせよ，薬剤の腎毒性や発癌性を含め，薬剤情報の提供・説明を行い，同意を得ることが必要である．
　⑤副作用，とくに発癌性に関しては，局所にせよ他臓器にせよ，直ちに当該部署（FDA）へ報告すること．

### 漢方
●ヨクイニンや補中益気湯が用いられる．
●ヨクイニンは，IgG，IgM産生細胞数の増加により抗体産生を増加させる．さらに，T細胞，B細胞，NK（natural killer）細胞，さらには細胞傷害性T細胞活性を増強させる作用があることから，ウイルス性疣贅に用いられている．
●補中益気湯は，NK細胞活性，マクロファージの細胞傷害活性の増強などにより抗腫瘍効果を示す．

### I3C（indole-3-carbinol）
●キャベツ，ブロッコリー，カリフラワーなどの十字花（アブラナ）科植物

- の成分であり，サプリメントとして市販されている．
- estrone の 2-hydroxyesterone への変換を促進し，その上皮増殖抑制効果により抗腫瘍効果を示す．
- 大規模研究ではないものの，平均 4.8 年の経過観察期間において 63％の患者に有効で，副作用は認めなかったと報告されている[17]．
- サプリメントとして入手可能で，成人で 1 回 200 mg，1 日 2 回内服する．

### その他
- ビタミン A の類似体であるレチノイン酸は，扁平上皮の分化抑制作用などがあることから RRP の治療薬として注目された．しかしながら，催奇形性が強く，粘膜・皮膚への副作用が強く，さらには無作為化の臨床試験で効果が認められなかった[18]．
- 胃酸逆流による喉頭粘膜の慢性炎症が，HPV 感染に及ぼす影響が懸念されており，胃酸逆流の治療による RRP の軽快に関しても報告がある[19]．
- aciclovir の効果も報告がある．ただし，ウイルス由来のチミジンキナーゼによってリン酸化されてウイルス DNA を阻害する作用機序であるものの，HPV は，必要なチミジンキナーゼを発現していない（遺伝子にコードされていない）．したがって，単純ヘルペスウイルス（herpes simplex virus：HSV）1 型などの同時感染がある際に効果を発揮すると考えられている．

## 今後：HPV ワクチン[2,6,12]

- 近年，子宮頸癌予防ワクチンとして HPV ワクチンが開発され，注目を集めている．
- 現在 HPV ワクチンとしては，2 価（HPV-16，18 型）ワクチン（Cervarix®，グラクソ・スミスクライン）と 4 価（HPV-6，11，16，18 型）ワクチン（GARDASIL®，MSD）が，厚生労働省の製造販売承認を取得している．
- GARDASIL® に関しては，成人男性および男児における性器疣贅の予防目的という適応でも，FDA により承認されている．
- 混合感染例も報告はあるが，喉頭乳頭腫の発症には主として HPV-6 型と 11 型が関与することから，4 価ワクチンである GARDASIL® の女性（ならびに男性）への接種が広まることが，性器疣贅の減少，さらには喉頭乳頭腫の減少につながるものと期待されている．

（齋藤康一郎）

> 4 価 HPV ワクチンによる将来的な RRP の予防効果が期待されている

### 引用文献

1) Goon P, et al. Recurrent respiratory papillomatosis：An overview of current thinking and treatment. Eur Arch Otorhinolaryngol 2008；265：147-51.
2) Larson DA, Derkay CS. Epidemiology of recurrent respiratory papillomatosis. APMIS 2010；118：450-4.
3) Derkay CS. Task force on recurrent respiratory papillomas. A preliminary report. Arch Otolaryngol Head Neck Surg 1995；121：1386-91.

1) Dedo HH, Yu KC. $CO_2$ laser treatment in 244 patients with respiratory papillomas. Laryngoscope 2001 ; 111 : 1639-44.
2) Derkay CS, Wiatrak B. Recurrent respiratory papillomatosis : A review. Laryngoscope 2008 ; 118 : 1236-47.
6) Xue Q, et al. Recurrent respiratory papillomatosis : An overview. Eur J Clin Microbiol Inf Dis 2010 ; 29 : 1051-4.
7) 齋藤康一郎, 矢部はる奈. 炎症・感染症診療 NAVI HPV 感染症. 耳鼻咽喉科・頭頸部外科 2012 ; 84 : 223-6.
8) Burns JA, et al. 532 nm pulsed potassium-titanyl-phosphate laser treatment of laryngeal papillomatosis under general anesthesia. Laryngoscope 2007 ; 117 : 1500-4.
9) Johnson K, Derkay C. Palliative aspects of recurrent respiratory papillomatosis. Otolaryngol Clin North Am 2009 ; 42 : 57-70.
10) Zeitels SM, Burns JA. Office-based laryngeal laser surgery with the 532-nm pulsed-potassium-titanyl-phosphate laser. Curr Opin Otolaryngol Head Neck Surg 2007 ; 15 : 394-400.
11) 齋藤康一郎ほか 喉頭乳頭腫の保存的治療の実際. JOHNS 2008 ; 24 : 1056-9.
12) Gallagher TQ, Derkay CS. Pharmacotherapy of recurrent respiratory papillomatosis : An expert opinion. Exp Opin Pharmacother 2009 ; 10 : 645-55.
13) 齋藤康一郎. 喉頭頸部領域 喉頭乳頭腫症. JOHNS 2011 ; 27 : 1460-2.
14) Gerein V, et al. Use of interferon-alpha in recurrent respiratory papillomatosis : 20-year follow-up. Ann Otol Rhinol Laryngol 2005 ; 114 : 463-71.
15) Lott DG, Krakovitz PR. Squamous cell carcinoma associated with intralesional injection of cidofovir for recurrent respiratory papillomatosis. Laryngoscope 2009 ; 119 : 567-70.
16) McMurray JS, et al. Cidofovir efficacy in recurrent respiratory papillomatosis : A randomized, double-blind, placebo-controlled study. Ann Otol Rhinol Laryngol 2008 ; 117 : 477-83.
17) Rosen CA, Bryson PC. Indole-3-carbinol for recurrent respiratory papillomatosis : Long-term results. J Voice 2004 ; 18 : 248-53.
18) Bell R, et al. The use of cis-retinoic acid in recurrent respiratory papillomatosis of the larynx : A randomized pilot study. Am J Otolaryngol 1988 ; 9 : 161-4.
19) McKenna M, Brodsky L. Extraesophageal acid reflux and recurrent respiratory papilloma in children. Int J Pediatr Otorhinolaryngol 2005 ; 69 : 597-605.

**Informed Consent**

# 若年型喉頭乳頭腫症患者の両親へのIC

　乳頭腫は，喉頭に限らず，口腔，鼻腔から肺実質まで呼吸器系すべてに病変を生じる可能性があり，欧米ではrecurrent respiratory papillomatosis（RRP），あるいは若年者に限ればjuvenile-onset RRP（JoRRP）という名称でよばれている．再発のために治療が長期間に及ぶ可能性と臨床経過の多様性に基づく予測不能性が大きな特徴であり，その点に留意した説明が必要になる．

　具体的な説明は後の説明文例（「再発性乳頭腫について」〈▶p.244〉）を参照されたいが，以下の点を強調付加したい．

### 日頃からの信頼醸成が重要である

　インフォームドコンセント（IC，→ Column）のために信頼を得るというわけではなく，患児，家族と治療者のお互いの信頼のなかでICが得られるとすれば，それは幸せなことである．信頼は常日頃の診療でのきめ細かい配慮から生じてくる．たとえば，喉頭ファイバースコピーの際に患児が非常に嫌がっていて，保護者もその必要性に疑問を感じているような場合があるが，そのような際に無理をして検査を強行するのではなく，いったん検査を中断して，保護者にその必要性をよく説明したうえで，患児がある程度落ち着いてから，温かい言葉をかけながら検査を行えば，ずっと理解を得られやすいはずである．また，保護者にしてみれば，こんなに何度も手術をしても大丈夫なのか，本当に効果的な治療をしてもらっているのか，など治療に不信を抱くこともありうるため，懇切丁寧に繰り返し説明することが大切である．納得が得られない場合は，積極的にセカンドオピニオンを求めてもらうことも効果的であろう．

### 患児への説明もできるだけ行う

　医学的自己決定権をもたない小児であるが，患児の年齢に応じて患児自身にもある程度の説明が必要になる（→ Column）．その際は，誰が説明するのか，どの程度説明するのか，どう説明するのか，あらかじめ保護者と十分に相談しておくのが望ましい．本来は医師が説明するべきであるが，自分が説明すると主張する親もおり，確認するのがよい．

### チーム医療でのバックアップを伝える

　長期間の通院，治療は患児とその家族にとって精神的に大きな負担となるため，さまざまなスタッフとともにチーム医療として患児，家族をバックアップしていくことを説明する．年長児の場合はとくに重要になる．

### 見通しを伝える

　臨床経過が予測不能とはいっても，ある程度の見通しを伝えることが大切である．将来への見通しがつかないと家族は途方に暮れてしまう．欧米のデータではあるが，平均的な数字をあげて説明している．

### 感染経路について

　感染経路を気にする親が多く，自分が原因なので

---

**Column　インフォームドコンセント**

　自己決定能力を有さない小児の医療領域では，通常のinformed consentではなく，診断と治療に関しては親の許諾（parent permission）を得，可能な限りは患児の賛同（patient assent）を得るべきとされている[1]．これは，consentがあくまでも自分自身の個人的信条，価値観，目的に根ざして「自分自身のことについて同意する」という意味であり，小児患者の（親）の場合にはそれが当てはまらないからである．また，親の許諾を得たとしても，できれば，患児にも発達成長に応じて病気の現状と，さらに検査・治療で何が得られるかを説明し，それらに対する理解を確認し，提案された治療を受ける意思を確認し，もし患児が拒否する治療を受けざるをえない場合にもそれをはっきりと告げ，嘘をつくべきではないというのが「患児の賛同」である．最近の「プレパレーション」はその方向に沿ったものと考えられる．たとえば，患児や医師，看護師の人形や，手術室などの模型を使って，検査や手術をあらかじめ説明することによって，不安や恐怖感を取り除いて，「心の準備」をしてあげるものである．

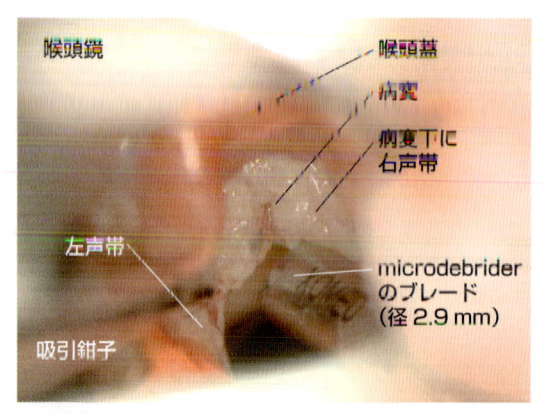

❶ 両側声帯に広範な RRP 病変を認める 5 歳の女児

自発換気下に microdebrider で切除を行おうとしているところである（→ Topics）．挿管チューブがないため，気道の狭い小児においては手術操作が容易になるが，麻酔科的管理は難しいものとなる．

はないかと悩み，人知れず自分を責めている母親もいる．性器疣贅（尖圭コンジローマ）との関連性が高く，産道感染を示唆するデータが多いが，帝王切開での発症例や日齢 1 での病変確認例，胎内感染を示唆するデータもある[2]．ヒトパピローマウイルス（HPV）自体は非常にありふれたもので，知らないうちに罹って，知らないうちに治ってしまうことも多く，母に明らかな性器疣贅がない場合は，原因を突き止めるのは難しい，と説明している．性器疣贅があり，自分が原因だと確信している場合は，「ありふれた病気で，この病気があっても子どもさんはならないことのほうがずっと多く，罹ってしまったことは残念というしかないが，後悔するだけでは前に進まないので，これからの治療を考えましょう」というのはどうであろう．

### 付加治療について

欧米では，シトシンヌクレオチド類似体である cidofovir の局所注射が重症例においてよく用いられているが，米国においても適応外使用（本来の適応は HIV 感染者の CMV 性網膜炎）であり，日本では未承認薬である．

### ワクチンについて

ガーダシル®は 4 価（HPV 6, 11, 16, 18），サーバリックス®は 2 価（HPV-16, 18）のワクチンであり，RRP のほとんどがタイプ 6, 11 であることを考えると，前者の接種によって母の世代の同タイプへの感染が減れば JoRRP 減少の可能性があるが，データはまだない．また，RRP 患児に対する前者の接種で新病変の拡大予防を期待する声もあるが，これもデータは今のところない．

### 予後について

約 25％は生涯 4 回以内の手術で済み，約 20％は 3 歳未満で発症し，生涯 40 回以上の手術が必要になり，このグループに気管切開例，死亡例が含まれる[3]．残りはその中間になる．末梢気道に病変が広がると切除不能となり，ガス交換ができなくなるため，死亡の可能性もあり，病変が末梢に至ると厳しい状況になることがある，と説明している．

（廣瀬正幸，佐野光仁）

#### 引用文献

1) Committee on Bioethics, American Academy of Pediatrics. Informed consent, parental permission, and assent in pediatric practice. Pediatrics 1995；95：314-7.
2) Derkay CS, Wiatrak B. Recurrent respiratory papillomatosis：A review. Laryngoscope 2008；118：1236-47.
3) Monnier P. Neoplastic Lesions of the Larynx and Trachea. In：Monnier P, editor. Pediatric Airway Surgery. 1st ed. Heidelberg：Springer；2011. p. 220-7.
4) Schraff S, et al. American Society of Pediatric Otolaryngology members' experience with recurrent respiratory papillomatosis and the use of adjuvant therapy. Arch Otolaryngol Head Neck Surg 2004；130：1039-42.

---

#### Topics　非挿管自発換気下麻酔

患者説明文（p.244）にも書いたように，当科では自発換気を残しながら，非挿管で喉頭手術を行っている．挿管チューブがないため，観察，操作が非常にしやすくなる（❶）．また，RRP においては声門下，気管，気管支に病変がないかどうかを確認することが重要であるが，この麻酔方法であれば手術時に硬性鏡をゆっくりと気管分岐部付近まで進めることによって，ファイバースコープでは得難い，詳細で鮮明な観察が可能になり，たいへん有用である．米国では JoRRP 手術の実に 63.5％は，非挿管（自発換気下または無呼吸）で行っているという[4]．

▶ 再発性乳頭腫の患者説明例については，p.244 参照．

第4章　炎症・腫瘍と類似疾患

# 喉頭結核はどのように診断すればよいか？

## 喉頭結核とは

- 喉頭結核は2007年より，結核予防会結核研究所のサーベイランスの入力分類においては肺外結核の中に咽頭・喉頭結核として新たに分類され，新規登録患者数が確認されるようになった．
- 咽頭・喉頭結核の患者数は，現在，結核全体の0.1～0.2％にすぎない．しかし，いまだに年間40例近くの患者を認めており，嗄声や咽頭違和感，嚥下痛といった症状から耳鼻咽喉科外来を初診することが多い．そのため，耳鼻咽喉科外来診療において喉頭結核は忘れてはならない疾患である．
- 高齢者，糖尿病患者，担癌患者，免疫不全患者などは，感染・発病のリスクが高い．
- 高齢者では既感染の再燃とされる二次感染が多いが，若年者では初感染からの発病である一次結核が多く，一次結核においては結核の活動性が高いとされているため，患者取り扱いにおいてはよりいっそう注意が必要である．
- 耳鼻咽喉科外来で喉頭結核に遭遇した場合，喉頭結核を疑い早期に診断を確定させるだけでなく，外来診療での感染予防や接触者検診も重要となってくる．

> 結核の診療では外来の感染予防，接触者検診も重要

## 喉頭結核の診断手順

- 日常診療において，喉頭結核を疑うかどうかが大きな課題となる．過去の報告では，医療機関を受診してから診断を得るまでに要した期間は，2か月以上かかった例が50％を占め，4か月かかった例もあったとしている．したがって，いかに迅速に結核症であることを確診するかが医療安全上重要となる．
- 主要な喉頭結核の症状としては，嗄声，咽頭違和感，嚥下時痛があげられるが，自・他覚症状の乏しい場合もある．
- 喉頭結核の病型は，浸潤型，潰瘍型，軟骨膜炎型，腫瘤型の4型に分類されるが，最近では腫瘤型が増加している．したがって，喉頭癌との鑑別が重要となることが多い．しかし，著明な白苔の付着を伴う腫瘤形成や扁平上皮癌による腫瘤形成とは異なる印象を受けた場合には，最初から結核症を念頭におくべきである（❶）．

> 主要な症状は，嗄声，咽頭違和感，嚥下時痛

喉頭結核はどのように診断すればよいか？　141

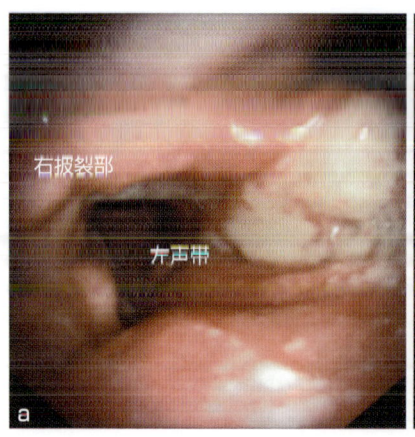

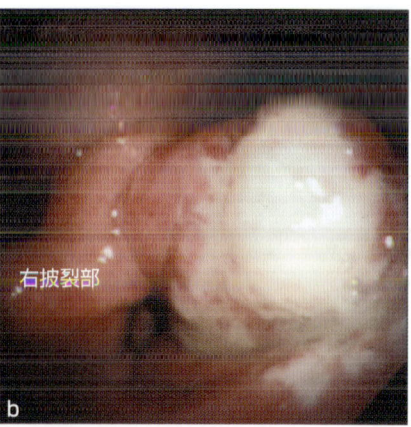

❶ 喉頭結核症例の喉頭所見
a：安静時.
b：発声時.
両側の声帯運動は良好であり，左右差は認めない．
左仮声帯から披裂喉頭蓋ひだにかけて白苔を伴う隆起性腫瘤を認める．

★1 FNAC
fine needle aspiration cytology（穿刺吸引細胞診）．

必要な検査はできるだけ網羅的かつ一期的に行う

- 喉頭の腫瘤性病変を認めた場合に最も重要なことは，悪性腫瘍の除外である．確定診断のためには生検が必要となるが，一度目の生検にて悪性所見が得られず，炎症細胞や壊死組織のみであった場合は再度生検を行うが，この時点で結核症を鑑別診断としてあげられるかどうかが大切である．
- 過去において確定診断までに時間を要した原因として，悪性腫瘍を疑い，複数回の生検を施行し，そのたびに病理組織学的診断結果を待つということの繰り返しに時間を費やすことに加え，結核に対する諸検査の診断率の低さがあげられる．
- 細胞検体においては，結核の病理組織像を反映する類上皮細胞・乾酪壊死物質・多核巨細胞のすべてが検出されれば，結核症の診断はほぼ確定的とされる[1]．
- 上記3つの成分すべてがFNAC[★1]や生検で検出される率は約40％程度である．また，穿刺液からの結核菌陽性率は，塗抹では10～30％程度，培養では20～40％程度となっている．さらに，抗酸菌染色により菌体が検出できる率は40％程度，PCR法によっても20～40％程度とされている[2]．
- 特殊検査としてQuantiFERON TB（QFT）が，補助検査としてあげられる．QFTは感度80～90％，特異度95％と優れた診断法である．しかし，あくまでも補助検査であることを念頭にいれなければならない．
- したがって，重要なことは，これらの個々の検査を時期をずらして行うのではなく，必要な検査をできる限り網羅的，かつ一期的に行うことだと考える．
- 以上のことを総括して，喉頭結核（他の頭頸部結核症を含む）の診断手順を系統的にまとめる（❷）．
- 初診の時点で著明な白苔の付着を伴う腫瘤形成や扁平上皮癌による腫瘤形成とは異なる印象を受けた場合には，結核症を念頭におき，最初の組織生検時よりこれらの諸検査を網羅的に行うことも大切である．

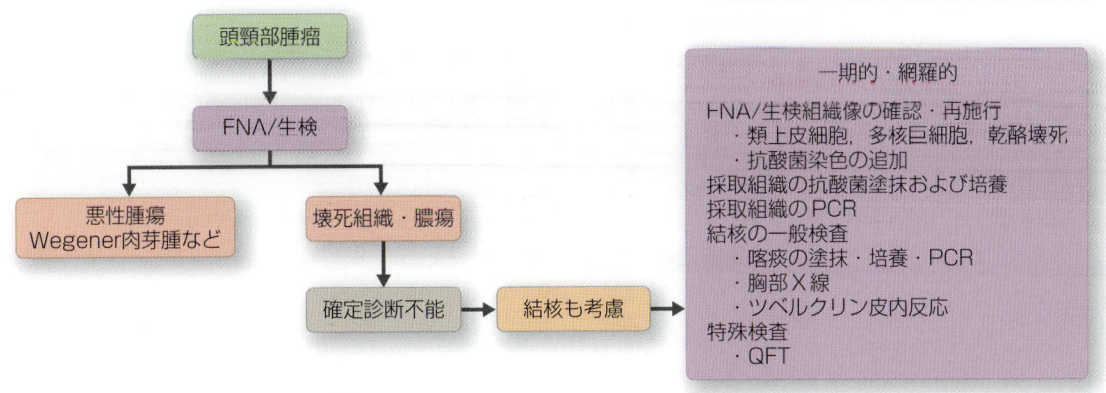

```
            頭頸部腫瘍
                ↓
             FNA/生検
            ↙        ↘
      悪性腫瘍      壊死組織・膿瘍
   Wegener肉芽腫など       ↓
                    確定診断不能 → 結核も考慮
```

```
                        一期的・網羅的
            FNA/生検組織像の確認・再施行
              ・類上皮細胞, 多核巨細胞, 乾酪壊死
              ・抗酸菌染色の追加
            採取組織の抗酸菌塗抹および培養
            採取組織のPCR
            結核の一般検査
              ・喀痰の塗抹・培養・PCR
              ・胸部X線
              ・ツベルクリン皮内反応
            特殊検査
              ・QFT
```

**❷頭頸部領域における結核診断の手順**

喉頭に腫瘤形成を認めた場合には,悪性腫瘍であるかどうかを確認するため,画像評価後にはFNAや生検を施行し,病理学的な評価をする.この際,悪性所見が得られず,炎症細胞や壊死組織のみであった場合は,再度組織生検を行うが,この時点で結核症を鑑別診断としてあげる.そして組織における結核症の診断に特徴的な所見の有無の再確認,抗酸菌染色,さらに塗抹・培養・PCR法を行う.同時に喀痰の塗抹・培養・PCR法,胸部X線,ツベルクリン反応などの一般検査と,特殊検査としてQFTなども補助診断として行う.これらの諸検査を一期的に行うことがポイントである.

## 結核患者発生時の対応

- 喉頭結核は肺結核とともに空気感染源となりうる疾患である.耳鼻咽喉科外来診療は患者と対面して診察し,咳を誘発する処置も多いため結核の感染リスクが高いと考えられる.
- 以下に外来および入院における結核患者の対応について,疑い例も含めてまとめる.

### ■ 結核確定・かなり濃厚な場合

- 患者は,サージカルマスク★2を着用し,以下の隔離スペースに収容する.
  ①外来:トリアージ室
  ②入院:陰圧空調個室
- 感染症管理治療部に連絡し,保健所と病院長に提出する書類を作成する.
- 現時点での診断根拠を下記の①②③④の順番で確定していくために,より緊急の対応が要求される.
  ①喀痰塗抹陽性
  ②すべての検体の培養陽性,もしくは喀痰以外の検体塗抹陽性
  ③PCR陽性
  ④画像所見
- 患者への対応としては,
  ①サージカルマスクを着用させる.
  ②結核医療機関への紹介を検討する.
  ③特殊陰圧室が存在すれば,入院での治療を行う.
- 患者と接触する医療従事者はN95マスクを着用する★3.早期に診断を確定する目的で,PCR法を細菌検査室へ依頼する.

★2
ガーゼマスクは不可.サージカルマスクと口とのあいだにはガーゼを2〜3枚挟む.

★3
ただし,肺外結核の場合,N95マスクや陰圧室の必要性は低い(喉頭結核には必要).

❸入院中の感染防御方法

| | | |
|---|---|---|
| 1. | 手指衛生 | 通常の手指衛生で対応可能 |
| 2. | 衣類 | 結核菌は熱や日光に弱い．通常の洗濯で可 |
| 3. | 食器など | 通常の下膳と洗浄で可 |
| 4. | トイレ | 特別な清掃は不要 |
| 5. | 排泄物 | 消毒の必要はなし |
| 6. | 入浴 | 排菌があるあいだは陰圧室でのシャワー浴 |
| 7. | 病室清掃 | N95マスクを着用すれば通常の病室清掃可 |
| 8. | ベッド・マットレス | 通常どおりの清掃 |
| 9. | シーツ・タオル | 通常どおりの洗浄．喀痰などの汚染があるシーツは感染性として取り扱う |
| 10. | 汚染ゴミ | 通常どおり |
| 11. | 聴診器・血圧計 | 通常どおり |
| 12. | 換気 | 閉鎖状態でも2時間の換気により，別の患者の入室可 |
| 13. | 内視鏡の消毒 | 過酢酸，グルタラールおよびフタラールが推奨されている |

## ■ 入院中の隔離と防御方法

● 結核患者の入院中の注意事項を❸に示す．

## まとめ

● 頭頸部結核症においては，腫瘍病変との鑑別が重要であるが，非特異的な症状のことも多く組織学的検査を施行しても診断に難渋することが多い．
● しかし，排菌性の高い気道病変では，できる限り早期に診断を確定する必要がある．そのためには，早い段階で結核症を鑑別診断としてあげ，必要な諸検査を網羅的に，かつ一期的に行うことが重要である．

（花澤豊行）

引用文献

1) 草間　博ほか．結核症の細胞診―肉芽腫の細胞学的鑑別―．病理と臨床 1997；15：426-8.
2) 川野利明ほか．頭頸部領域における結核性病変の検討．日耳鼻感染症研会誌 2008；26：41-4.

第4章　炎症・腫瘍と類似疾患

# 咽頭癌・喉頭癌を見逃さないための留意点は？

- 外来診療において，のど（咽頭・喉頭）の癌を見逃さずに診断する方法は次のように集約できる．まず咽頭癌・喉頭癌の存在を疑うこと，次には咽頭・喉頭を視診・内視鏡で詳細に観察して癌病変を確認すること，さらには頸部腫瘤を主症状としている場合に転移性リンパ節腫大を疑い癌の診断につなげること，である．
- したがって，逆に見逃しがちになるのは，咽頭癌・喉頭癌を疑いにくい一般的症状により受診してきた患者や，咽頭癌・喉頭癌の発症リスクが低いと思わせる患者，さらには視診・内視鏡で癌病変を認めにくい場合などである．こうした点に留意することが咽頭癌・喉頭癌を見逃さないことにつながる．

## 日常的な耳鼻咽喉症状を訴える患者において咽頭癌・喉頭癌を見逃さないための留意点

- 嚥下困難，咽頭出血，嗄声などの咽頭癌・喉頭癌を疑わせる典型的症状があれば癌を見逃すことは少ない．むしろ❶に示すような日常臨床で頻繁に遭遇する耳鼻咽喉症状が，時に咽頭癌・喉頭癌に起因していることがあり，注意が必要である．
- 成人において症状が一側性，持続性であることが癌を疑うポイントとなる．
- 患者自身の自覚がなくても無痛性の硬いリンパ節腫大が確認できれば癌の存在が強く疑われるため，頸部リンパ節の触診は癌を見逃さないために有用といえる．

成人で一側性，持続性の症状に注意

## 喫煙・飲酒以外の咽頭癌・喉頭癌の発症リスク

- 従来から指摘されていた咽頭癌・喉頭癌の主な発症リスクである喫煙・飲酒歴をもつ中・高齢者では癌の存在を疑いやすい．逆にこうしたリスクがない患者では癌を見逃しがちになる．見逃さないためには，以下のような喫煙・飲酒以外の咽頭癌・喉頭癌の発症リスクに関する疫学的知識を備えておく必要がある．

❶日常的な耳鼻咽喉症状の原因となりうる咽頭癌・喉頭癌

| 症状 | 原因になりうる癌 | 診断のポイント |
| --- | --- | --- |
| 耳閉感・難聴（滲出性中耳炎） | 上咽頭癌 | 一側性の症状，高齢者よりも中年・若年者でみられた場合に注意が必要 |
| 耳痛 | 中咽頭癌<br>下咽頭癌 | 耳に所見がない場合ほど癌に伴う放散痛に留意が必要 |
| 鼻閉・鼻出血 | 上咽頭癌 | 一側性に症状があり鼻前部に所見がない場合は後鼻孔まで観察する |
| 咽喉頭異常感 | 下咽頭癌<br>声門上癌<br>中咽頭癌 | 一定の部位に持続的に症状があり，軽度であっても嚥下痛を伴う場合は癌を疑う[1] |

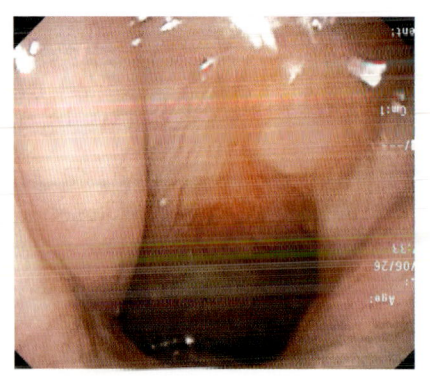

❷ 上咽頭癌（58歳，男性）
粘膜面に潰瘍や不整な腫瘤はみられないが，両側上咽頭後上壁から傍咽頭に進展した上咽頭癌（T2）であった．

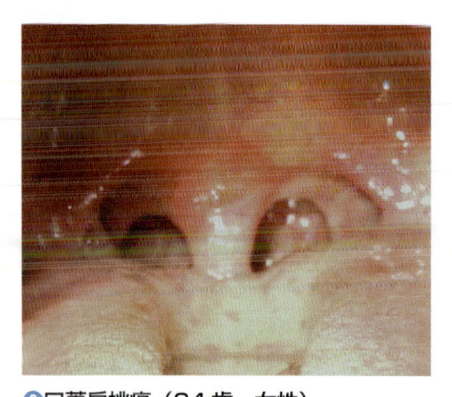

❸ 口蓋扁桃癌（64歳，女性）
腫瘍を確認できないが，右口蓋扁桃深部に生じた中咽頭癌（T2）であった．

EBウイルス感染と上咽頭癌，HPV感染と中咽頭癌，女性，貧血と下咽頭癌の関連に留意

- 上咽頭癌の発症にはEBウイルス感染が関与し，他の咽頭癌・喉頭癌に比べ若年者でも発症することがある．
- 近年ではヒト乳頭腫ウイルス（HPV）感染に伴う中咽頭癌の発症が増加してきており[2]，喫煙・飲酒歴のない比較的若年者でも中咽頭癌（とくに口蓋扁桃癌）がみられることがある．
- 女性で鉄欠乏性貧血を背景とする下咽頭癌（輪状後部癌）の発症がみられる．

## 視診・内視鏡検査において咽頭癌・喉頭癌を見逃さないための留意点

- 視診・内視鏡による観察で，表面や境界が不整で潰瘍や出血を伴う腫瘍がみられれば診断は容易である．ところが，咽頭癌・喉頭癌のなかには以下のように粘膜表面の異常が乏しい場合や部位により腫瘍を確認しにくい場合があり，これらを見逃さないよう留意する必要がある．
- 上咽頭癌ではしばしば壊死・潰瘍形成や腫瘤形成が乏しく，一見，正常上咽頭に見えることがある（❷）．
- 口蓋扁桃癌ではしばしば深部に小さな限局性の腫瘍が存在し，表面からは腫瘍を確認できないことがある（❸）．口蓋弓鉤により前口蓋弓を牽引して観察するとともに，深部の腫瘍の有無を触診で確認することが重要である．
- 粘膜下進展をきたした下咽頭癌，声門上癌が，頭側から観察する内視鏡では正常粘膜の腫脹に見えることがある（❹）．
- 梨状陥凹先端部や輪状後部に限局した下咽頭癌は内視鏡により腫瘍を確認しにくい．下咽頭に唾液貯留があり，とくに左右差がみられれば，その尾側に腫瘍が存在することが示唆される（❺）．

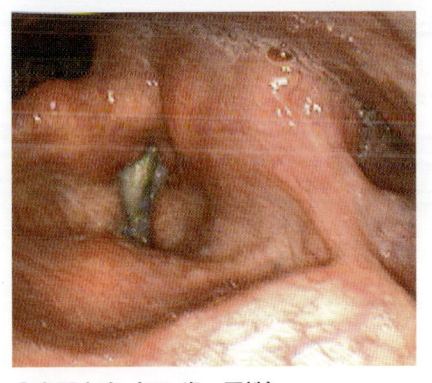

❹ 声門上癌（73歳，男性）
左披裂部に潰瘍を伴わない腫脹がみられる．左披裂部から仮声帯に進展した声門上癌（T2）であった．

❺ 下咽頭癌（79歳，男性）
右披裂喉頭蓋ひだの腫脹と梨状陥凹の唾液貯留がみられる．梨状陥凹先端部の下咽頭癌（T2）であった．

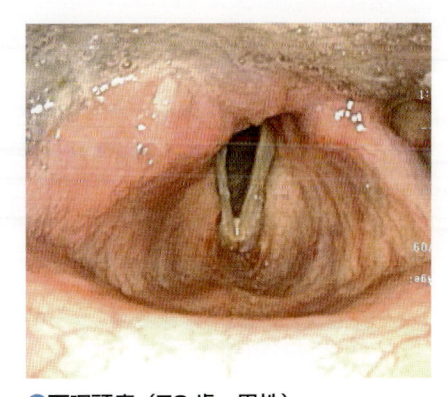

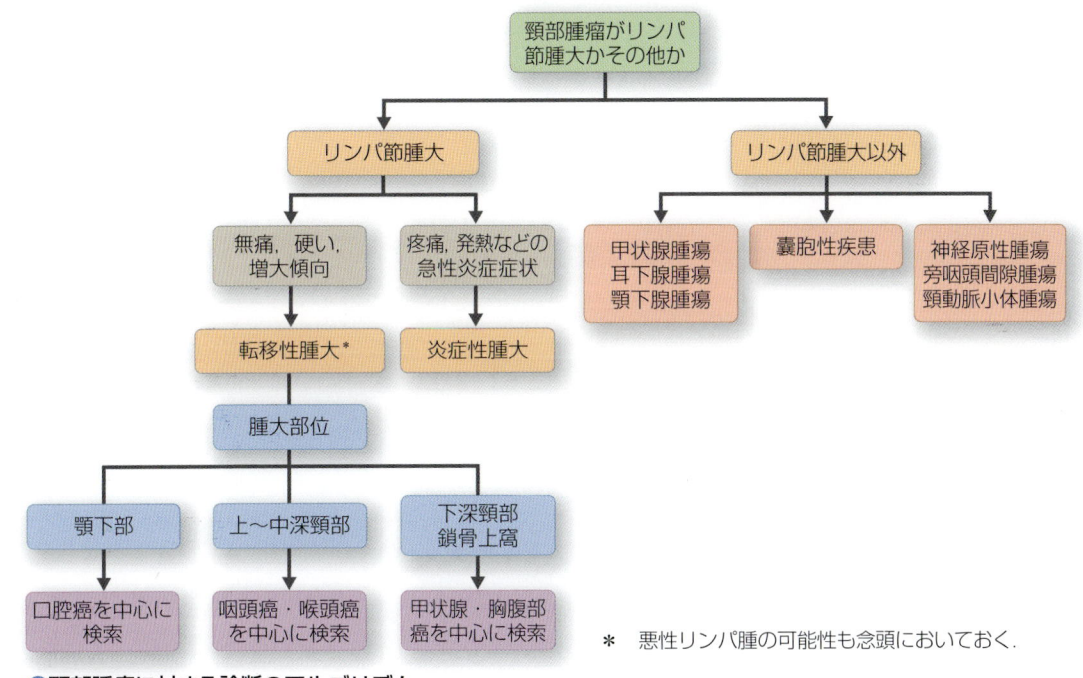

癌の粘膜下進展に留意

```
頸部腫瘤がリンパ節腫大かその他か
├── リンパ節腫大
│    ├── 無痛，硬い，増大傾向 → 転移性腫大*
│    │    └── 腫大部位
│    │         ├── 顎下部 → 口腔癌を中心に検索
│    │         ├── 上～中深頸部 → 咽頭癌・喉頭癌を中心に検索
│    │         └── 下深頸部 鎖骨上窩 → 甲状腺・胸腹部癌を中心に検索
│    └── 疼痛，発熱などの急性炎症症状 → 炎症性腫大
└── リンパ節腫大以外
     ├── 甲状腺腫瘍 耳下腺腫瘍 顎下腺腫瘍
     ├── 嚢胞性疾患
     └── 神経原性腫瘍 傍咽頭間隙腫瘍 頸動脈小体腫瘍
```

＊悪性リンパ腫の可能性も念頭においておく．

❻ 頸部腫瘤に対する診断のアルゴリズム

## 頸部腫瘤を主訴に受診してきた患者において癌を見逃さない診断の進め方

- 頸部腫瘤に対する診断のアルゴリズムは❻のようになり，リンパ節腫大かそれ以外か，リンパ節腫大であれば炎症性腫大か転移性腫大（または悪性リンパ腫）か，について診断を進めていく．
- 転移性頸部リンパ節腫大が疑われた場合，原発巣の多くは咽頭癌・喉頭癌

咽頭癌・喉頭癌を見逃さないための留意点は？ ● 147

（または口腔癌）であり，その有無を視診，触診，内視鏡検査で診断する．
- 炎症性リンパ節腫大以外の頸部腫瘤の多くは画像診断や外科的治療，放射線治療が必要であり，高次医療機関への紹介が必要である．

（倉富勇一郎）

**引用文献**

1) 倉富勇一郎ほか．咽喉頭異常感の現況と対策―癌における咽喉頭異常感．日気食会報 2001；52：106-13.
2) 徳丸　裕ほか．中咽頭癌におけるヒト乳頭腫ウイルスの関与に関する多施設共同研究．頭頸部癌 2011；37：398-404.

# 咽頭癌に関する最近の話題

## 中咽頭癌とヒト乳頭腫ウイルス（HPV）感染

　従来，頭頸部癌の発癌因子としては飲酒や喫煙が主たるものであると考えられていた．一方，子宮頸癌の発癌因子として1980年代にヒト乳頭腫ウイルス（human papillomavirus：HPV）の感染が同定されたことを契機として，頭頸部癌の一部においてもHPVが感染していることが報告されており，頭頸部癌の発癌因子としての関連性は示唆されていた．

　HPVはPapovavirus科Papillomavirus属に属するウイルスであり120種類以上の型が存在しているが，大別すると高リスク群と低リスク群に分類される．発癌因子としての機能を有しているのは高リスク群のHPVだけであるが，とくに頭頸部癌においてはHPV-16が最も検出されることは認知しておきたいところである[1,2]．また，頭頸部領域のさまざまな部位でHPVが感染していることは報告されているが，最も高頻度の感染部位は中咽頭であり，とくに口蓋扁桃と舌根扁桃が重要である．近年の疫学調査の結果，主に喫煙率の低下とともに頭頸部癌の罹患率は全体的に減少しているが，中咽頭癌においては罹患率が軽度増加しており，その要因としてHPV感染に伴う発癌（HPV陽性癌）が増加していることが示唆されたため注目を浴びることとなった[1-3]（❶）．これらHPV陽性中咽頭癌増加の背景には若年者の性活動の活発化や多様化が影響していると考えられ，とくにオーラルセックスのパートナー数が多いと感染リスクが高くなることなどが報告され[4]，予防可能な性感染症の側面を有していることも注目されている一因である．増加するHPV陽性中咽頭癌の予防として，子宮頸癌の予防目的で使用され始めたHPVワクチンの適応が，今後，男性にも拡大されるかどうか着目していきたい．

　もう一つの注目すべき内容は，HPV陽性中咽頭癌と陰性中咽頭癌では癌の性質が異なる点である（❷）．とくに，HPV陽性中咽頭癌は原発巣が比較的小さくても頸部に転移しやすく，囊胞状変化を伴う場合が多い[2]ことは日常診療において留意しておきたい特徴である．また，予後に関して，化学放射線同時併用療法を施行した場合，HPV陽性中咽頭癌は陰性中咽頭癌に比べて有意に予後が良好であることが明らかとなった[5]ため，HPV感染の有無で治療を層別化する試み（臨床試験）が当施設を含めて欧米で進行中であり，今後増加が予想されるHPV陽性中咽頭癌に対する治療の個別化および標準化が急がれている状況である．

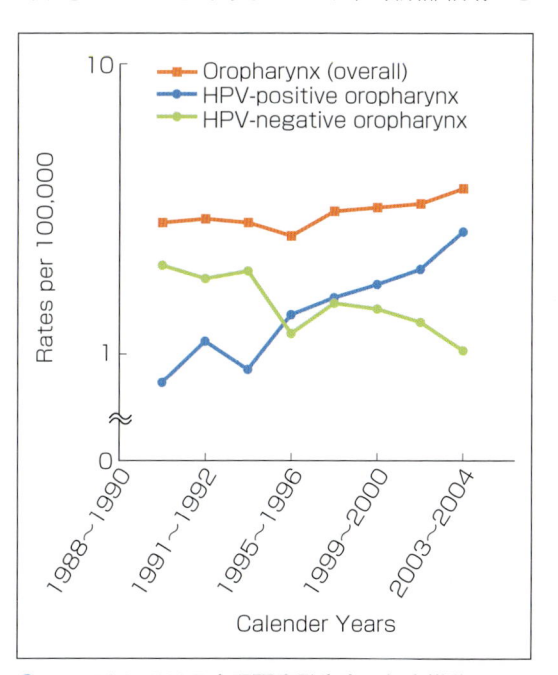

❶ アメリカにおける中咽頭癌発生率の年次推移
ハワイ，アイオワ，ロサンゼルスにおける1988～2004年にかけての中咽頭癌（全体，HPV陽性癌および陰性癌）の発生率．
＊人口10万人あたりの発生数で検討．
　　　　　（Chaturvedi AK, et al. J Clin Oncol 2011[3]より）

## 中・下咽頭表在癌および経口的切除

　もともと表在癌の概念は食道癌で提唱され，「リンパ節転移の有無は問わず，壁深達度が粘膜下層にとどまる癌」を食道表在癌と定義しているが，咽喉頭領域では粘膜筋板がないため「リンパ節転移の有無は問わず，壁深達度が上皮下層にとどまる癌」を咽喉頭表在癌と定義している[6]（❸）．

❷ HPV 陽性および陰性中咽頭癌における臨床背景の特徴

|  | HPV 陽性中咽頭癌 | HPV 陰性中咽頭癌 |
| --- | --- | --- |
| 年齢 | 30〜40 歳代でも認められる | 他の頭頸部癌と同様に60 歳代が中心 |
| 性別 | 男性に多いが女性でも比較的多く認められる | 他の頭頸部癌と同様に男性が圧倒的に多い |
| 嗜好品 | 飲酒,喫煙量が少ない場合が多い | 飲酒,喫煙量が多い |
| 分化度 | 低分化〜中分化型が多い | 中分化〜高分化型が多い |
| 病期 | 小さい原発巣の割にリンパ節転移を認め,進行癌が多い | 原発巣が大きくならないとリンパ節転移は認めにくい |
| 予後 | 良好 | HPV 陽性癌に比べると不良 |

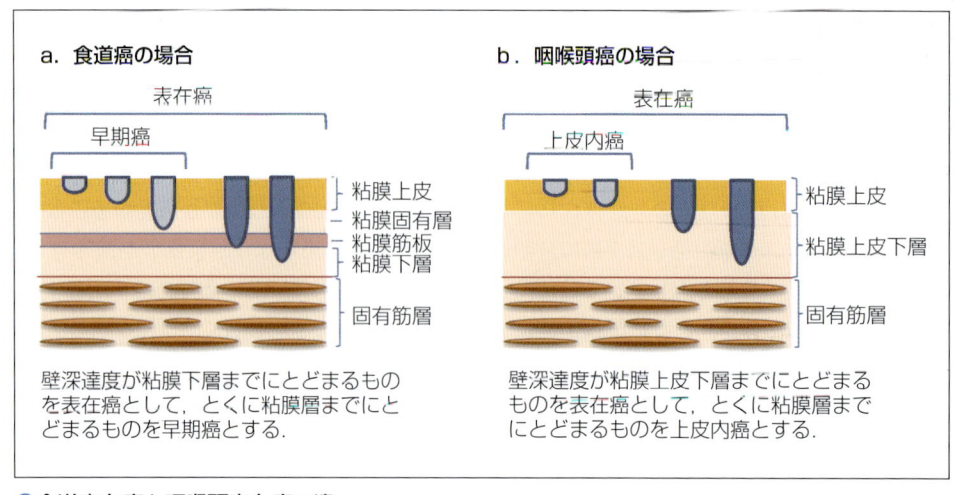

❸ 食道表在癌と咽喉頭表在癌の違い

a. 食道癌の場合

壁深達度が粘膜下層までにとどまるものを表在癌として,とくに粘膜層までにとどまるものを早期癌とする.

b. 咽喉頭癌の場合

壁深達度が粘膜上皮下層までにとどまるものを表在癌として,とくに粘膜層までにとどまるものを上皮内癌とする.

　これらの概念が出てきた背景には,とくに上部消化管内視鏡の開発や改良により粘膜表面の詳細な観察が可能になったことにより非常に早期の状態で癌が発見されるようになったことが大きい.また,NBI (Narrow Band Imaging) 技術がオリンパスにより開発されたことを契機として耳鼻咽喉科用電子内視鏡でも表在癌が発見される機会が増えてきたが,初期モデルは満足できるレベルの画質解像度を伴っていなかった.そのため,誰でも簡単に表在癌を発見できるわけではなく,見慣れていなければNBI で観察しても単に緑色の光で粘膜を観察しているだけの印象であった.しかし,ここ数年における内視鏡のレベルアップは目覚ましく,HD (high definition television) 対応を含めた「高画質」電子内視鏡であれば,上部消化管内視鏡の解像度と比較しても遜色のないレベルとなっており,表在癌の発見がより容易になっている.ただし,上部消化管内視鏡と異なり拡大機能がないため,ある程度近接しないと病変が確認できないことに留意するべきである.また,中・下咽頭後壁にある病変は,耳鼻咽喉科用の内視鏡では鼻腔から挿入するため接線方向での観察となり見落としやすいことにも注意されたい.

　一方,表在癌をはじめとする早期の頭頸部癌病変に対する治療方法についても,ここ数年で大きな変遷がみられている.まず,食道表在癌の治療が主に内視鏡で施行されていたことから発展して咽喉頭表在癌も内視鏡で切除されるようになった[7].いわゆるEMR (endoscopic mucosal resection:内視鏡的粘膜切除術) やESD (endoscopic submucosal dissection:内視鏡的粘膜下層剝離術) のテクニックが用いられるが,総称してELPS (endoscopic laryngo-pharyngeal surgery:内視鏡的咽喉頭手術) とよばれている.この手術のためには咽喉頭腔を広く展開する必要があるが,その

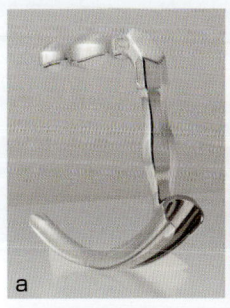

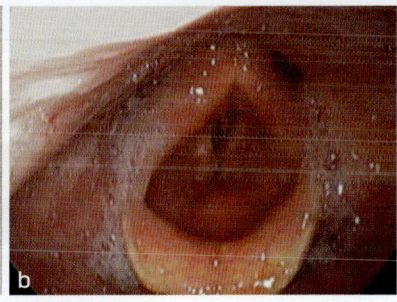

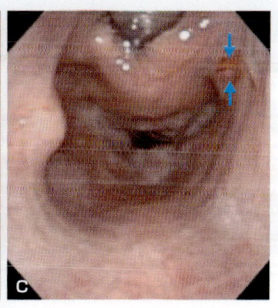

**❹彎曲型咽喉頭直達鏡とその使用例**
a：佐藤式彎曲型咽喉頭直達鏡.
b, c：下咽頭癌（右梨状陥凹原発）化学放射線治療後の内視鏡所見．通常の軟性内視鏡による観察では唾液貯留も認め，残存病変は明らかではない（b）．全身麻酔下で彎曲型直達鏡を挿入すると輪状後部，食道入口部まで観察可能となる．病変は右梨状陥凹（➡）に残存していた（c）．
（a：永島医科器械株式会社より提供）

際には彎曲型咽喉頭直達鏡が有用である（❹）．耳鼻咽喉科医としては，喉頭微細手術を発展させてTOVS（transoral videolaryngoscopic surgery：経口的咽喉頭部分切除術）を確立しており，最近では表在癌を含めた早期癌はもちろんのこと，ある程度までの進行癌に対しても経口的に切除することが試みられている[8]．これらの治療に関しては，まだ長期的な成績が出ておらず有効性および安全性に関する評価が十分なされているとはいえないが，時代の流れから将来的には考慮に入れなければならない治療方法であることは間違いない．

また，最新治療としては手術支援ロボットを用いたTORS（transoral robotic surgery）もあるが，現時点では海外で施行されているだけであり，わが国においても適応拡大に関して注目していきたいところである．注意しておきたい点は，すべての表在癌が経口的切除の適応になるわけではなく，各方法における適応の限界を把握することである．ガイドラインの作成をはじめとした今後の動向に着目したい．

（中原　晋，猪原秀典）

### 引用文献

1) 猪原秀典．HPVと中咽頭癌．耳鼻咽喉科・頭頸部外科 2012；84(9)：641-7.
2) Marur S, et al. HPV-associated head and neck cancer: A virus-related cancer epidemic. Lancet Oncol 2010；11(8)：781-9.
3) Chaturvedi AK, et al. Human papillomavirus and rising oropharyngeal cancer incidence in the United States. J Clin Oncol 2011；29(32)：4294-301.
4) D'Souza G, et al. Case-control study of human papillomavirus and oropharyngeal cancer. N Engl J Med 2007；356(19)：1944-56.
5) Ang KK, et al. Human papillomavirus and survival of patients with oropharyngeal cancer. N Engl J Med 2010；363(1)：24-35.
6) 大森　泰ほか．中・下咽頭表在癌の定義に関して　咽喉頭表在癌の定義　食道表在癌の定義との整合性の観点から．耳鼻咽喉科展望 2008；51(4)：262.
7) 佐藤靖夫ほか．中下咽頭表在癌の治療―上部消化管用内視鏡を用いて．耳鼻咽喉科・頭頸部外科 2010；82(11)：770-6.
8) 塩谷彰浩．中下咽頭表在癌の治療―経口的咽喉頭部分切除術（TOVS）の応用．耳鼻咽喉科・頭頸部外科 2010；82(11)：777-81.

# 第4章 炎症・腫瘍と類似疾患

# 声帯溝症にはどのように対応すればよいか？

## 声帯溝症とは

- 左右の声帯に声帯の前後方向に溝ができることで，発声に際して本来は閉鎖される左右の声帯に間隙ができる[*1]病態である．視診上声帯に溝があっても，声門閉鎖不全による症状がなければ単なる声帯の溝であり，声帯溝症ではない．同様の病態が，加齢により70歳以上の男子に多くみられることや，声の濫用など瘢痕によるものもあるが，先天性の発生説，嚢胞の破裂変化，ウェルナー（Werner）病との関連も示唆されている．

- 単なる溝で症状のないものもあるが，耳鼻咽喉科を受診する症状は声門閉鎖不全によるかすれ声（気息性嗄声）による発声障害，大きな声が出ない，話すのがつらい，など音声言語コミュニケーション障害をきたす．このため，正常では一息で15秒以上発声ができるところが，ひどくなると数秒となる．また「息こらえ」ができないため「力が入らない」などの運動能力の低下，過換気に伴う症状やせき込むなどの嚥下障害症状を生じる．とくに生理的加齢により高齢者においてはリタイア，独居による会話コミュニケーション低下による廃用性の萎縮も加わり，運動能力の低下や進行すれば誤嚥による肺炎などをきたしやすい．

- 治療は，声門閉鎖不全を改善させるための音声訓練をまず試み，改善が十分でない場合は自家脂肪，自家筋膜，自家コラーゲンの声帯内注入術（症例によっては異物も行われる）が行われるが，追加の注入が必要となる場合も多い．自家組織を使った声帯再生手術である声帯内側頭筋筋膜自家移植術（autologous transplantation of fascia into the vocal folds：ATFV）も行われている．

## 厚生労働省難治疾患克服研究事業でわかった声帯溝症対策の問題点[1)]

### ■ 患者からみた声帯溝症の実態

- 筆者らは，厚生労働省難治疾患克服研究事業として声帯溝症治療の問題点を患者と医師の両方からアンケートおよび病歴の調査を行う機会を得た．声帯溝症患者273人に対して無記名のアンケート調査を行い，70％の回答を得た．
- 声帯溝症の頻度を推測するため，音声診断技術の確実な耳鼻咽喉科開業医に協力を要請し，各施設の中学3年時学校検診における診断からその頻度

[*1] 声門閉鎖不全・発声時左右の声帯が閉まらずに隙間ができる．

進行すると誤嚥による肺炎などをきたしやすい

を推測した.
- その結果,診断には内視鏡と音声機能検査（発声持続時間など）,ストロボスコピーが有用であるが,高度声門閉鎖不全の場合は不可能であり,ハイスピード撮影など,その欠点を補う検査法の開発が望まれた.
- 治療では声帯内自家側頭筋筋膜移植術（ATFV）がきわめて有効であり,次いで音声訓練,自家脂肪注入,コラーゲン注入の順であった.これらの治療成績は患者アンケート調査とも一致した.音声専門の開業医アンケートから中学3年時における頻度は8,000人に1人と推測された.
- 特筆すべきことは,患者アンケート調査から,①声帯溝症の診断がつくまで複数の耳鼻咽喉科を回ること,②診断がついても医師から「治療法がなくあきらめなさい」と指導される症例が多く,③患者自身があきらめきれずに訪れた数人目の医師に初めて治療施設を紹介される場合が一般的であることがわかった.
- また,学校,職場で声が出ない,力が入らないなどの理由を"本人の不摂生によるもの"だという,第三者の理解不足による誤解が想像以上に多くなされていると患者が感じていることが明らかになった.

## 治療の実態からの考察

- 実態調査の結果,これまで考えている以上に患者は悩み,また社会生活において不利益を被っていると認識していることが明らかになった.その一方で,耳鼻咽喉科に受診しても,医師から「治療法がない」,「様子をみましょう」などの指導を受けた症例が多くいる実態が明らかになった.
- その原因を考えた場合,これまでの声帯溝症の外科的治療を振り返る必要がある.治療の歴史は,パラフィン[2]に始まり,テフロン[3],シリコーン[4]などの化学物質を声帯に注入することから始まった.しかしながら,重篤な副作用により禁止され,1980年代以降,ウシコラーゲン[5]の注入も試みられているが,所詮,異物である.シリコーンの場合,異物ではあってもその持続性は良好であったが,ウシコラーゲンの場合はより早く生体防御機構により排除されるため,定期的な注入を余儀なくされる.さらに直接的には関係はなくとも,BSE問題の出現で感染の危険イメージがあり,ヨーロッパでは使用されにくくなった.現在,欧米では声帯内注入療法として自家の脂肪[6]・筋膜[7]・コラーゲン[8]の注入が行われている.また近年,顔面などの美容しわ伸ばしに用いるヒアルロン酸[9]をしわ伸ばし同様,定期的注入を覚悟で注入する方法も試みられている.
- 一方で,欧米では古くから独立した職種としての言語聴覚士の治療が確立しており,発声訓練などによる積極的介入がまず試みられている.ひるがえって,わが国における実際の治療は各施設の裁量に任されるため,診断・治療法はまちまちで,経済的な音声訓練を試みることもなく,その場しのぎの注入治療がなされ,今後,新たなる感染の危険,QOLの地域格差の出現も懸念された.

❶ 声帯溝症　診断・治療の流れ

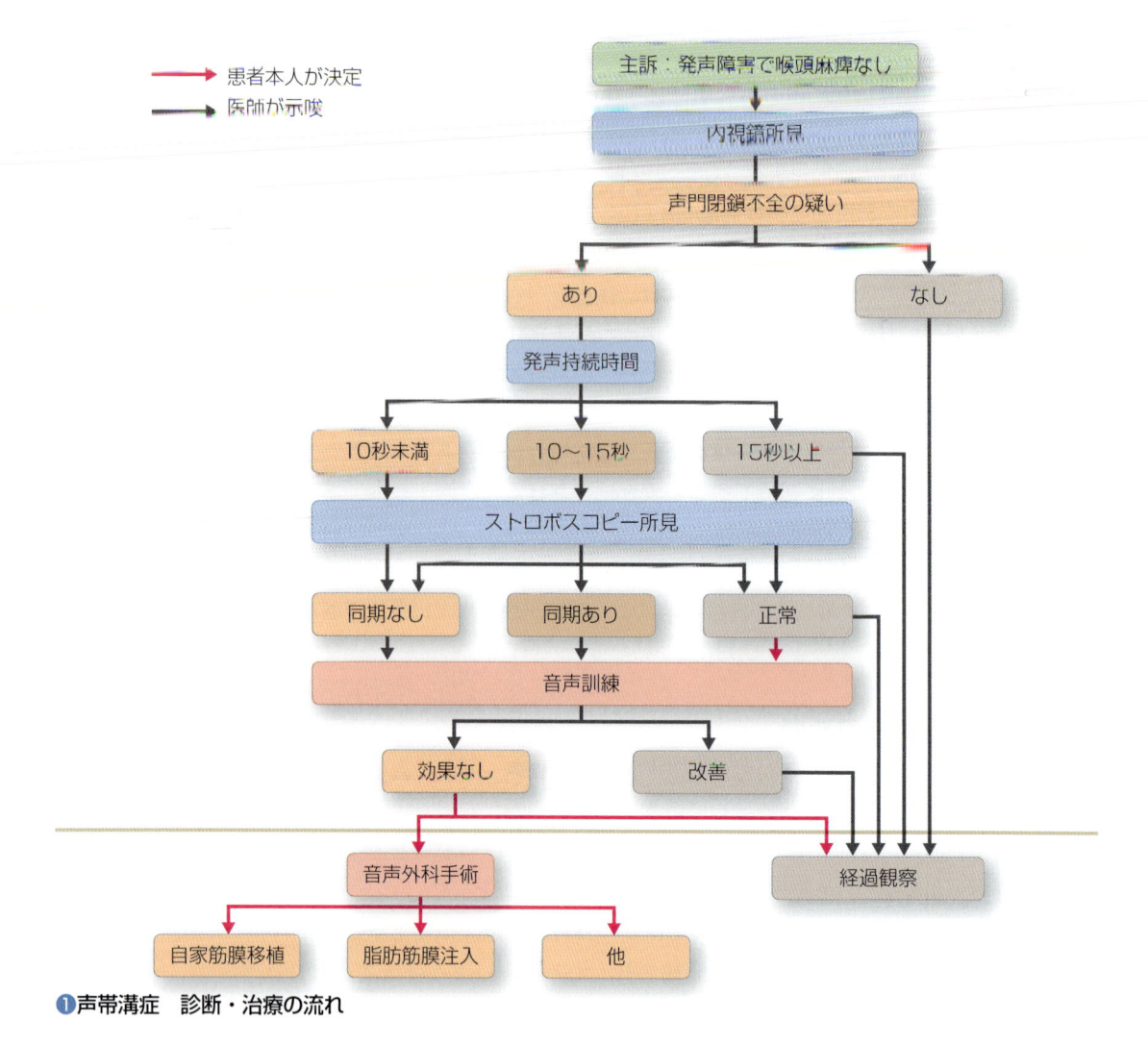

## ■ 班研究からわかった問題点とその対策

- 当初，研究班全体の考えでは声帯溝症に対する保存療法，音声訓練，注入術や移植術など，治療方針の標準化を目指す目的であった．しかしながら，シリコーンを使用しなくなってから，多くの耳鼻咽喉科医が治療法がないとの認識をもっていることが明らかになり，最終的に以下のような手順をまとめた（❶）．
- 簡単にまとめると，まず一次医療機関を受診した嗄声の患者に対し，
  ① 間接喉頭鏡，内視鏡による声帯の観察で声門閉鎖不全の確認．
  ② 声門閉鎖不全疑いの患者に対し，発声持続時間で10秒未満の場合，またそれ以上の場合は本人の希望を聞いて本人の意思確認のもと，ストロボ装置のある高次機関（音声専門医療機関）に紹介．
  ③ 喉頭ストロボスコピーで同期を認めない発声持続時間10秒未満の症例に対しては絶対的治療の対象とし，まず音声訓練を施行する．
  ④ 音声訓練を3か月行って効果がない場合，手術療法を提示し，希望に応

❷ 文例

**声帯溝症とは**

　左右の声帯に溝が出来ることで声を出すにも息漏れの状態（声門閉鎖不全：左右の声帯に隙間が出来る）となります．正常では，思いっきり息を吸って，一息で15秒以上発声ができるところが，数秒となり，そのため嗄声などの音声言語コミュニケーション障害のみならず，「息こらえ」ができないため「力が入らない」，ムセるなど症状が出ます．

　本病態は高齢者では生理的加齢により声帯の萎縮として長寿者の多く（50〜70％）に出現しますが，難聴に対する補聴器，視力障害に対するメガネなど，聴・視覚で行われている目に見える対策はありません．

　若年者において学校・社会生活でメガネや補聴器を装着した場合，社会からの理解と対策がなされますが，声帯溝症の場合「声嗄れ」や「力がない」などの症状への理解は得られにくく，外見が正常なぶん，その個人の客観的評価において甚大なる負の評価となることもあります．

　決して本人が習慣的に大声を出したり，悪しき生活習慣によりなった病気ではありません．厚生労働省でも難治疾患克服研究事業で取り上げられたテーマでもあります．本人が声を絞り出すようにしているのは，声帯が閉じないため，意思を伝えるため，発声の際，健康な人に比べて息漏れに対応して大きな呼気エネルギーを使わざるをえないためです．

　現在，治療による改善に向け本人ともども頑張っております．学校職場におかれましては，なにとぞご理解，ご協力のほどお願い申し上げます．

　　　　　　　　　　　　　　　　　　　　○，○病院　耳鼻咽喉科　医師○○

（参考：難病情報センター　声帯溝症　http://www.nanbyou.or.jp/kenkyuhan_pdf/2177.pdf）

　　じて手術療法を行う．
　⑤手術療法を行う場合，注入，充填，移植などさまざまな選択肢を提示し，その侵襲，改善の見込み，術後の注意事項など患者の生活状態に合わせて慎重に選択する．

- もちろん，一次医療機関ですべてを行える場合もあるが，このチャートに従い可能なところまでは検査を進め，できれば音声訓練を施行し[★2]，手術法の選択を提示したうえで高次専門機関に紹介するのが理想である．
- 本チャートを参考に患者の意思を確認しつつ治療方針を立てれば，社会から理解が得られにくい声帯溝症患者の治療方針の標準化が可能になる．
- この際，患者の訴え，不安を鑑み，会社や学校へ必要に応じて手紙などで患者が無用の不利益を被らないように，病態を説明し，発声機能が改善する見込みがある旨を報告する場合もある．❷に文例を示す．

★2
他の疾患がある場合，音声訓練の可否を患者の他の疾患のかかりつけ医に相談したうえで行う．

## 治療法の選択

- 現在，一般に行われている治療法は以下のようになる．患者の予後やADLなど生活レベルや職種など，環境に応じてこれらの治療法を提示し，患者や家族の意思を尊重して治療を選択すべきである．

### ■ 保存療法
#### 声の衛生

- 発声原理やその構造の理解を含んだ病態の説明と，その対策や習慣の改善

声の衛生指導は必須

> 声の衛生指導の患者説明例については，p.252参照．

★3 http://www.kankakuki.go.jp/images/hygiene_voice.pdf 参照．

★4 http://www.kankakuki.go.jp/video_nhk.html 参照．

自家組織注入は手間がかかるが安全である

- であり，声帯溝症においても声帯粘膜を保護するために必須である．
- また必要に応じて，薬物療法として炎症に対する消炎，鼻や耳など他の耳鼻咽喉科疾患の治療を行う．
- 声帯にとって乾燥が最大の敵であり，通院吸入や市販の加湿吸入器などを勧める場合もある★3．

### 音声訓練
- 声の衛生指導と並行して，効率良く声を出す癖を身につける．基本的に声帯内の筋肉（声帯のvolume）や声帯の内転（声帯の閉じ）を強くする訓練であり，長く踏ん張らずに，短く一言ずつ区切って瞬発的な内転を強めるようにする★4．

## ■ 手術療法

### 声帯注入術
- 現在，基本的に推奨されるものは自家組織の注入である．自家組織には脂肪[6]，筋膜[7]，コラーゲン[8]がある．施設によりそれぞれ得意としているものを注入している．ヒアルロン酸[9]やウシコラーゲン[5]も施設によっては適応に応じて使われている．
- 自家組織の場合，術創が2か所になり，手間もかかるが安全である．市販の異物の場合，安定するまで繰り返して注入する場合が多い．
- 今後は再生医療と組み合わせた，再生物質や増殖因子の注入療法も行われていくと予想される．

### 甲状軟骨形成術
- 声帯の溝には手をつけずに，声門閉鎖不全に対して甲状軟骨形成術I型（一色）[10]を行う場合もある．
- 同様に内視鏡下に自家筋膜を塊として，声帯層構造のボディ内に移植[11]する方法もある．

### 声帯再生術
- 創傷治癒機転などを含む再生技術を用いて再生させる手術で，声帯切除術と移植術がある．
- 声帯切除術：sulcusを取り除く方法や，slicing mucosa surgical technique というsulcusに垂直に切開を入れ[12]再生を促す方法もある．
- 移植術：自家筋膜[13]や，コラーゲンシート[14]をラインケ腔に移植して，声帯を再生させる．注入術や形成術と異なり，安定した音声の改善まで半年から1年と時間がかかる[15]．
- 自家筋膜移植に代表される声帯再生術は手術難易度も高く手間もかかるが，うまく再生した場合，音声の改善は劇的である[15,16]．高齢者では自家細胞の再生能力が弱いため成長因子の添加や，今後はさらに幹細胞の動員強化療

法なども考えられている.

## まとめ

● 声帯溝症の患者や家族は想像以上につらい社会生活を強いられている. シリコーン注入がなくなり，一時は治療法がないとまでいわれたが，有効な治療法も確立されつつある. 患者家族にあきらめさせずに，自己訓練から始め，必要に応じてさまざまな治療の選択肢のある高次専門機関に紹介することが重要である.

(角田晃一)

### 引用文献

1) 角田晃一. 声帯溝症の診断治療の確立と, 標準化に向けたガイドラインの作成に関する研究：平成21年度総括・分担研究報告書：厚生労働科学研究費補助金難治性疾患克服研究事業.
2) Brünings W. Uber eine neue Behandlungs-methode der Rekurrenslähmung. Vern d Ver Dtsch Laryngol 1911；18：525-30.
3) Arnold GE. Vocal rehabilitation of paralytic dysphonia. VIII. Phoniatric methods of vocal compensation. Arch Otolaryngol 1962；76：76-83.
4) Rubin HJ. Intracordal injection of Silicone in selected dysphonia. Arch Otolaryngol 1965；81：604-7.
5) Ford CN, Bless DM. A preliminary study of injectable collagen in human vocal fold augmentation. Otolaryngol Head Neck Surg 1986；94：104-22.
6) Mikaelian DO, et al. Lipoinjection for unilateral vocal cord paralysis. Laryngoscope 1991；101：465-8.
7) Rihkanen H. Vocal fold augmentation by injection of autologous fascia. Laryngoscope 1998；108：51-4.
8) Ford CN, et al. Autologous collagen vocal fold injections：A preliminary clinical study. Laryngoscope 1995；105：944-8.
9) Hallén L, et al. Dextranomeres in hyaluronan (DiHA)：A promising substance in treating vocal cord insufficiency. Laryngoscope 1998；108：393-7.
10) Isshiki N, et al. Thyroplasty as a new phonosurgical technique. Acta Otolaryngol 1974；78：451-7.
11) Tsunoda K, Niimi S. Autologous transplantation of fascia into the vocal fold. Laryngoscope 2000；110：680-2.
12) Pontes P, Behlau M. Treatment of sulcus vocalis：Auditory perceptual and acoustical analysis of the slicing mucosa surgical technique. J Voice 1993；7：365-76.
13) Tsunoda K, et al. Autologous transplantation of fascia into the vocal fold：A new phonosurgical technique for glottal incompetence. Laryngoscope 1999；109：504-8.
14) Kishimoto Y, et al. Implantation of an atelocollagen sheet for the treatment of vocal fold scarring and sulcus vocalis. Ann Otol Rhinol Laryngol 2009；118：613-20.
15) Tsunoda K, et al. Autologous transplantation of fascia into the vocal fold：Long-term results of a new phonosurgical technique for glottal incompetence. Laryngoscope 2001；111(3)：453-7.
16) Tsunoda K, et al. Autologous transplantation of fascia into the vocal fold：Long-term result of type-1 transplantation and the future. Laryngoscope 2005；115(12 Pt 2 Suppl 108)：1-10.

# 第4章 炎症・腫瘍と類似疾患

# 痙攣性発声障害にはどのように対応すればよいか？

## 痙攣性発声障害とは

- 痙攣性発声障害（spasmodic dysphonia：SD）は内転型と外転型に分類される。多くの症例が内転型痙攣性発声障害（adductor spasmodic dysphonia：ADSD）であり，外転型痙攣性発声障害（abductor spasmodic dysphonia：ABSD）はきわめてまれである[*1]。
- SDの原因はいまだに不明な点が多いが，その病態は局所性ジストニアであるといわれている．ADSDの治療においては，ボツリヌス毒素（botulinum toxin）の甲状披裂筋内注入療法（以下，BT療法）[1,2] が世界的に第一選択である．しかし，わが国では諸事情により，BT療法は一部の施設のみでしか施行されていないため，手術に関する報告が多い．
- 現在わが国で施行されている術式には，主に甲状披裂筋切除術（thyroarytenoid myectomy Muta method：TAM）[3-5]と甲状軟骨形成術2型（type 2 thyroplasty：TP2）[6,7]がある．しかし，両術式には一長一短があり，症例によってどちらの手術を選択するかは悩むところである．
- 本項では，主にSDの大部分を占めるADSDの診断と治療について述べる．

★1
ABSDはまれな疾患であり，その診断と治療は難しい．音声所見として，起声直後あるいは無声子音の発話に引き続いて声門が不随意に外転し，起声と同時に失声する．治療方法には確立したものがない．

痙攣性発声障害の病態は局所性ジストニアであるといわれている

## 診断のポイント

- 診断と治療のフローチャートを❶に示す．

### ■ 診断
#### 音声・喉頭所見
- 診断のポイントは，その特徴的な音声所見と喉頭所見にある．

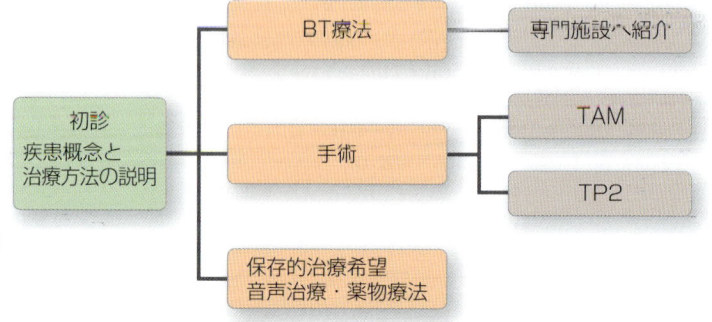

❶診断，治療のフローチャート
BT療法：甲状披裂筋内注入療法，TAM：甲状披裂筋切除術，TP2：甲状軟骨形成術2型．
（中村一博ほか．喉頭 2011[15]より）

- 音声所見は，持続母音発声においても定型句の音読においても，spasmodic（痙攣性）という名のとおり，"つまったような"音声が不随意に混入する．緊張がかかると音声が悪化する，と訴える症例が多い[★2]．リラックスや笑い声，歌声，裏声（頭声）発声で症状は軽減する．
- 喉頭ファイバースコピーは最も一般的で，手軽に施行可能な検査である．所見として発声時の声の"つまり"に一致し，声門レベルを主とする喉頭閉鎖が強くなるのが観察できる．

### リドカイン局注
- ADSDの病態は甲状披裂筋のジストニアであるため，甲状披裂筋内への1%リドカイン局注にて症状が軽減するならば，確定診断となり，かつ後述するBT療法や手術の有用性が示唆される．
- 局注は経内視鏡的でも経口的でも経皮的でもよい[★3]．

### 高速度デジタル撮影
- 特殊な診断方法として高速度デジタル撮影法がある．2,500コマ/秒にて撮影すると不規則な声門閉鎖そのものが観察可能である[8]が，高価な機材を要し，一般的な検査ではない．

## ■ 鑑別診断
- 心因性発声障害，機能性発声障害，過緊張性発声障害，本態性音声振戦症があげられる．
- ADSDとこれらの病態との鑑別は，慣れないうちは難しいが，症例を重ねると音声所見のみでも大まかな診断がつくようになる．

# 治療の選択

## ■ BT療法
- 欧米ではBT療法が第一選択である．しかし，わが国では自費による治療であるため，経済的理由で症例によっては選択しにくくなる．前述のようにBT療法は実施できる施設が限られている．当科では，BT療法を選択・希望した患者には専門施設を紹介している．
- なお，BT療法の効果の持続期間は多くの症例で3～4か月であり，処置を繰り返す必要がある点も特徴的である．

## ■ TAM
- TAMの原法[9,10]は経皮的な甲状披裂筋へのアプローチである．
- 一方，筆者らのTAM[3-5]は全身麻酔下に経口的顕微鏡下微細手術でアプローチするのが特徴である．皮膚切開が不要で整容的に優れると同時に，甲状披裂筋の同定と切除が容易である．

---

[★2] 「仕事中は"つまり"がひどくなります」と訴える症例は多い．

[★3] 経内視鏡的には鉗子孔より食道静脈瘤治療用の注入針を用いる．経口的には声帯注入専用針が市販されている．経皮的には23G針にて輪状甲状間膜より声帯へアプローチできる．

BT療法はわが国では保険外治療で，施行できる施設も限られる

TAMは全身麻酔下で経口的アプローチのため整容的に優れている

> **ポイント**
> ①粘膜切開：甲状披裂筋全長が見えるように長めに．
> ②甲状披裂筋の全摘：可能な限り全摘を目指す．筋肉が残ると"つまり"も残る．一帯粘膜すなわちカバーの裏面に残りやすいため，注意が必要．
> ③出血：全摘することで出血はコントロールできる．
> ④カバーの癒着予防・気息性嗄声の軽減：粘膜裏面への損傷を起こさないような愛護的操作．欠損部へのフィブリン糊の充填，または自家脂肪移植．
> ⑤甲状披裂筋過剰切除・カバーの癒着："つまり"は取れるが気息性嗄声がひどく，長く続く．瘢痕化により回復が悪い．二期的手術の脂肪注入術はやや困難．
> ⑥甲状披裂筋切除不足：気息性嗄声は軽度だが，"つまり"が若干残る．切除追加手術の経験はないが，癒着のため困難であると推測される．"つまり"が残った際には，BT治療の追加は可能．

### ■ TP2

- ADSDに対するTP2は2000年にIsshikiら[6]が報告した．この術式はADSDの原因といわれる甲状披裂筋には手術操作を加えずに，喉頭枠組みである甲状軟骨を操作することが最大の特徴である．
- 甲状軟骨を正中で離断し，スペーサーとしてチタンブリッジ[11]を挿入する★4．
- 挿入により声門間隙が保たれ，つまりが改善する．

★4
チタン製のブリッジ型スペーサー．当科では2mm，3mm，4mm，5mm幅のものを常備している．

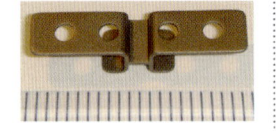

> **ポイント**
> ①甲状軟骨正中切開：11番メスを用い，内軟骨膜を損傷しないように．順番は頭側→足側→前連合．前連合部は薄いので要注意．
> ②形成外科用キャリパー：開大幅の計測に便利．なければ定規でも代用可．
> ③チタンブリッジに接触する甲状軟骨裏面の内軟骨膜裏面剥離：挿入部裏面の内軟骨膜のみを剥離．剥がしすぎないように．剥離には剪刀，粘膜剥離子，耳科手術用のローゼン氏鼓膜剥離子やテラメッサーなどがよい．
> ④話声位の低下：前連合付近の内軟骨膜の過剰剥離は話声位の低下をきたす．
> ⑤前連合穿孔：胸骨舌骨筋弁充填を要する．
> ⑥開大幅の微調整：過剰開大は気息性嗄声に，開大不足は"つまり"が残る．

### ■ 音声治療・薬物治療

- どちらも有用であったという報告は散見されるが，症例数が少なくエビデンスには乏しいといわざるをえない★5．

★5
音声治療で改善するものはADSDではなく，除外診断として音声治療を試みる，という意見もある．薬物では芍薬甘草湯が有効との報告が多い．

## Column　TAM，TP2 両術式のコツ

### TAM のコツ

通常の顕微鏡下喉頭微細手術どおりに，全身麻酔下に喉頭を展開し，両側声帯を明視下におく．

声帯外側上面をメスにて粘膜切開し甲状披裂筋を露出する（❷）．甲状披裂筋の全長が見えるように前連合から声帯突起までの粘膜切開をするのがコツである．甲状披裂筋を露出し明視下におき，剝離子を用いて声帯粘膜（声帯層構造のカバー部分）と筋肉（声帯層構造のボディ部分）を剝離する（❸）．

剝離終了後，鋭匙鉗子を用い，前方は甲状軟骨まで，後方は披裂軟骨声帯突起まで，外側は可及的な全摘を目標に，両側の甲状披裂筋を鉗除する（❹）．声帯粘膜裏面に筋肉を残してはならない．声帯粘膜すなわちカバーの裏面に傷がつくと癒着が起こりやすく，癒着にて瘢痕化し気息性嗄声の回復が悪くなる．声帯粘膜裏面操作は愛護的に行うのがコツである．鉗除の際に筋肉から出血がみられるが，5,000 倍アドレナリン液を用いて止血しながら鉗除を進める．筋肉を全摘することにより出血はコントロールできる．❺に切除終了時の状態を示す．

術後の気息性嗄声の軽減と癒着予防のため，欠損部にフィブリン糊を充塡し，手術を終了する．術後数日間は沈黙を守らせる．

### TP2 のコツ

手術は局所麻酔下に施行する．経皮的に前頸筋群の正中を分けて甲状軟骨にアプローチし，11 号メスを用いて甲状軟骨を正中で縦切開する（❻）．切開は足側，頭側，前連合付近の順で内軟骨膜上までとし，内軟骨膜と内軟骨膜下軟部組織に損傷を与えないようにすることがコツである．前連合付近は内軟骨膜が薄いため最後に残し慎重に切開する．

甲状軟骨を正中で離断する（❼）．この時点でボイスモニタリングを行い開大幅を探索する．開大幅の計測には形成外科用のキャリパーを用いるとよい．"つまり"がとれて気息性嗄声にならない至適幅をボイスモニタリングにて決定する．開大幅が狭いと"つまり"は残り，開大幅が広いと気息性嗄声が高度となる．当科では幅 2 mm，3 mm，4 mm，5 mm のチタンブリッジを常備しており，至適幅のものを選択使用している．

気道を穿孔しないように注意を払い，チタンブリッジ装着部位の甲状軟骨切開縁の内軟骨膜を甲状軟骨から剝離する（❽）．ここでしっかり剝離しておくことが，チタンブリッジ装着を容易にするコツである．剝離には剪刀，粘膜剝離子，耳科手術用のローゼン氏鼓膜剝離子やテラメッサーなどを用いるが，使い慣れている器具を用いればよい．しかし，前連合部の内軟骨膜剝離が過剰だと声帯は弛緩し，話声位が低下する．頭側と尾側に各 1 個のチタンブリッジを装着し（❾），3-0 ナイロン糸で 8 か所固定する．術後は数日間の沈黙を要する．

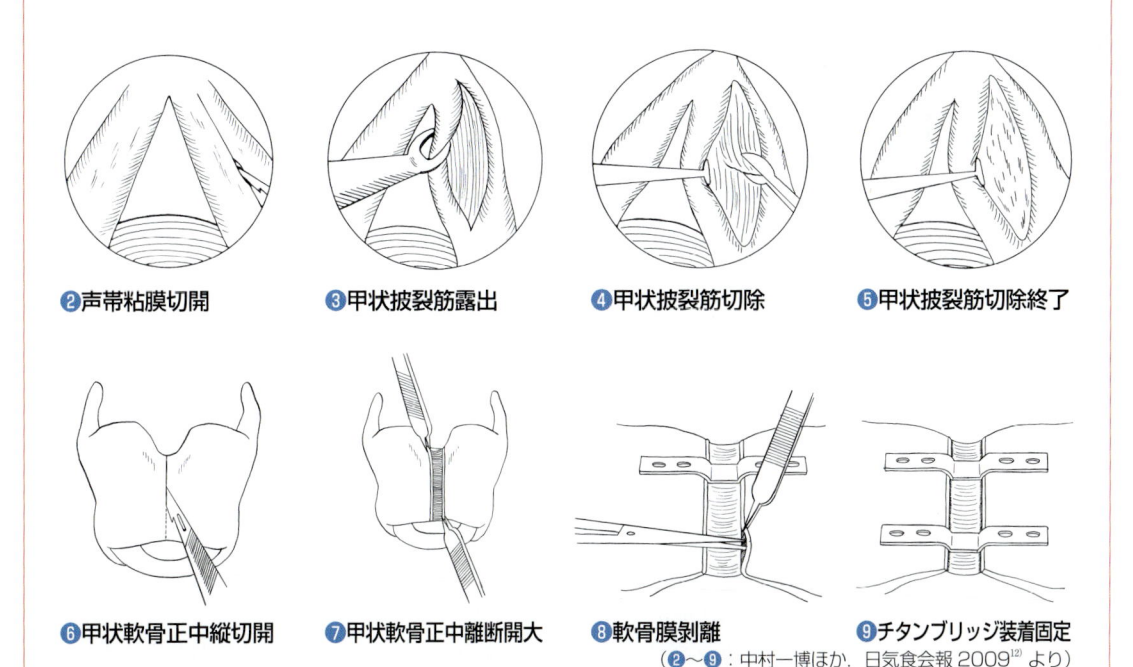

❷ 声帯粘膜切開　　❸ 甲状披裂筋露出　　❹ 甲状披裂筋切除　　❺ 甲状披裂筋切除終了

❻ 甲状軟骨正中縦切開　　❼ 甲状軟骨正中離断開大　　❽ 軟骨膜剝離　　❾ チタンブリッジ装着固定

（❷〜❾：中村一博ほか．日気食会報 2009[12] より）

## インフォームドコンセントのポイント

### ■ 初診時

- 初診時の患者とその家族へのインフォームドコンセントのポイントとして，ADSD が強く疑われること，疾患概念と治療方法，とくに BT 療法と手術に関してそれぞれの利点と欠点を十分に説明する．
- 初診時には ADSD の確定診断はせず，疑わしいことを説明し，確定診断は後日の再診時であることを告げる*6．
- 音声所見には良い日と悪い日の波があり，初診時と再診時で聴覚印象に差があることをよく経験する．何度か診ることが重要である．
- 次回再診時までに治療方針に関する患者本人の考えをまとめてくるように指示する．

### ■ 再診時

- 再診時にはもう一度，音声・喉頭所見をとり，初診時と比較する．
- 治療に関して，必ずもう一度繰り返し説明し，方針決定とする．
- 複数回の外来受診機会を設け，患者本人と家族など複数人に複数回の説明をすることが重要である．
- 他施設へのセカンドオピニオン受診も積極的に勧めてよい*7．

## 治療成績の比較と術式選択のポイント

- 術前術後音声を，モーラ法*8 を用いて"つまり率"（spasmodic ratio：SR）を算出すると，TAM と TP2 の手術成績には大きな差はない12)．どちらの術式でもほぼ同じように SR は改善する．ゆえに術式の選択においては両術式の利点と欠点を考慮する．

### ■ TAM

- TAM は全身麻酔で施行し，経口的にアプローチするため頸部皮膚切開が不要である．
- 特殊な器具を必要としないため，多くの施設で施行可能である．
- 欠点として，術後の気息性嗄声が長期間続くが，不可逆的手術であるのは利点である．
- 局所麻酔への不安感，頸部皮膚切開への抵抗感，チタンブリッジの長期的安全性への懸念があれば TAM を選択するとよい．

### ■ TP2

- TP2 は局所麻酔で経皮的にアプローチするため頸部皮膚に術創が残る．
- 専用チタンブリッジが必須であり，チタンブリッジの長期的安全性について現時点では不明である．

---

★6 初診時に確定診断をつけることは，避けたほうがよい．音声所見が不安定で変化に富む症例は多い．

★7 確定診断がつかずに，複数施設を受診している症例は多い．当科初診前に 10 施設を受診したという症例もあった．

★8 モーラ法
モーラ法は ADSD の診断と治療効果判定の評価法である．朗読文中において，ADSD に起因すると思われる症状の出現したモーラ数をもって重症度を表す．

- 術後の気息性嗄声は少なく，TAM との比較ではすみやかに "つまり" と音声は改善する．また再手術所見によれば可逆的手術といえる．
- 術後の気息性嗄声の懸念，筋肉切除への抵抗感と可逆性に対する安心感，全身麻酔では術中のボイスモニタリングができないことへの術者の不安があれば TP2 を選択すればよい．
- 患者の局所麻酔への不安が強いならば，全静脈麻酔（total intravenous anesthesia：TIVA）[13] を選択すればよい．TIVA は全身麻酔であるが，術中覚醒によるボイスモニタリングも可能である．

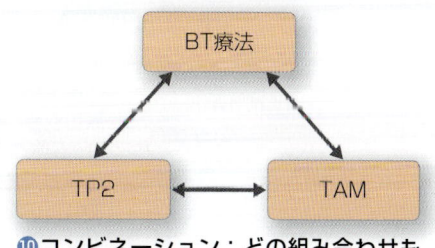

⓾ コンビネーション：どの組み合わせも併施可能

(中村一博ほか．喉頭 2011[15] より)

### ■ 両術式共通の欠点
- TAM では甲状披裂筋がなくなるため，術後の気息性嗄声が長期間持続する．
- TP2 は TAM に比較して音声の回復が早いが，気息性嗄声は出現する．
- 両術式ともに術後の声の強さ（大きさ）の低下が欠点である★9．

### ■ 可逆性
- TAM は筋肉を切除してしまうために不可逆的手術であるが，不可逆性は換言すれば効果の永続性を意味する．
- TP2 は可逆的手術であり，再手術にてチタンブリッジを除去すると，以前と同様の "つまり" が再現する．このことは逆説的に TP2 が根治手術ではなく姑息的・保存的手術であることを意味する[14]．

### ■ 追加治療・コンビネーション治療
- いずれの術式を先行しても，術後に BT 療法の追加は可能である．
- TAM と TP2 はそれぞれ異なるコンセプトの手術であり，治療効果に若干でも不満が残った際には，第二選択としてもう一方の手術を追加することが可能である（⓾）[15]．

## ADSD を見逃さないために

- ADSD の疾患概念，診断と治療について述べた．診断にはやや経験が必要であるが，慣れれば音声・喉頭所見にて疑い症例を見分けることは可能である．
- 重要なことは，音声障害の臨床において常に ADSD を念頭におき見逃さないことである．
- 治療は高度に専門的な点も強い．ゆえに，確定診断がつかなくても，疑い症例を的確に高次専門施設へ紹介することで，より多くの ADSD 症例が救われる．

(中村一博)

★9
ある若年女性症例でのこと．術中のボイスモニタリングにて "つまり" の改善は良かったのだが，患者の予想以上に気息性嗄声と声の強さ（大きさ）の減弱が強かった．術中に本人と相談のうえ，チタンブリッジを装着せずに甲状軟骨の位置を元に戻して固定し手術を終えた．術後の音声所見は術前と不変であった．

ADSD を常に念頭におき臨床を行う

**引用文献**

1) Kobayashi T, et al. Botulinum toxin treatment for spasmodic dysphonia. Acta Otolaryngol (Suppl) 1993 ; 504 : 155-7.
2) 熊田政信. 痙攣性発声障害に対するボツリヌストキシン注入術. MB ENT 2008 ; 91 : 54-63.
3) 渡邊雄介. 内転型痙攣性発声障害に対する bilateral TA muscle myectomy. 喉頭 2004 ; 16 : 74-8.
4) 中村一博ほか. 内転型痙攣性発声障害に対する喉頭微細手術下両側甲状披裂筋切除術. 日気食会報 2006 ; 57 : 20-7.
5) Nakamura K, et al. Surgical treatment for adductor spasmodic dysphonia - efficacy of bilateral thyroarytenoid myectomy under microlaryngoscopy. Acta Oto-Laryngologica 2008 ; 128 : 1348-53.
6) Isshiki N, et al. Midline lateralization thyroplasty for adductor spasmodic dysphonia. Ann Otol Rhinol Laryngol 2000 ; 109 : 187-93.
7) Sanuki T, et al. Overall evaluation of effectiveness of type II thyroplasty for adductor spasmodic dysphonia. Laryngoscope 2007 ; 117 : 2255-9.
8) 廣瀬肇. 音声障害の臨床 東京：インテルナ出版 ; 1998. p.102-3.
9) Genack SH, et al. Partial thyroarytenoid myectomy：An animal study investigating a proposed new treatment for adductor spasmodic dysphonia. Otolaryngol Head Neck Surg 1993 ; 108 : 256-64.
10) Koufman JA, et al. Treatment of adductor-type spasmodic dysphonia by surgical myectomy：A preliminary report. Ann Otol Rhinol Laryngol 2006 ; 115 : 97-102.
11) Isshiki N, et al. Type 2 thyroplasty for spasmodic dysphonia：Fixation using a titanium bridge. Acta Oto-Laryngologica 2004 ; 124 : 309-12.
12) 中村一博ほか. 内転型痙攣性発声障害に対する甲状披裂筋切除術と甲状軟骨形成術2型の比較検討. 日気食会報 2009 ; 60 : 231-9.
13) Nakamura K, et al. Efficacy of total intravenous anesthesia without intubation for laryngeal framework surgery. Acta Oto-Laryngologica 2008 ; 128 : 1037-42.
14) 一色信彦ほか. けいれん性発声障害に対する手術適応と甲状軟骨形成術Ⅱ型を利用する方法. 喉頭 2011 ; 23 : 1-7.
15) 中村一博ほか. 痙攣性発声障害に対する手術. 喉頭 2011 ; 23 : 92-6.

第4章　炎症・腫瘍と類似疾患

# 咽喉頭異常感症にはどのように対応すればよいか？

## 咽喉頭異常感症とは

- 咽喉頭や頸部に疾患を特定できないにもかかわらず，疼痛やしびれ感，異物感など局所の違和感を自覚するとき，これを咽喉頭異常感症という．本症は多彩な原因により発症することが知られている．
- 本項では，一般的な咽喉頭異常感症の診断の進め方の後，全身疾患，とくに耳鼻咽喉科医が見落としがちな食道疾患との関連について述べる．

## 診断の進め方

- 本症は心因的要素が関与して発症するものと考えられる．それゆえ，咽喉頭異常感を訴える患者の診断治療にあたっては，異常感発現に関係が強く重要度の高い疾患の診断のための検査を進める．その結果，本症を説明するに足る疾患が診断されても，なおそれ以外の疾患の存在をも考慮して対応する必要がある．

### ■ 症候の診方

**問診**
- 背景に悪性腫瘍の不安があるなど，焦点がはっきりしないことがあり，不確定な自覚症の訴えが多いが，飲食で自覚症の軽減をみることが多い．

**局所的診察**
口腔，中咽頭
- 粘膜表面の性状，発赤や貧血の有無，粘液量，唾液腺圧迫による唾液排出の有無，口蓋扁桃や舌根扁桃の表面や周囲の発赤の有無をみる．

鼻腔，上咽頭
- 炎症と増加した分泌物とが関与する．
- 後鼻漏の有無は後鼻鏡や内視鏡などで，副鼻腔病変はCTで調べる．

下咽頭，喉頭，食道入口部
- 梨状陥凹の形や左右差および残留粘液の有無，喉頭の病変や下気道の粘液の有無を調べる．

頸部
- 甲状腺の形，大きさ，硬さ，喉頭の動き，舌骨の触診，舌骨甲状靱帯部の

圧痛をみる．

### 心理テスト
- CMI, Y-G（矢田部-ギルフォード）性格検査を用いて，自律神経の異常や心身症，神経症，抑うつ性などの傾向をみる．

## ■ 検査とその所見の読み方

### X線検査
> X線撮影は正面と側面の2方向で行う

- 頸部単純X線撮影は正面・側面2方向が必要である．頸椎と気管との距離，甲状腺の石灰化，頸椎の異常など，単純撮影でもかなりの情報が得られる．
- CT撮影ではさらに多くの情報が得られるが，放射線被曝の問題などにより，全例に施行することはできない．

### 上部消化管のX線検査
- 異常感に加えて嚥下障害の存在を示唆するような訴えがあるとき，また1か月以上自覚症状が続くときは，上部消化管のX線造影検査を行うのがよい．食道炎，憩室，裂孔ヘルニア，悪性腫瘍などがある．

> 頸部食道造影ではレリーフ像が重要

- 咽頭と頸部食道では正面・側面で，胸・腹部食道では正面と第1斜位とで造影X線検査と透視検査を行う．喉頭前庭や声門下への少量の造影剤の侵入や梨状陥凹への残留の有無をみる．頸部食道ではレリーフ像が重要で，このためには粘着性の強い造影剤が選ばれる．憩室では内圧が高まったときに鮮明な像が出る．平滑筋部の異常運動は食道炎の場合が多く，限局した病変はレリーフのでき方の変化としてとらえることができる．

### 内視鏡検査
- 表面の性状，色調，分泌物の検査は内視鏡による．
- 中鼻道，上咽頭，喉頭は細い喉頭内視鏡で，食道は太い食道用の内視鏡を用いて検査する．食道入口部は内視鏡で所見がとりにくい部位であるため，まずは両側の梨状陥凹を十分に観察した後，いったん内視鏡を食道に嚥下させ，送気しつつ内視鏡を抜きながら観察する．

### 血液検査
- 末梢血，血清鉄，UIBC（不飽和鉄結合能）は貧血（鉄欠乏性貧血，Plummer-Vinson症候群）の診断に，慢性扁桃炎ではASLO（抗ストレプトリジンO），ASK（抗ストレプトキナーゼ），CRP，甲状腺疾患ではfT3, fT4, TSH, サイロイドテスト（抗甲状腺サイログロブリン抗体），マイクロゾームテストを，唾液腺疾患では血清アミラーゼの検査を行う．

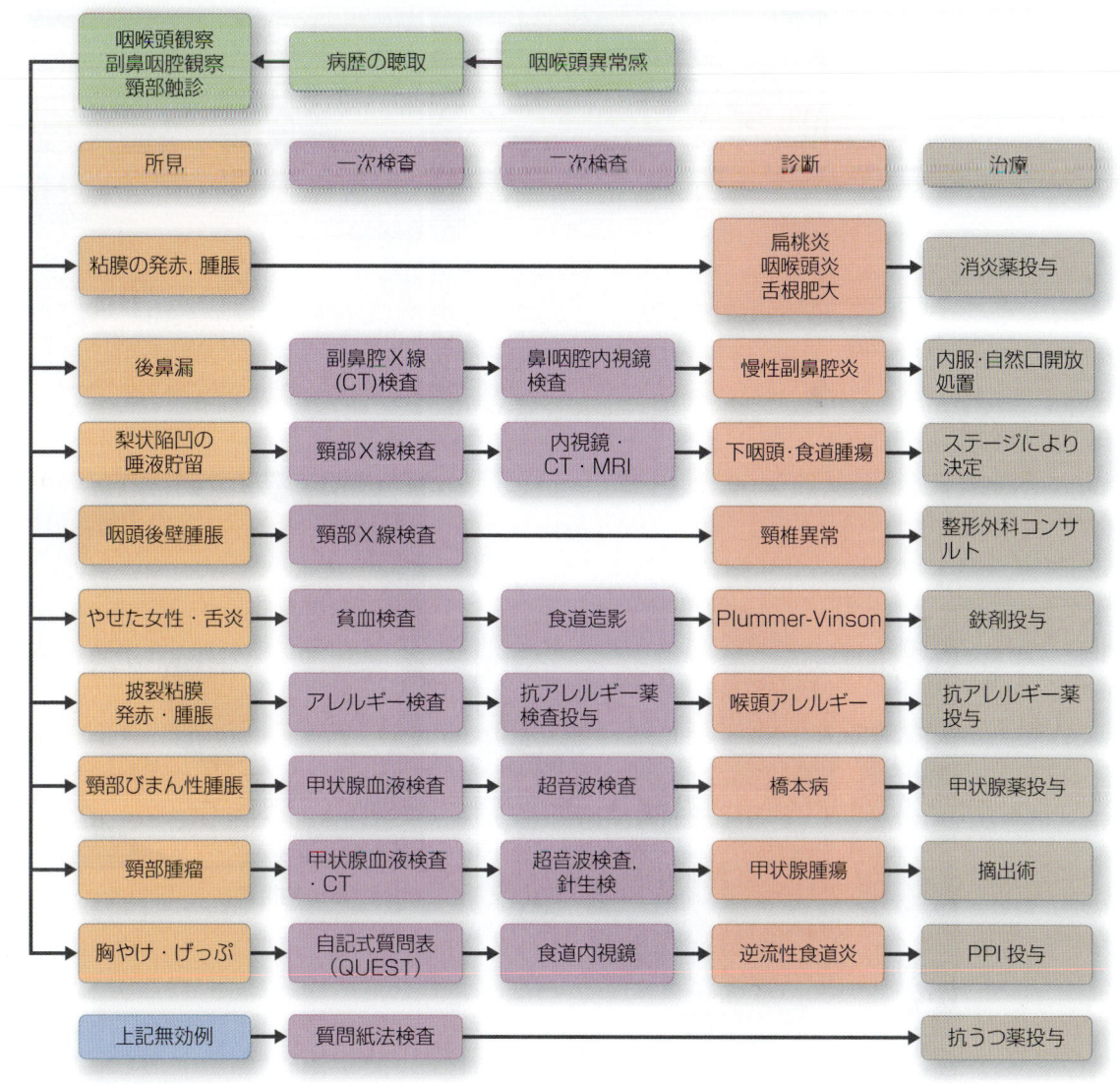

| 所見 | 一次検査 | 二次検査 | 診断 | 治療 |
|---|---|---|---|---|
| 粘膜の発赤, 腫脹 | | | 扁桃炎 咽喉頭炎 舌根肥大 | 消炎薬投与 |
| 後鼻漏 | 副鼻腔X線(CT)検査 | 鼻咽腔内視鏡検査 | 慢性副鼻腔炎 | 内服・自然口開放処置 |
| 梨状陥凹の唾液貯留 | 頸部X線検査 | 内視鏡・CT・MRI | 下咽頭・食道腫瘍 | ステージにより決定 |
| 咽頭後壁腫脹 | 頸部X線検査 | | 頸椎異常 | 整形外科コンサルト |
| やせた女性・舌炎 | 貧血検査 | 食道造影 | Plummer-Vinson | 鉄剤投与 |
| 披裂粘膜発赤・腫脹 | アレルギー検査 | 抗アレルギー薬検査投与 | 喉頭アレルギー | 抗アレルギー薬投与 |
| 頸部びまん性腫脹 | 甲状腺血液検査 | 超音波検査 | 橋本病 | 甲状腺薬投与 |
| 頸部腫瘤 | 甲状腺血液検査・CT | 超音波検査, 針生検 | 甲状腺腫瘍 | 摘出術 |
| 胸やけ・げっぷ | 自記式質問表(QUEST) | 食道内視鏡 | 逆流性食道炎 | PPI投与 |
| 上記無効例 | 質問紙法検査 | | | 抗うつ薬投与 |

❶咽喉頭異常感診断のフローチャート

## 鑑別すべき疾患と鑑別のポイント

● 診断・治療のフローチャートを示す(❶).

### 下咽頭頸部食道癌

● いちばんに鑑別しなければならないのが悪性疾患である．通常光の喉頭内視鏡検査では，披裂部や輪状後部の観察が難しい．近年開発されたNBIでも空間がなければ観察は困難である．
● 症例は初診時喉頭内視鏡検査では異常を見つけられず(❷-a)，1年半後に大きな腫瘍となって再診した(❷-b)．定期的な経過観察の必要性を痛感した．

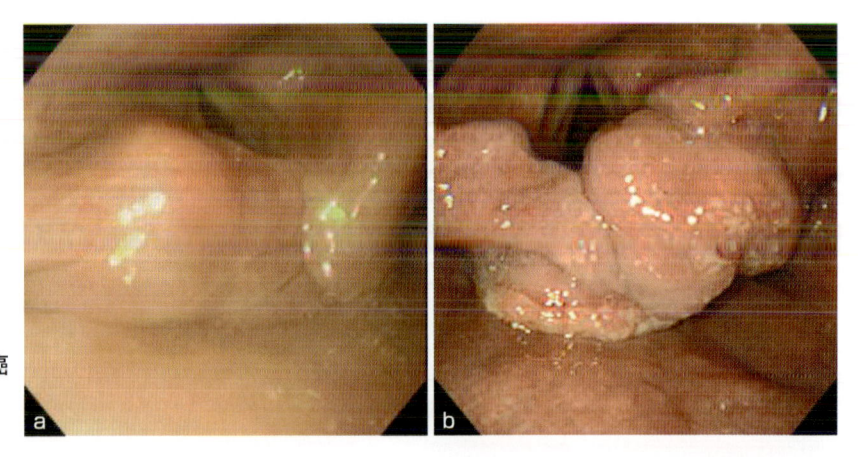

❷ 下咽頭癌
a：初診時．
b：再診時．

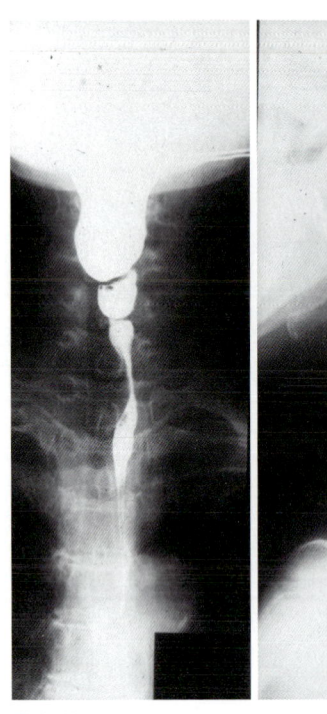

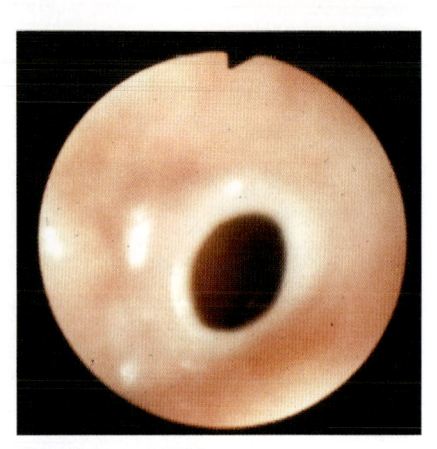

❸ 食道 Web

❹ 食道 Web 内視鏡

### 逆流性食道炎

- 近年，咽喉頭異常感と逆流性食道炎との関連が多数報告されている．
- 本症の詳しい発症機序・検査法・治療法は他項（▶ p.99 参照）に譲るが，披裂部の蒼白化や後連合部に肉芽を形成することがある．
- 喉の異常感のほかに胸やけ，げっぷなどの症状を訴えるときは本症を疑う．

### Plummer-Vinson 症候群

- パターソン・ケリー症候群，鉄欠乏症候群，鉄欠乏性嚥下困難とよばれることもあり，低色素性貧血で，嚥下困難，口角炎，舌炎を呈するものである．貧血については鉄欠乏のみられることが多い．

- 頸部食道造影にて web（贅片）（❸）を認めたり，内視鏡にて膜様狭窄（❹）を認めるものもある．
- 女性に多く，「胃カメラが入らない」などの依頼がきた際は本症を疑う．また女性の下咽頭癌の原因でもあり，注意が必要である．

## ■ Zenker 憩室

- 甲状咽頭筋と輪状咽頭筋の間隙の Killian の脆弱部（三角）から発生する圧出型の咽頭食道憩室で，1764 年に Ludlow が proternatural pocket（異常なくぼみ）として初めて報告している．輪状咽頭筋は甲状咽頭筋と接する斜部と横部に分かれており，この 2 種類の筋束のあいだに上向きの三角菲薄部が生じ，さらに横部の線維が強靱なことから憩室や後壁損傷が生じやすい．Killian 三角とはこの斜部と横部に囲まれたスペースである．

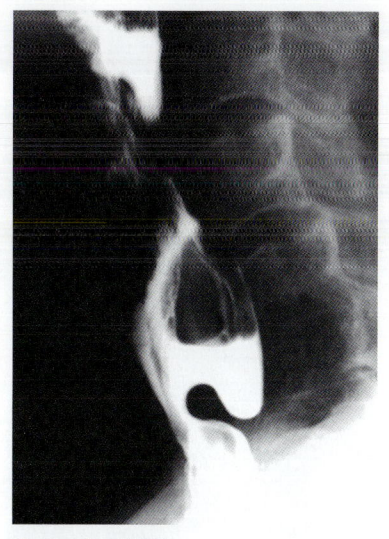

❺ Zenker 憩室

- 嚥下時つかえ感を主訴に来院する患者は多いが，耳鼻咽喉科外来において，間接喉頭鏡，喉頭内視鏡での観察では発見することは難しい．また，近年の消化器科のように食道造影を行わず，いきなり上部消化管汎用内視鏡を挿入するのは，憩室穿孔の危険があり避けるべきである．頸部食道に病変を疑う際は，頸部単純 2 方向撮影や造影検査（❺）を優先させ，インフォメーションを得た後，内視鏡検査を行うべきである．

> 上部消化管汎用内視鏡をいきなり挿入するのは避ける

- 一般に憩室が小さい場合は無症状であるが，母指頭大以上になると嚥下困難やつかえ感，食物の停滞を訴え，時に憩室炎や穿孔をきたすことがあり，手術適応となる．
- 治療法は，外科的摘出法が一般的であったが，近年，輪状咽喉筋切断術や内視鏡下のレーザー治療などが報告されている．

## ■ 食道アカラシア

- 食道アカラシアとは，食道蠕動運動の消失，噴門の弛緩不全による嚥下困難をきたす疾患で，噴門痙攣症，特発性食道拡張症と同義語である．
- 原因として，中枢神経関与説，迷走神経関与説，内在神経関与説，交感神経関与説などの要因関与があげられる．

### 診断
- X 線診断：食道下端部の滑らかな狭細化と，その口側食道の拡張を認める．
- 内視鏡診断：中部食道の拡張と下部食道の内腔の閉鎖がみられる．
- 鑑別診断：噴門癌との鑑別が重要である．出血や腫瘍の有無を確認するため必ず胃内も検索する．
- その他：食道内圧，筋電図，脳波などの検査．

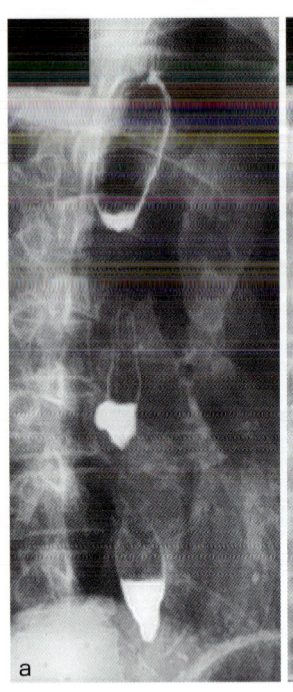

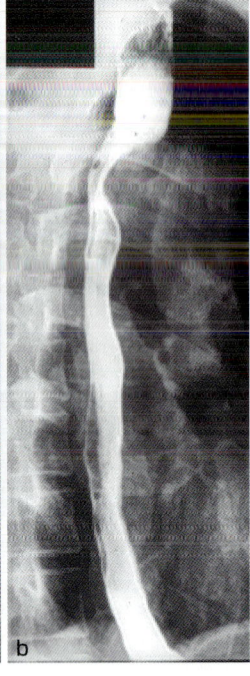

### 治療

- 生活指導，抗コリン薬，亜硝酸塩，カルシウム拮抗薬，プロスタグランジンなどがある．蠕動改善薬も運動を亢進させて，通過障害の改善に有効な場合がある．多くの例で逆流性食道炎を伴うので，$H_2$ブロッカー，PPIなどの制酸剤を用いる．精神安定薬も有用である．
- 内視鏡下拡張療法：バルーン拡張器による方法が最も一般的な初期治療で，空気圧用バルーン拡張器を用いる方法と，造影剤を希釈して透視下にバルーンを拡張させる方法がある．
- 外科的治療法：バルーン拡張術を繰り返しても症状の改善がみられない症例や，狭窄部をバルーンが通過できない症例では，外科的手術療法を行うべきである．基本的な術式はHellerの粘膜外筋層切開術であるが，近年では内視鏡下の手術も試みられている．

❻ 食道痙攣
a：痙攣性の狭窄が認められる．
b：非発作期には所見を認めない．

## 特発性食道痙攣

- 食道粘膜下あるいは筋層内の神経叢の機能異常により，食道の複数箇所で痙攣性の狭窄をきたす（❻-a）．ストレス，ヒステリー，迷走神経緊張などの誘因があげられている．冷たい食物を嚥下した後に，発作をきたすことがある．嚥下困難，嘔吐，上腹部痛を訴える．
- 診断は発作時の造影検査が有用で，非発作期には所見を認めない（❻-b）．内視鏡では診断困難なことが多い．
- 治療は基礎疾患の治療と抗痙攣薬，抗不安薬を投与し，心因性の影響の強い症例では精神療法を行う．

- 咽喉頭異常感症は多彩な病態を反映している．診断に際しては，先入観にとらわれず進めていくことが望ましい．

（平林秀樹）

第4章 炎症・腫瘍と類似疾患

# 声帯白板症にはどのように対応すればよいか？

## 声帯白板症とは[1]

- 声帯白板症は声帯白色病変（white lesion）に包括される病変である．声帯白色病変は，肉眼的所見をもとにした臨床症候名であるため喉頭，主に声帯粘膜に生ずる白斑病変から白色隆起性病変までを含む．
- 粘膜上皮細胞が過形成および角化をきたした状態であり，最近では喉頭上皮過形成症（epithelial hyperplasia）ともよばれる．
- 病理組織学的には細胞異型のないものから高度の異型を示すもの，癌まで各種のものが含まれている．このため，その取り扱いには注意が必要である．
- 疫学的[2-4]には，男女比は8：1程度，年齢は50～60歳代に多いとされる．誘因として喉頭の慢性刺激，とくに喫煙（喫煙者75％），声の酷使がある．その他の環境因子（排煙，化学因子）が誘因となることもある．

> 声帯白板症は白斑病変から白色隆起性病変までを含む
>
> 喉頭上皮過形成症ともよばれる
>
> 細胞異型のないものから癌まで含まれるため注意する
>
> 喉頭の慢性刺激，喫煙，声の酷使などが誘因

## 声帯白板症を診たらどのように対応するか

- 診断のフローチャートを❶に示す．

### ■ 問診

- 以下の項目について確認することが必要である．喫煙者で遷延化する嗄声には注意が必要である．
  ① 嗄声はいつ頃からあるか．
  ② 感冒などの先行する上気道炎症があったか．
  ③ 音声酷使の習慣や既往があるか．
  ④ 喫煙歴はあるか，あればBrinkman's index（ブリンクマン指数）はどの程度か．
  ⑤ 糖尿病の既往，免疫抑制薬の使用の有無，家族歴に特記すべきことはないか．

> 喫煙者で遷延化する嗄声には注意

### ■ 検査

- 聴覚印象では，声帯粘膜波動の障害による緊張した聴覚印象の努力性嗄声をきたすことが多い．凹凸不整の白板病変が声帯全体に及ぶ場合は，粗糙性成分の多い嗄声になる．
- 喉頭内視鏡検査により，声帯に白板病変を確認することで診断がつくが，

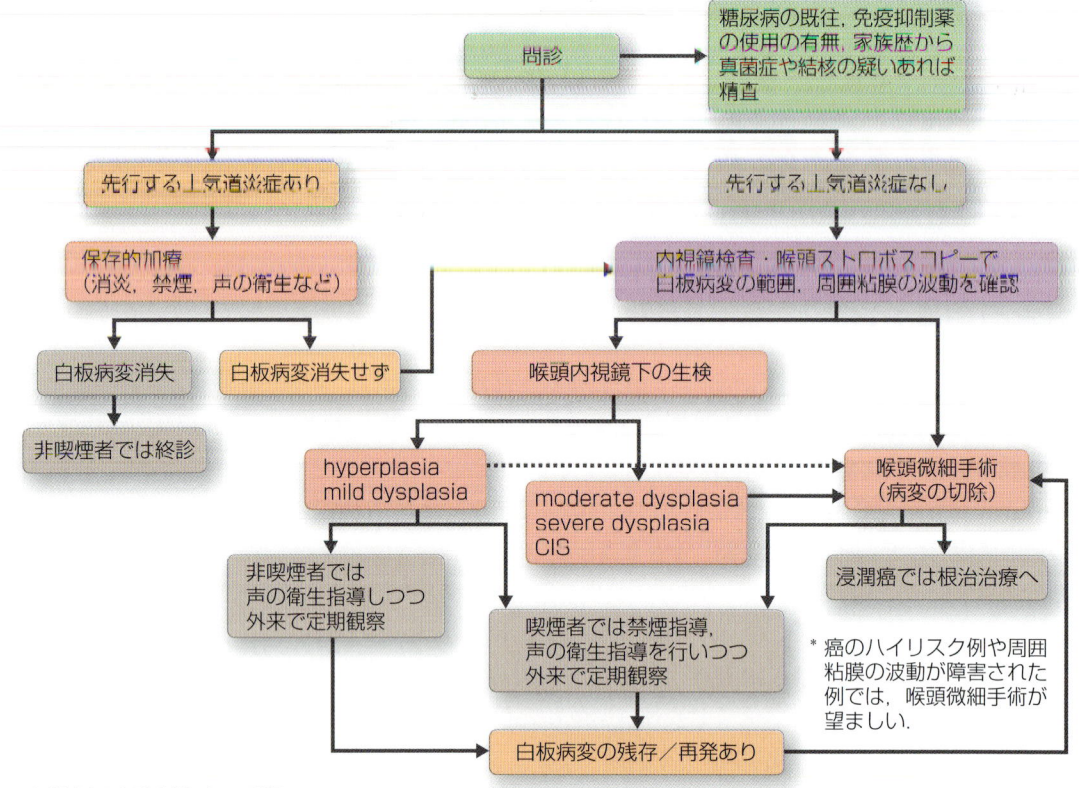

```
                    ┌──────┐      糖尿病の既往，免疫抑制薬
                    │ 問診 │ ───→ の使用の有無，家族歴から
                    └──────┘      真菌症や結核の疑いあれば
                       │           精査
         ┌─────────────┴─────────────┐
   先行する上気道炎症あり          先行する上気道炎症なし
         │                             │
   保存的加療                           │
   (消炎，禁煙，声の衛生など) ─────→  内視鏡検査・喉頭ストロボスコピーで
         │                             白板病変の範囲，周囲粘膜の波動を確認
   ┌─────┴─────┐                       │
白板病変消失  白板病変消失せず       喉頭内視鏡下の生検
   │              │                    │
非喫煙者では終診   │            ┌──────┴──────┐
                  hyperplasia   moderate dysplasia ─→ 喉頭微細手術
                  mild dysplasia severe dysplasia     (病変の切除)
                                  CIS                    │
                     │             │               浸潤癌では根治治療へ
             非喫煙者では      喫煙者では禁煙指導，
             声の衛生指導しつつ 声の衛生指導を行いつつ  *癌のハイリスク例や周囲
             外来で定期観察    外来で定期観察           粘膜の波動が障害された
                     │             │                    例では，喉頭微細手術が
                     └──────┬──────┘                    望ましい．
                            │
                   白板病変の残存／再発あり
```

**❶ 声帯白板症診断治療の手順**

---

喉頭ストロボスコピーが可能なら必ず施行する

喉頭ストロボスコピーが可能な場合は必ず施行する．

- 喉頭ストロボスコピーでは，病変周囲の粘膜波動の欠如がないか確認する．粘膜波動が白板病変周囲粘膜にみられる場合は上皮内病変を，また欠如している場合は浸潤性の癌病変によるものを疑う．
- 最近では，粘膜の微細病変の診断に応用されるNBI(narrow band imaging)を用いることで白板病変周囲の異常血管により上皮内癌の存在を予見できる場合もある．

## 治療方針

### ■ どのような所見であれば保存的加療が可能か？

白板病変の厚さは悪性度とは関連しない

- 白板病変の厚さは悪性度とは関連しないため，病変が隆起性であるか，いわゆる平坦な白板であるかで，良悪性の推定をしてはならない（❷～❺）．
- 喫煙者では，禁煙と音声酷使の制限が治療の第一歩である．
- 感冒後など明らかな先行する上気道炎症があり，急性の声帯炎に伴って認められる声帯表面のみにみられる薄いアフタ様の白板は，消炎とともに消失することが多い．このような例では，まず消炎を図るなどの保存的加療を行う．
- 保存的加療を行う場合は，2～3週間程度をめどに再評価を行い，残存する

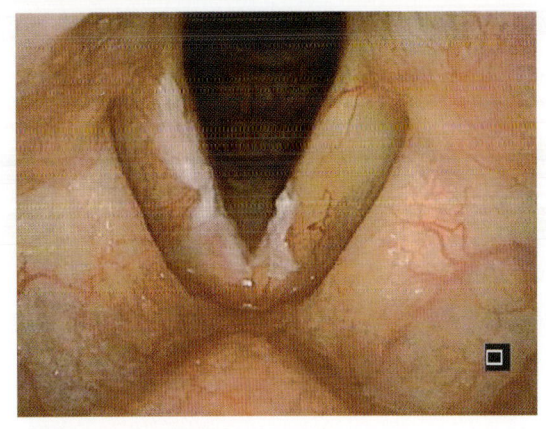

❷severe dysplasia

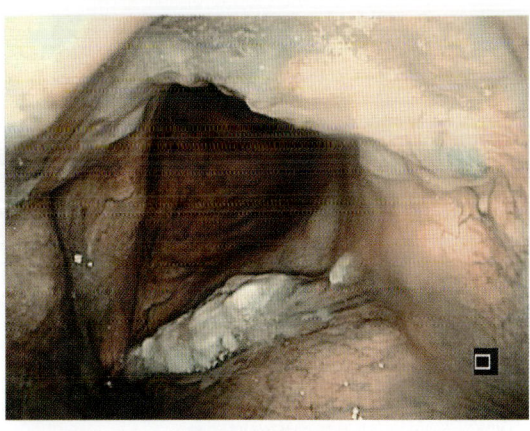

❸moderate dysplasia（NBI 所見）

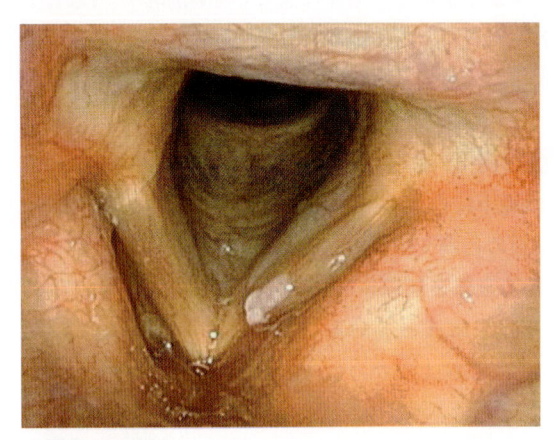

❹扁平上皮癌

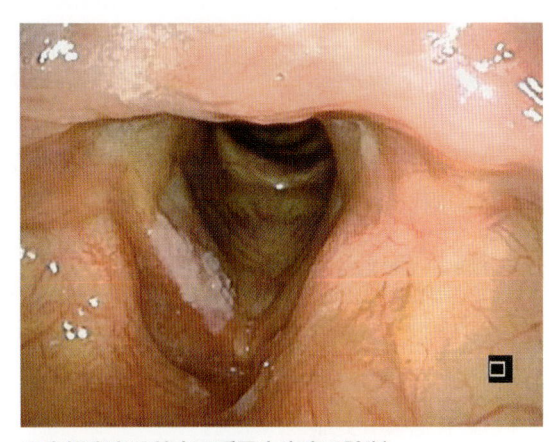

❺白板病変は前方で扁平上皮癌の診断
後方は severe dysplasia であった.

場合は生検を考慮する.
- 白板病変のなかには喉頭の真菌症や喉頭結核などの特殊感染症が時としてみられることがある．糖尿病の既往，免疫抑制薬の使用の有無，家族歴などを詳細に把握し，精査を進めることも重要である[5].
- 嗄声が遷延化しており，明らかな先行炎症がなく，喫煙歴や職業的な声の多用があれば早めの生検が望ましく，必要であれば高次医療機関へ紹介する.
- 過去に喫煙歴がある場合，現在禁煙中であっても癌病変の否定はできないことにも注意する.

## ■ 外来での生検はどのように行うか

- 白板病変は，声帯の一部のみに存在するものから全長にわたるものまでがある.
- 病変が小さい場合，外来にて鉗子孔付き喉頭内視鏡を用いて，生検鉗子により組織を採取するのが最も容易である.
- 病変が広く存在する場合には，生検部位によって組織像が異なることも多い．

> 喉頭真菌症や喉頭結核の可能性も含めて精査する

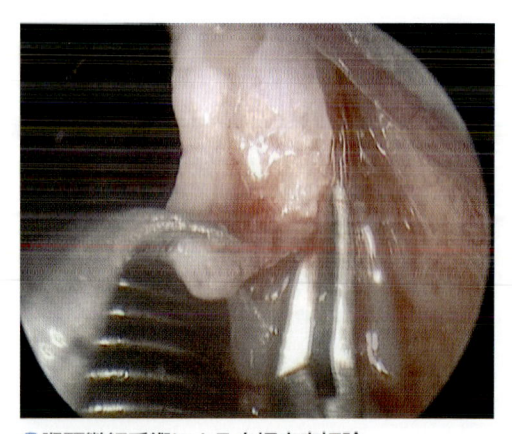

❻**喉頭微細手術による白板病変切除**
ハサミによる切除.

粘膜固有層部分まで含めて組織採取

★1
術前に喉頭ストロボスコピーを施行しておけば，白板病変のなかでとくに病変が深い可能性のある部分が推定できる．❺の症例は，前方のみ粘膜波動が欠如していた．病理検査では，白板病変のうち前方に扁平上皮癌が認められた．

粘膜上皮から声帯靱帯が露出する深さまで十分に切除

異形成の定義と鑑別

したがって，正確な診断および治療を行うためには，後述するように喉頭微細手術による白板病変全体の切除生検が望ましい（❻）．

- 外来で生検する際には，浸潤癌の有無を確認するために，白板病変の部分のみでなく，その下の粘膜固有層部分まで含めて組織採取を行う必要がある．
- 病変が広く存在する場合にも，全身状態やその他の理由により外来で生検せざるをえない場合がある．その際には，白板病変の複数の箇所から組織採取を試みる．
- 咳反射などのため，十分な組織採取ができない場合，角化が強く生検しても深部までの組織採取が困難と予想される場合などでは，喉頭内視鏡下の生検を行う利点は少ない．すみやかに全身麻酔下の喉頭微細手術による切除生検を行うべきである．

### ■ 喉頭微細手術による診断および治療

- 喉頭展開のうえ，直達喉頭鏡下に白板病変の進展範囲の把握，触診による硬さの確認，病変周囲の粘膜の色調や硬さの確認を行う★1．
- 切除に際しては，白板病変の全体を切除することが必要である．上皮内病変は声帯靱帯よりも浅い層にとどまっていることから，上皮下注射の後，声帯靱帯が露出する深さまで，粘膜上皮から粘膜固有層浅層までを十分に切除する．
- 切除には，ハサミやメスを用いて白板病変を含むフラップを作製し鋭的に切除する場合と，$CO_2$レーザーにより白板病変周囲粘膜を蒸散して声帯靱帯を露出させ，その深さで病変を切除する場合がある[6]．
- いずれの場合にも病変の深達度を正確に評価するために，白板病変の表層のみを鉗除するような切除は避ける．

### ■ 病理検査結果により，どのように経過観察するか

- 白板病変の病理組織学的分類では，異形成（dysplasia）は浸潤を欠く上皮内腫瘍性病変と定義され，鑑別を要する疾患として，上皮内癌，炎症，反応性異型上皮がある．
- 頭頸部癌取扱い規約（第5版）では，WHO classification 2005, Head and Neck Tumours の定義に従い，異形成を，細胞異型のない過形成（hyperplasia）とは区別されうる，細胞異型と構造異型の所見がともに備わっている領域性が明瞭な腫瘍性病変としている．
- わが国では，異形成は通常，mild, moderate, severe の3段階に分類されてきた．moderate dysplasia 以上の病変では外科的治療が必要と考えられている．
- 近年，欧米では上皮内腫瘍性病変を low grade（mild and moderate）また

は，high grade（carcinoma in situ and severe dysplasia）に分ける二分法が報告されている．この分類では，severe dysplasia と carcinoma in situ が同一病変と分類され，これら high grade では粘膜切除，再生検，十分な経過観察などの早期の臨床対応が必要とされる．
- 保存的治療あるいは外科的治療の後に，白板病変が残存あるいは再発する場合には，定期受診のうえ，繰り返し生検を行う必要がある．
- 白板病変全体での再発率は20％程度とされる．再発までの期間は平均27か月との報告がある． 〔再発率は20％程度〕
- 初回の組織検査で悪性所見なしとされた場合であっても，後に悪性化する可能性は残されている．定期的な喉頭の観察が必要である．
- 細胞異型があるものの癌化率は14％，細胞異型がないものであっても癌化率は6％であり，癌化までの期間は平均52か月とした報告がある．喫煙者の場合には，とくに注意が必要である． 〔癌化率は6〜14％〕

## 症例提示

- 喫煙歴のある声帯白板症では，初回の組織検査で悪性所見なしとされた場合であっても，定期的な外来通院を基本としている．そのなかでも，印象に残る2例がある．

### 症例1

**患者**：初診時40歳代の男性．20歳以降，1日20本を継続する喫煙者であった．

**診断と経過**：一側声帯全長にわたる白板病変があり喉頭微細手術により切除し，病理検査結果は mild〜moderate dysplasia であった．再三の指導でも禁煙が守れず2か月で再発した．以後，3〜4か月ごとに外来で生検を繰り返し，8年後に扁平上皮癌の診断となった．筆者としては，「ついに癌化してしまったか」との感が強かった．

**治療と治療後の経過**：幸い放射線治療で完全寛解（CR）となり5年以上経過したが，現在も禁煙は守れていない．禁煙外来を勧めたり，頭頸部癌学会の禁煙節酒宣言のポスターを見せるなど，いろいろな手を尽くすも受診のたびにタバコ臭があり，再発や重複癌の発症を危惧している．

### 症例2

**患者**：初診時50歳代，男性．やはり1日60本近く喫煙するヘビースモーカー．

**診断**：片側声帯に隆起性白板病変があり，前医では喉頭截開術のうえで，病変切除が行われ，moderate dysplasia とのことであった．白板症の再発のため，当科では喉頭微細手術にて $CO_2$ レーザーを用いた切除を行った．やはり病理検査では moderate dysplasia であった．

**経過**：強く禁煙指導した結果，1日30本までの減煙は可能となったが，禁煙には至らず．症例1と同様に6か月～1年ごとに外来で生検を繰り返し，10年になるが，こちらは癌化せずに経過している．

● 喫煙者では，白板病変が存在する限り粘り強く禁煙の必要性を説きつつ外来で長期に経過観察しているのが現状である．

（原　浩貴）

> **引用文献**

1) 中島　格：用語解説　声帯白板症．日気食会報 2011；62：426-7.
2) 進　武幹ほか．喉頭の Epithelial Hyperplasia—臨床的ならびに病理組織学的研究．耳鼻臨床 1980；73：767-82.
3) 進　武幹ほか．喉頭の epithelial hyperplasia．耳鼻臨床 1989；82：1-11.
4) Blackwell KE, et al. Laryngeal dysplasia. A clinicopathologic study. Cancer 1995；75（2）：457-63.
5) 原　浩貴．感染症と嗄声・失声．JOHNS 2006；22：595-8.
6) 倉富勇一郎ほか．声帯白色病変・早期癌に対する音声外科の現状と将来．音声言語医学 1996；37：241-6.

第4章 炎症・腫瘍と類似疾患

# 声変わり障害(変声障害)にはどのように対応すればよいか?

## 声変わり障害とは

- 声変わり障害(変声障害, mutational dysphonia, mutational falsetto, puberphonia)とは, 典型的には, 思春期男子において認められる声の高さ(ピッチ)に異常をきたす疾患である. 会話において, 通常の表声ではなく, ピッチの高い裏声(頭声〈falsetto〉)を使用することが特徴である.
- その多くは, 喉頭の発達に異常を認めない機能的な異常である. しかしながら, ごくまれに, 思春期に男性ホルモンの作用が不足することにより喉頭が拡大せず, 高いピッチを呈するものもあり, これは器質的な異常とみなされる.
- 思春期男性でない成人において, 男女にかかわりなく, 突然裏声発声が発症する場合がある. このような症例に対しても, 「変声障害」の診断名が使用されることがある. 牛島は, 思春期男性の機能的な高ピッチ発声を「狭義の変声障害」, その他のものを「広義の変声障害」と称した[1,2].

多くは発達に異常を認めない機能的障害

## 思春期男性に発症する声変わり障害(狭義の変声障害)

### 発症原因と病態

- 思春期の男性においては, 男性ホルモンの作用によって甲状軟骨の大きさが拡大し, 断面が二等辺三角形の形状となって, とくに上方の切痕の部分(喉頭隆起)が張り出して, いわゆる「のどぼとけ」, "Adam's apple"となる. この変化に伴って声帯の全長が女性の約1.4倍に伸張し[3], 声帯振動の周波数が減少して, 声のピッチが約1オクターブ低下する[4].
- 思春期に徐々に甲状軟骨が拡大していく過程においては, 一時的に, 表声(地声〈modal〉)と裏声が混ざった不安定な状態(声の翻転)や嗄声をきたすことがあるが, 甲状軟骨の拡大が落ち着けば, 自然に, ピッチの低い表声のみを用いて安定して会話できるようになる.
- しかしながら, ごくわずかの男性では, 甲状軟骨が大きくなったにもかかわらず, 裏声を用いて以前のピッチで話す場合があり, これが典型的な声変わり障害(変声障害)である.
- 発症の背景因子として, 成熟拒否あるいは性同一性障害などの問題が疑われるが, 筆者の経験ではこのような背景をもった症例の診療経験がない. ほとんどの症例においては, 音声治療に素直に反応し, 表声を用いた自然

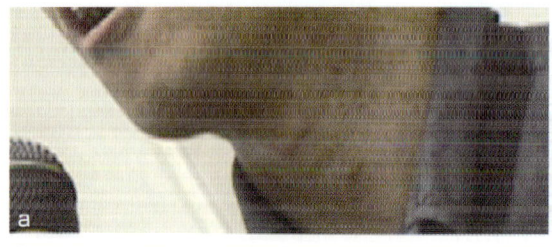

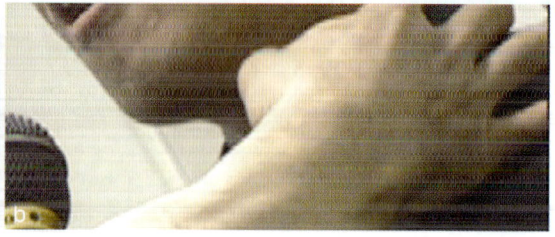

**❶Kayser-Gutzmann 法の方法**
a：通常の持続母音 /a:/ 発声時．
b：Kayser-Gutzmann 法施行時．かなりの抵抗があったため母指にて圧迫しているところ．

な発声を容易に獲得できる．

### ■ 主訴
- 患者本人には病識がない．保護者が気になって本人を連れて受診することが多い．

### ■ 音声の特徴
- 高ピッチの裏声（falsetto）である．

### ■ 治療

Kayser-Gutzmann 法が有効

- 音声治療の一手技である Kayser-Gutzmann 法を用いた音声治療の有効性が報告されている[5,6]．これは，治療者が甲状軟骨切痕部を示指あるいは母指にて下方に圧迫しながら発声を行わせ，ピッチの低い表声を誘導する手技である（❶）．
- 音声治療を行う前に，患者と保護者に，喉頭で音声がつくられる機序，声変わりの機序，表声と裏声の違い，患者の発声法の特徴について説明する．

> **Column　表声（modal）と裏声（falsetto）**
>
> 　表声は，通常の健常人が発声時に使用している声のことであり，裏声はいわゆる「ひっくり返った声」のことである．表声発声時には，甲状披裂筋が収縮して，声帯粘膜が弛緩して厚みを増している．一方の裏声発声時には甲状披裂筋の活動が低下して，輪状甲状筋が強く収縮することにより，前方の輪状軟骨−甲状軟骨間が高度に接近し，声帯は強く前後に引き伸ばされて，粘膜の厚さが薄くなる．また，表声発声時には声帯膜様部粘膜の全長が振動するが，裏声発声時には前方の一部のみが振動する．弦楽器の弦の振動数が，弦の長さ，密度，張力に依存するのと同様に，声帯粘膜の振動数もまた粘膜の厚さ，振動部分の長さに依存するので，表声よりも裏声のほうが周波数が高くなる．表声と裏声は，それぞれ異なった音質および音域をもっている．表声や裏声などのような「1つのメカニズムがつくり出す同質の音のシリーズ」を声区（vocal register）とよぶ．

- 音声訓練は，本来，言語聴覚士が行うべきものであるが，女性よりも男性が表声と裏声の違いを発声して提示したほうが，男性である患者自身にとって理解しやすいため，医師が男性ならば，医師自身が治療を行うことを勧める．
- まず Kayser-Gutzmann 法を用いて表声での持続母音発声を誘導し，指で圧迫した状態で，学校生活の状況などについて尋ねたりして数分間会話を行うと，表声で安定して会話できるようになる．また，表声での発声を習慣化するために，家庭において患者が家族と話すときに，患者自身が示指で甲状軟骨切痕部を下方に圧迫しながら話すように指導する．

## 思春期の後に認められるピッチの障害（広義の変声障害）

### ■ 発症原因と病態
- 思春期以降の成人男性において認められるピッチの障害は，前述の思春期時の変声障害がそのまま定着してしまったと考えられるものと，思春期の後に突然発症したものに分類できる．前者には，時に背景因子として性同一性障害の問題の存在が疑わしいものも含まれている．一方，後者は心因性音声障害の一亜型の可能性がある[7]．
- 女性の裏声発声に対して変声障害と診断した報告も散見されるが，女性の思春期の声変わりにおいては1セミトーン（半音）程度しかピッチが変化しない，すなわち女性には声変わりがないと考えられ，「変声障害」の診断名を用いるのは不適当であると考えられる．これもまた心因性音声障害の一亜型と考えられ，「ピッチの障害」ととらえるのがよいのではないかと考えられる．

### ■ 主訴
- 主訴は「声が高い」というのが最多であるが，「大きな声が出せない」，「声が通らない」という場合も多い．学校教師などの大声を使用する仕事で大声が出せずに困って受診する場合がある．

### ■ 音声の特徴
- 成人の男性患者では，違和感の強い真の裏声でもなく，どっしりとした安定感のある表声でもない，両者の中間の音声を用いていることが多い．音声衰弱を伴っていることもある．すなわち，思春期に発症する狭義の変声障害の音声とはやや異なる特徴をもっている．
- 一方で，成人後に新たに裏声発声を発症した患者の音声は，真の裏声であることが多い．これは心因性音声障害の一亜型として認識される[7]．

### ■ 治療
- 前出の狭義の変声障害の患者と比較すると，Kayser-Gutzmann 法に抵抗する，

Kayser-Gutzmann 法に抵抗する例では vocal function exercise が有効という報告も

すなわち，甲状軟骨切痕を下方に押しても喉頭を挙上させて抵抗し，声のピッチが低下することを拒むような症例が認められる．このような症例に対して，ピッチの連続移動を伴う音声訓練法である vocal function exercise[8] が有効であったという学会報告がある[9]．

- 音声治療に抵抗する症例に対して，甲状軟骨形成手術が有効であったことが報告されている[10,11]．ただし，「治療は侵襲の少ないものから」が医療の大原則であるので，音声治療が無効であることを十分に確認すべきであると考えられる．
- 治療のアルゴリズムをフローチャートに記しておく（❷）．

（小川　真）

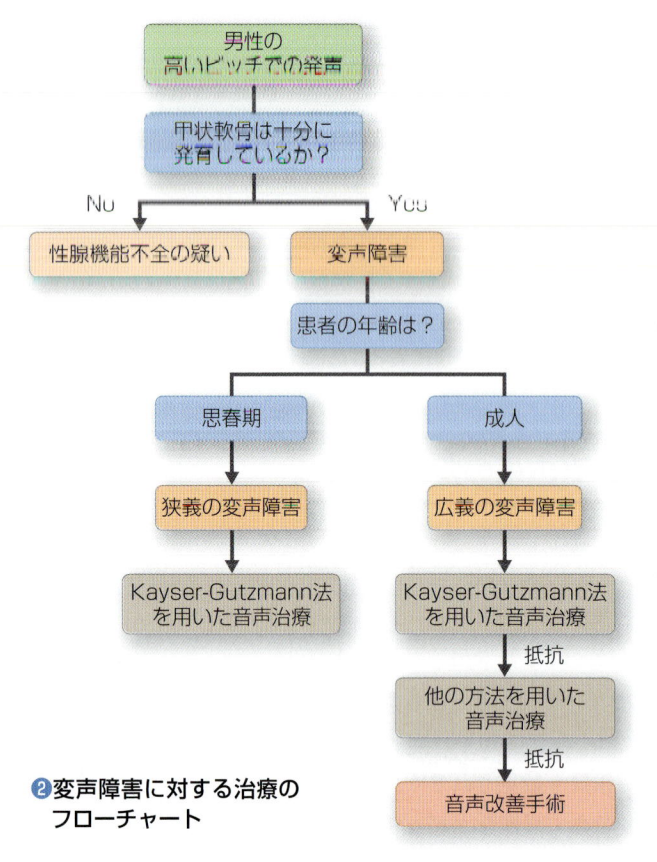

❷変声障害に対する治療のフローチャート

### 引用文献

1) 牛島達次郎．機能性音声障害．野村恭也ほか編．CLIENT 21. 15 音声・言語．東京：中山書店；2001. p.157-63.
2) 牛島達次郎．声変わり障害．野村恭也ほか編．CLIENT 21. 14 喉頭．東京：中山書店；2001. p.400-4.
3) 藤田馨一．日本人の声帯長に関する研究．大日本耳鼻 1944；50：470-92.
4) 岡村正美ほか．蛋白同化ステロイド使用による音声障害．耳鼻咽喉科 1964；36：409-13.
5) Hammarberg B. Pitch and quality characteristics of mutational voice disorders before and after therapy. Folia Phoniatr 1987；39：204-16.
6) Dagli M, et al. Mutational falsetto：Intervention outcomes in 45 patients. J Laryngol Otol 2008；122：277-81.
7) Hartman DE, Aronson AE. Psychogenic aphonia masking mutational falsetto. Arch Otolaryngol 1983；109：415-6.
8) Stemple JC, et al. Clinical voice pathology：Theory and management. 4th ed. San Diego：Plural Publishing；2010.
9) 佐藤麻美ほか．変声障害に対する音声治療—Kayser-Gutzmann 法抵抗症例に対する新たな手法．音声言語医学 2008；49：51-2.
10) 中村一博ほか．甲状軟骨形成術3型の検討．日気食会報 2008；59：19-28.
11) 大津和弥，竹内万彦．音声治療に抵抗した変声障害に対する甲状軟骨形成術Ⅲ型の経験．喉頭 2010；22：22-4.

# 第5章 声帯麻痺

# 第5章 声帯麻痺

# 声帯麻痺の診断に際しての留意点

- 声帯麻痺の診断に最も重要な検査は喉頭内視鏡検査である．麻痺の診断や音声改善手術を選択するための喉頭内視鏡検査のポイントや留意点について解説する．
- 声帯麻痺の診察において麻痺の原因検索はきわめて重要である．麻痺を合併する疾患は悪性疾患や重篤疾患である場合が多い．原因検索に必要な検査について解説する．

## 喉頭内視鏡検査のポイント

- 喉頭ファイバースコープには経鼻で挿入する軟性内視鏡と，経口腔で挿入する硬性内視鏡がある（❶）．
- 軟性喉頭ファイバースコープは広範囲の観察を可能にするために画像中心部と周辺の拡大率が異なる．
- 硬性喉頭ファイバースコープは画像が平面的で明るい．声帯麻痺の診断には硬性喉頭ファイバースコープが適している[*1]．

### ◼ 麻痺の有無

- 片側声帯麻痺の場合，麻痺の有無に迷うことがある．麻痺の有無の診断のためには，持続発声ではなく，息継ぎしながら /e/, /e/, /e/ と数回発声させて観察する．斜位喉頭がある場合は，斜位方向とは対側の声帯運動幅が小さく見えるので誤って麻痺と診断する場合があり，注意が必要である．斜位喉頭の有無と，その方向を認識することが重要である．
- 片側声帯麻痺がある場合でも，発声時に麻痺側披裂部が内方に動くように見えることがある．披裂筋の収縮や喉頭上部構造の絞り運動のためである．声帯突起の運動の有無で麻痺があるか否かの診断を行う．

### ◼ 発声時声門間隙観察時の注意点

- 治療法の選択に喉頭内視鏡検査所見はきわめて重要である[1)]．片側声帯麻痺の場合は麻痺側声帯の固定位置，声門間隙の大きさ，左右声帯突起の位置関係，声帯萎縮の有無と程度などを確認する（❷）．
- 声帯固定位置は安静時に確認する．斜位喉頭例では声

★1
硬性喉頭ファイバースコープは観察中に持ち手を傾けることで先端の角度が調節できる．斜位喉頭の場合でも声門に垂直の位置から観察することが可能である．咽頭反射が強い症例を除き，経鼻ファイバースコープより簡単であり，患者への侵襲が少ない．

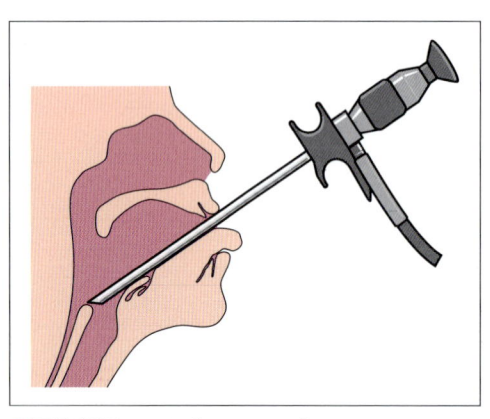

❶硬性喉頭ファイバースコープ

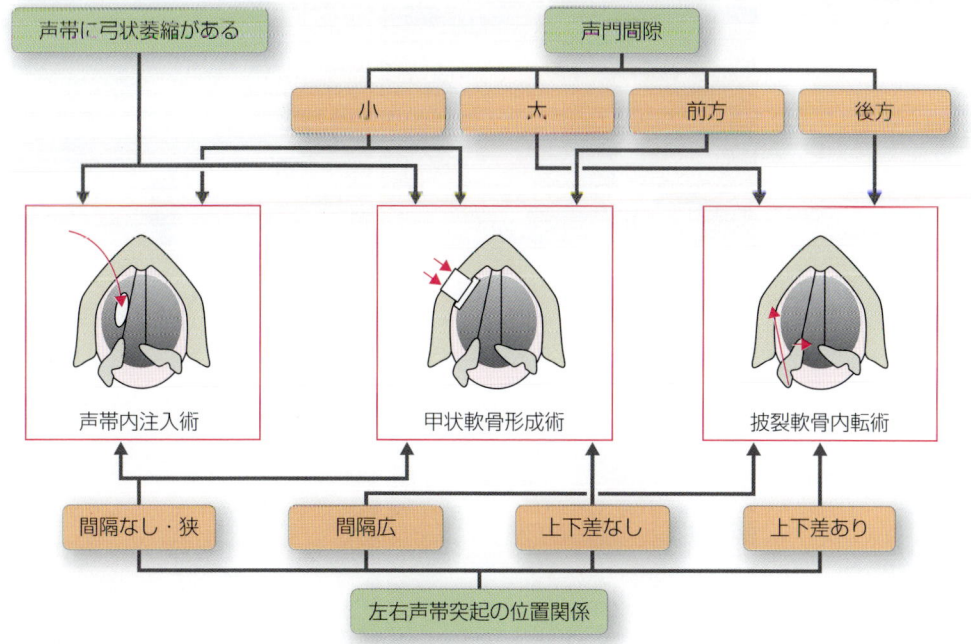

❷片側声帯麻痺に対する音声改善手術の選択基準

(牧山　清ほか．頭頸部外科 2004[1] より)

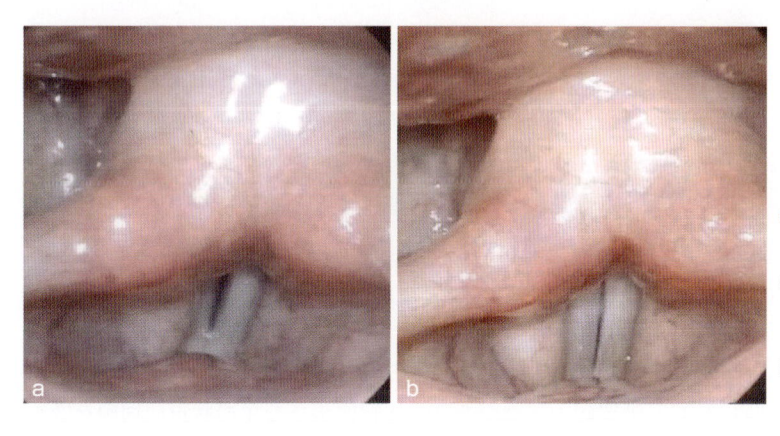

❸左側声帯麻痺症例の発声時喉頭内視鏡像
a：右側声帯や仮声帯は過内転し，喉頭蓋と披裂部の距離も短縮している．
b：披裂軟骨内転術後ではこれらの所見は消失した．

門を斜め上から観察してしまう場合がある．正確な固定位置の診断には喉頭内視鏡先端を声門直上に合わせて観察を行う必要がある．
- 麻痺側声帯が傍正中位に固定されている場合では，健側声帯が発声時に正中を越えて麻痺側まで過内転する場合が多い．仮声帯も過内転し，喉頭蓋と披裂部の距離も短縮する(❸)．これは発声時声門間隙が大きい場合に生じる代償運動である．無理な発声ではなく，軽く発声させながら内視鏡検査を行うことで正確な声門間隙の大きさや形態を観察することができる．

### ■ 発声時声門間隙観察と治療法選択の指標

- 声門間隙の観察では，声門後部の間隙の有無，声門間隙の形態を把握する．声門後部に間隙がある場合の間隙形状は声門後部を底辺とする三角形にな

声門後部の間隙の有無，声門間隙の形を把握

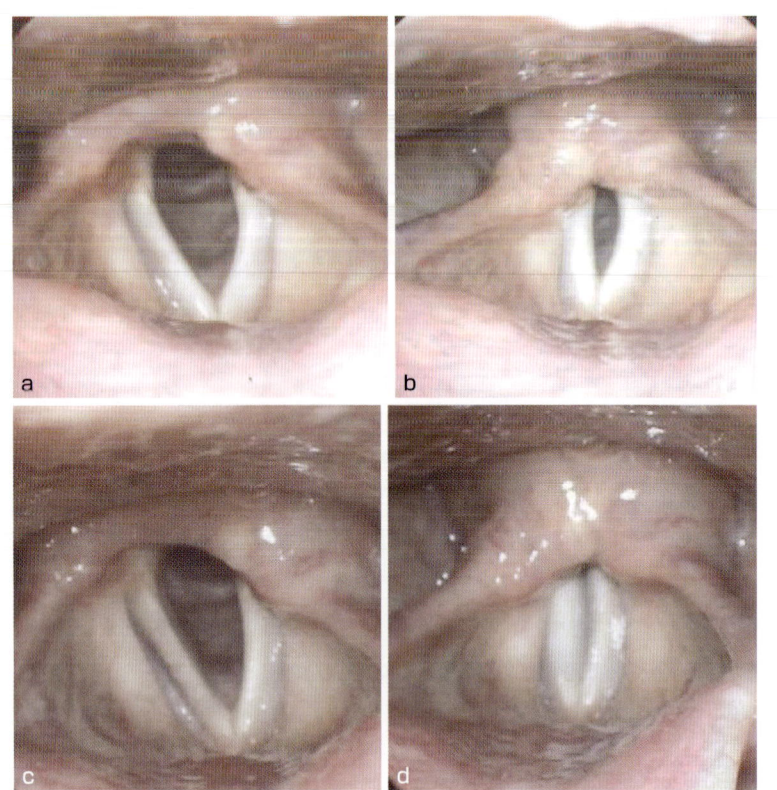

❹ **左側声帯麻痺症例の喉頭内視鏡像**
手術前の安静時(a)と発声時(b),音声改善手術施行半年後の安静時(c)と発声時(d).発声時には声帯突起部を底辺とする三角形の大きな声門間隙を認める(b).左側声帯膜様部は弓状に弛緩しており(a),披裂軟骨内転術施行後に声帯内アテロコラーゲン注入術を追加した.その結果,声門間隙は減少した(d).

る(❹-a, b).このような例では重篤な発声機能低下が生じる.❹の症例の最長発声持続時間は3秒であった.音声改善手術のなかでは披裂軟骨内転術が適している.声帯膜様部の萎縮が進行すると紡錘状や半弓状の間隙が生じる.このような症例には披裂軟骨内転術に加えて甲状軟骨形成術Ⅰ型,声帯内注入術などを併用する(❹-c, d).

左右声帯突起間の位置関係をみる

- 左右声帯突起の位置関係にも注目する.発声時の声帯突起間に間隙がある場合は,声門間隙の大きさや形状にかかわらず披裂軟骨内転術が必要になる.
- 発声時に左右声帯突起の接触があり,比較的小さな半弓状声門間隙を認める場合がある.半弓状間隙は声帯膜様部の萎縮が原因と考えられ,声帯筋やラインケ腔への注入術を選択する[1].このような症例には音声治療の効果も期待できる.
- 以上のように,喉頭内視鏡検査で観察できる声帯位置や発声時声門間隙の形状,左右声帯突起の位置関係,声帯弓状変化は,治療法選択の重要な指標になる.

## ■ 両側声帯麻痺例での観察ポイント

- 両側声帯麻痺ではわずかながら声帯外転運動が観察されることがある.いずれかの声帯に少しでも運動が見られる場合は,声門開大術を施行するときに運動がない側の声帯を選択する.
- 両側性声帯が完全に麻痺している場合に声門開大術を施行するときは,左

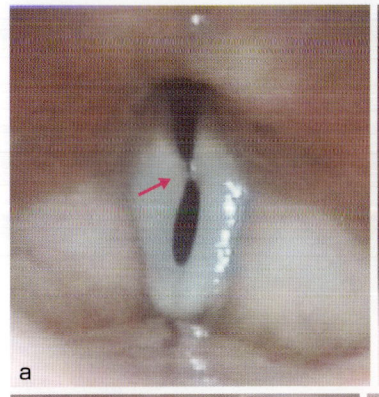

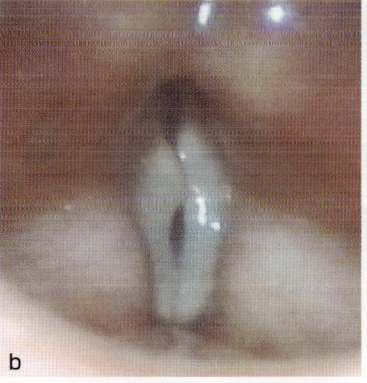

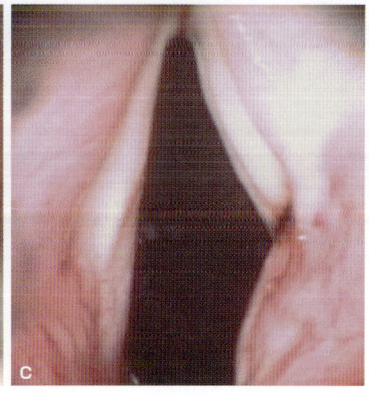

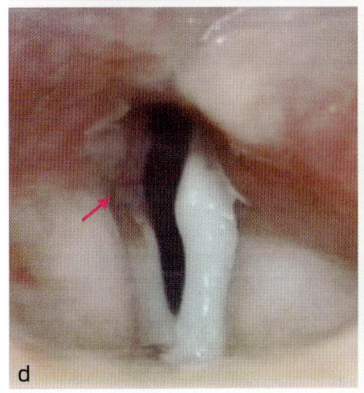

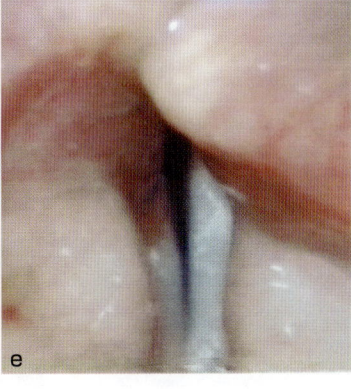

### ❺ 両側声帯麻痺症例

a, b：治療前の喉頭内視鏡像．安静時(a)，発声時(b)．治療前では右声帯突起が内転した状態であった（→）．
c：Ejnell 法施行中の術中写真．
d, e：Ejnell 法施行 3 か月後の喉頭内視鏡像．安静時(d)，発声時(e)．Ejnell 法施行後では右声帯突起は外転しており（→），声門開大効果が得られた．

側・右側の選択に迷うことが多い．声帯突起の位置を参考に術側を決定する．❺は両側声帯麻痺例の喉頭ファイバー検査写真である．Ejnell 法による声門開大手術では声帯突起を外転するように糸を牽引する．この症例では右声帯突起が内転した状態にあるので，左側よりも右声帯を外転させるほうが開大効果は高い（❺）．

### ❻ 声帯麻痺の原因

| 患者数（人） | 505 |
|---|---|
| 術後性麻痺 | 257 （50.9％） |
| 　頭部 | 13 　（5％） |
| 　頸部 | 110 （43％） |
| 　胸部 | 79 （31％） |
| 　挿管性 | 55 （21％） |
| 非手術性麻痺 | 143 （28.3％） |
| 　頭部 | 17 （12％） |
| 　頸部 | 51 （36％） |
| 　胸部 | 67 （47％） |
| 　その他 | 8 　（6％） |
| 特発性麻痺 | 105 （20.8％） |

## 麻痺原因検索のポイント

### ■ 麻痺原因の疫学

- ❻は熊本大学[2]と日本大学[3]の報告をまとめた原因別の表である．声帯麻痺の原因で最も多いのは術後性麻痺で半数を占める．次に多いのが手術以外の他疾患による麻痺であり，3割弱を占める．残りの症例では検索を行っても麻痺原因が特定できなく，特発性麻痺と診断した．
- 特発性麻痺の占める割合は1990年以前では3割を超えていたが，2000年以降は2割に減少した[3]．MRIの普及により原因検索の精度が向上した効果であろう．今後，検査機器の進歩や普及により，特発性麻痺の比率はさらに低下すると考えられる★2．

★2
麻痺の原因疾患は声帯麻痺よりも重篤な疾患の場合が多い．発症早期の検査で麻痺原因が特定できなかった場合，数か月後に再度検査を行うことで原因が明らかになる症例もある．

### ❼迷走神経・反回神経の走行経路と対応する画像検査法

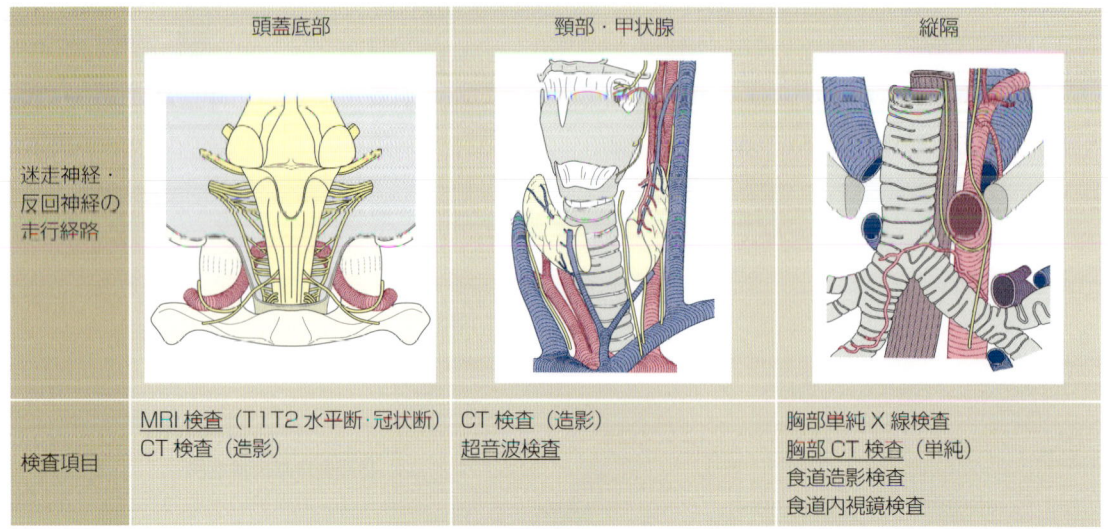

| | 頭蓋底部 | 頸部・甲状腺 | 縦隔 |
|---|---|---|---|
| 迷走神経・反回神経の走行経路 | | | |
| 検査項目 | <u>MRI検査（T1T2水平断・冠状断）</u><br>CT検査（造影） | <u>CT検査（造影）</u><br><u>超音波検査</u> | 胸部単純X線検査<br><u>胸部CT検査（単純）</u><br>食道造影検査<br>食道内視鏡検査 |

スクリーニング検査として各領域で必要な検査項目を下線で示す．

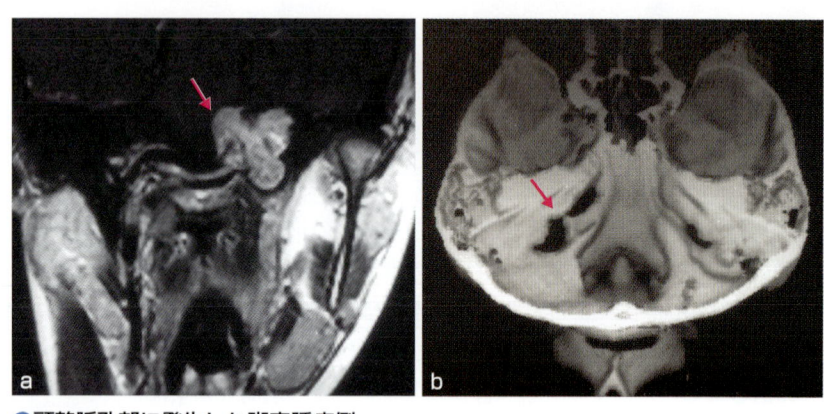

### ❽頸静脈孔部に発生した脊索腫症例

a：頭部から上頸部のMRI検査で発見された頸静脈孔部脊索腫症例（→）．嗄声が初発症状であり，構音障害や嚥下障害は3か月遅れで出現した．スクリーニング目的では単純MRI検査で十分であるが，本症例では腫瘍を確認したために，造影CT検査，造影MRI検査，頭蓋底骨部3D-CTなどを追加施行した．

b：頭蓋底骨部3D-CT写真では左側頸静脈孔部の拡大を認めた（→）．

## ■ 原因検索の方法

- 迷走神経・反回神経の走行経路と対応する麻痺原因検索目的の画像検査法を❼に示す．頭蓋底から頸部にかけては単純MRI検査を行う．❽は頸静脈孔部に発生した脊索腫症例である．腫瘍の性状を確認するためには造影検査が必要であるが，スクリーニング目的では単純MRI検査で十分である．

- 側頸部では頸動脈に沿った触診を行う．転移性リンパ節炎や神経原性腫瘍の有無に注意する．甲状腺部は超音波検査を行う．触診や超音波検査で異常があれば造影CT検査を行う．超音波検査で甲状腺腫瘍を発見する場合は多い．ただし，腫瘍の存在が直ちに麻痺の原因と判断するのは危険である

❾**左側声帯麻痺例**

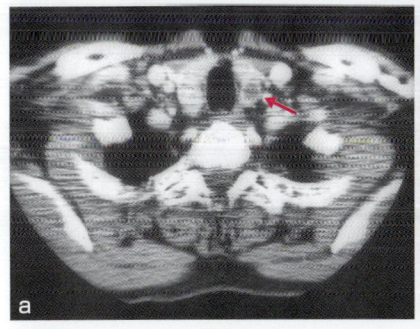

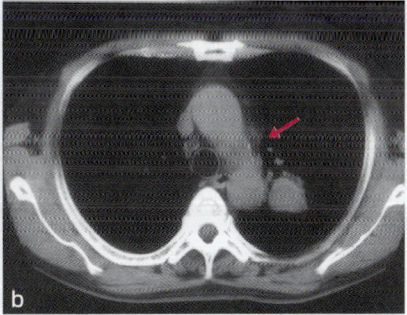

甲状腺部超音波検査と頸部造影CT検査(a)で甲状腺左葉に囊胞状腫瘍を認めた(➡)．同時に施行した胸部単純CT検査(b)で肺野に円形腫瘍陰影を認め，大動脈弓直下のリンパ節が腫脹していた(➡)．甲状腺腫瘍ではなく肺門部リンパ節腫大が麻痺原因と考えられた．

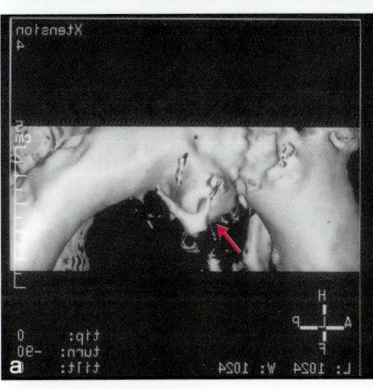

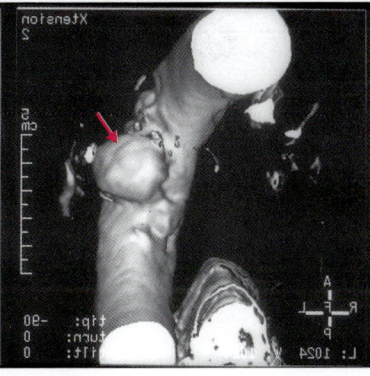

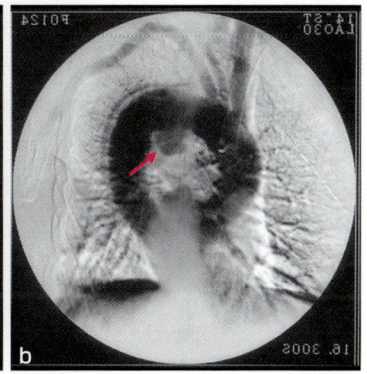

❿**胸部大動脈瘤症例**
スクリーニング検査として胸部単純CT検査を施行し，大動脈弓直下に腫瘍陰影を確認したために追加検査を施行した．3D-CT検査(a)，血管造影検査(b)で大動脈弓部の動脈瘤(➡)と診断した．

(❾)．腫瘍の有無のみでなく，腫瘍により神経麻痺が起こるか否かの判断が重要である．

- 縦隔領域でのスクリーニング検査としては胸部単純CT検査を行う．肺門リンパ節腫脹や大動脈弓部動脈瘤に注意する．肺動脈の拡張により大動脈弓とのあいだで神経が圧迫されて麻痺を起こす例もある．❿は大動脈弓部に発生した動脈瘤であり，迷走神経から分岐した直後の左側反回神経走行部に一致する．

- 以上のように，迷走神経や反回神経の走行を十分に理解したうえで画像検査の選択や読影を行うことが重要である．

（牧山　清，平井良治）

**引用文献**

1) 牧山　清ほか．片側性声帯麻痺に対する術式の選択とその妥当性．頭頸部外科 2004；14(1)：65-72．
2) 中本哲也，湯本英二．反回神経麻痺の臨床統計—当教室における最近6年間の検討—．耳鼻臨 2006；99：685-91．
3) 牧山　清．術後反回神経麻痺の現状．日気食会報 2009；60(2)：123-5．

# 片側声帯麻痺に対する甲状軟骨形成術Ⅰ型の有用性と欠点

## 喉頭枠組み手術とは

- 喉頭枠組み手術は，喉頭の枠組みである甲状軟骨や輪状軟骨を変形，移動させることで嗄声や声の高さなどを改善，変化させる手術である．
- 甲状軟骨形成術Ⅰ型は，声帯内方移動を目的として，甲状軟骨の声帯レベルに窓を開けて内方に押し込み固定する術式であり，片側声帯麻痺や声帯萎縮に対する音声改善手術として広く知られている[1]．
- 局所麻酔での手術が可能であり，喉頭枠組み手術のなかでは比較的容易であるが，手術中に声帯が見えないので十分な局所解剖の知識が必要である．また術中の音声判定のために，手術侵襲を最小限にし，正確に手術手順に従って行わなければならない．
- 本項では，片側声帯麻痺に対する甲状軟骨形成術Ⅰ型の適応，手術手技，有用性，欠点について解説する．

## 手術適応

- 適応は，片側声帯麻痺と声帯萎縮があげられる．片側声帯麻痺の場合は，麻痺側声帯が副正中位から中間位までの場合，また声帯膜様部が弓状に萎縮している場合が適応となる（❶）．
- さらにマニュアルテスト（❷）を行い，音声改善がみられる場合も良い適応となる．ただし高齢者で甲状軟骨が石灰化している患者では，マニュアルテストで音声の改善を確認できないことがあるので注意が必要である．

❶ 左声帯麻痺（66歳，男性）
a：発声時声門．左声帯の膜様部弛緩を認める．
b：吸気時声門．

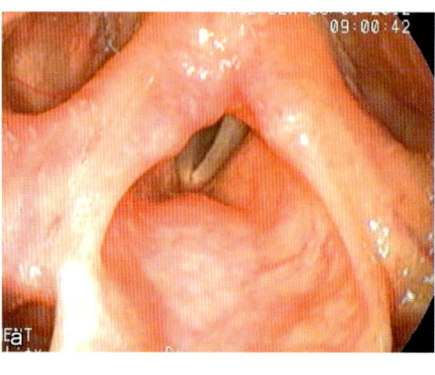

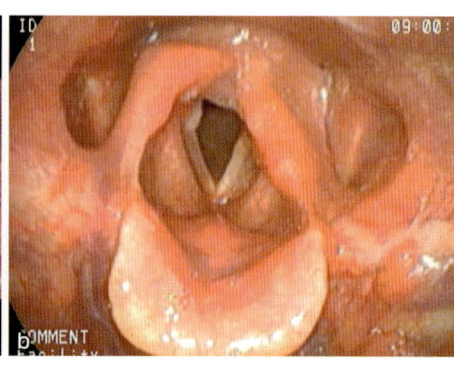

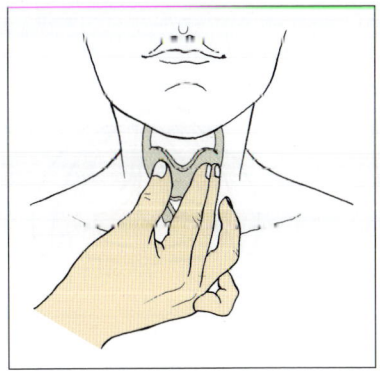

❷ マニュアルテスト
甲状軟骨上声帯の高さで指により声帯を正中に圧迫して声の変化をみる．

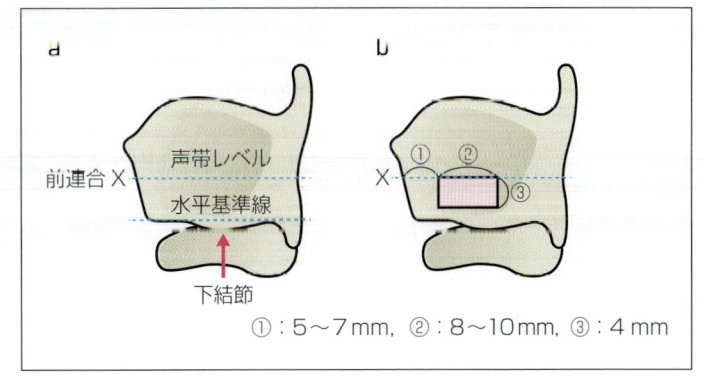

❸ 窓のデザイン
a：声帯レベルの決め方．
b：窓のデザイン．

## 手術手技について[2]

### ■ 体位
- 通常，仰臥位で肩枕を挿入して行う．無理な頸部伸展ではないことと，患者が声を出しにくくないかを手術前に確認しておく．

### ■ 麻酔
- 麻酔は，基本的に，手術中の声のモニタリングが可能で，患者の満足度を確認するために局所麻酔で行う．
- 前投薬は，ジアゼパムを筋注するのみで，硫酸アトロピン®などは口渇をきたし，術中の発声に支障をきたすため使用しない．
- 局所麻酔は，0.5～1.0％アドレナリン含有キシロカイン®を皮膚切開のデザインに沿って約5mL程度皮下に注射する．同時に甲状軟骨膜上にも皮膚切開前に約1mL程度浸潤麻酔しておく．

麻酔は局所麻酔で

### ■ 皮膚切開と甲状軟骨の露出
- 甲状軟骨切痕と輪状軟骨下縁の中点を通り，皮膚割線に沿って3～4cm切開する．続いて脂肪層や胸骨舌骨筋を上下左右に分けて甲状軟骨を露出する．胸骨甲状筋を適宜切断し術野を広くとる．
- 次に開創器をかけ，患側の甲状軟骨翼を3/4程度露出する．

胸骨甲状筋を適宜切断し術野を広くとる

### ■ 窓のデザイン
- まず声帯前連合と一致する点を決める．これは甲状軟骨正中線上で甲状軟骨切痕と下縁の中央が前連合に相当する．次に甲状軟骨の下結節を露出して，この下結節を無視して，甲状軟骨下縁に沿って線を引く（水平基準線）．さらに水平基準線と平行に，甲状軟骨に印を付けた前連合部より声帯レベルの線を引く（❸-a）．

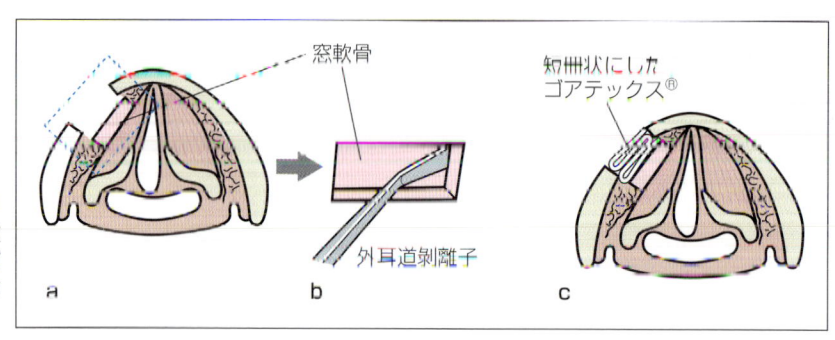

❹ 窓軟骨の剥離と正中移動
a：窓軟骨の温存，b：甲状軟骨内壁に沿った剥離，c：ゴアテックス®の挿入による声帯正中移動．

窓の大きさは充填材料により異なる

甲状軟骨が小さい場合上下幅の少し小さいデザインに変更

- 窓は，前連合の点から5〜7mm離れたところを窓の前縁とし，声帯レベルが窓の上縁となるようにデザインする．窓の大きさは充填材料により異なる．古くから使用されているシリコーンブロックでは，縦5mm×横10〜12mm程度の大きさで窓のデザインを行い，近年多く使用されているゴアテックス®を用いる場合は，縦4mm×横8〜10mm程度とする（❸-b）．
- 甲状軟骨が小さい場合，通常の窓の大きさでデザインすると窓の下縁から甲状軟骨下縁までの幅が狭くなることがある．その場合，軟骨が脆くなるため上下幅の少し小さいデザインに変える必要がある．

## 窓の切開

- デザインに沿って甲状軟骨をメスで切開する．この際に内軟骨膜まで一気に切開してしまわないように注意し，最後はローゼン氏外耳道メスや外耳道剥離子，または平ノミを使用して，内軟骨膜を傷つけないようにする．
- 甲状軟骨が石灰化していて切れない場合は，側頭骨ドリルと先細のバーの組み合わせで，甲状軟骨の窓を切開するが，この際も95％をドリルで切開し，残り5％を細かい平ノミなどで切開する．
- 窓の軟骨に関しては，温存して内方に押し込む場合（❹-a）と摘出する場合がある．温存する利点は，窓軟骨の厚さだけ声帯内方移動に貢献し，挿入充填材料と軟部組織のあいだに窓軟骨があるので挿入材料が内腔へ飛び出す心配が少ないことなどである．
- 窓軟骨を温存するポイントは，内軟骨膜と軟骨窓が離れないように窓外側の甲状軟骨内壁に沿って剥離する（❹-b）．軟骨窓が剥がれたり，割れたりした場合は，軟骨が吸収されたり壊死に陥るので注意が必要である．

## 固定材料について

- 声帯内方移動の材料として，シリコーンブロックやゴアテックス®，チタンプレートなどがある．
- シリコンブロックは術前に前もってデザインし，大きめに削っておくことが大事で，術中に一から削り出すのではなく微調整にとどめることで手術時間の短縮ができる．
- ゴアテックス®の利点は，生体親和性が良いことと，挿入する量の調節が最

も簡便な点であることから多くの施設で使用されている．心臓血管手術に使用される厚さ 0.3 mm や 0.4 mm のもの，腹壁ヘルニア補修に使用される 1.0 mm や 2.0 mm のものがある．厚めのほうが使いやすい．幅 5～6 mm，長さ 10 cm の短冊状に切って使用している★1．

### ■ 声帯正中移動と音声の調節

- 挿入材料を挿入する前に，外耳道剝離子などを用いて声の出しやすい条件をテストし，声帯正中移動を重点的に行う位置を確認する．ここではゴアテックス®を用いた場合について述べる．
- 短冊状に切ったゴアテックス®を，まず正中移動を重点的に行いたい方向に挿入し，次に対側まで届いたところで折り返し，この操作を数回繰り返す（❹-c）．この場合も必ず声の確認をする．最終的な音声確認の際は，肩枕を外すなどして，患者が声を出しやすい状態にして確認するのがよい．さらに，ゴアテックス®の挿入量は声が良くなった場所で終了するのでなく，術後の変化を考慮して少し多めにし，声が少し詰まる感じに調節した後，ナイロン糸で軟骨膜もしくは軟骨に固定する．

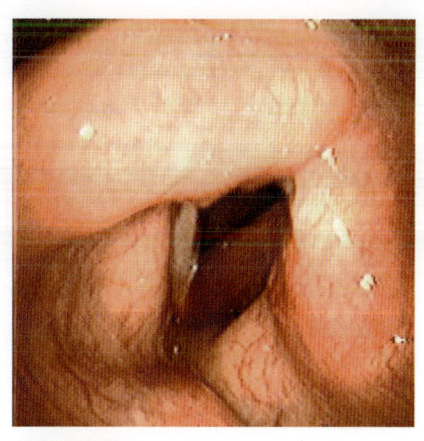

❺術後声帯
甲状軟骨形成術Ⅰ型術後 3 日目．左声帯が内方に移動し，粘膜下の出血と浮腫を認める．

★1
これはシートが柔らかすぎるため，薄くして遊びをなくし，挿入の調節を容易にするためと，術後の変化を少なくする目的がある．

### ■ 術創の閉創

- 声が良くなったことを確認し，患者も納得したところで閉創に移る．十分止血を確認し，剝離した前頸筋を縫合する．次に脂肪層を縫合し，皮下縫合と皮膚適合縫合を行う．
- 通常はドレーンの挿入の必要はない．

## 術後のケアと術後成績

- 通常，術後約 5～7 日間ほどは声帯浮腫（❺）の予防と挿入材料の移動予防のため沈黙を指示している．また術後 1 か月間は声帯浮腫のため嗄声が残っており，大声の使用を控えるように指示している．
- 当科で 1999 年 3 月から 2011 年 3 月までに片側声帯麻痺に対して甲状軟骨形成術Ⅰ型を施行した症例は，男性 12 例，女性 14 例の計 26 例であった．そのなかで，術後半年以上経過観察が可能な症例 16 例の発声機能検査結果（最長持続発声時間，平均呼気流率）を示す．
- 最長持続発声時間（❻-a）は術前 8.6±4.9 秒であったが，術後 11.2±9.0 秒に改善した．また平均呼気流率（❻-b）は術前 382.4±270 mL/秒から術後 264.8±112 mL/秒に有意に改善を示した．術前より発声機能が正常値を示す症例や術前後で大きな改善を認めない症例も存在した．検討症例のうち 2 例は，全身状態が悪いため QOL の改善を目指して手術を行った症例であっ

術後 5～7 日間ほど沈黙を指示

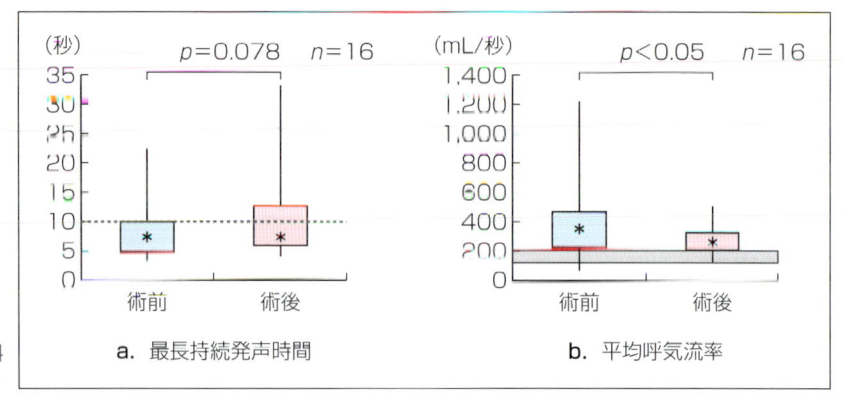

❻術後成績
(熊本大学耳鼻咽喉科・頭頸部外科
1999年3月～2011年3月)

a. 最長持続発声時間　　b. 平均呼気流率

★2
術後成績を評価するためには，発声機能のみではなく，患者の満足も考慮する必要がある．

た．他の症例も術中に十分患者の満足を得た症例であった[★2]．

## 有用性と欠点について

- 肺癌や食道癌のような予後不良な疾患の場合，患者の全身状態はしばしば不調なことがあるが，そのような状況下においても簡単に局所麻酔下に行え，かつ患者のQOLを著明に改善することが可能である．声帯麻痺の場合，声帯粘膜は正常に保たれていることが多く，声門閉鎖不全を呈するだけで音声はしばしば著明に改善する．

- 欠点は前述のごとく，後部声門間隙が大きな症例や声帯レベル差が大きな症例では効果が限られることである．そのような症例に対しては原則として披裂軟骨内転術が適応となる．披裂軟骨内転術の操作はやや技術的に難しいことから，シリコンブロック後方に尾をつける方法や短冊状にしたゴアテックス®を後方へ押し込む方法などが報告されているが，後方に詰めすぎることで声帯が外転したり，声帯振動に悪影響を及ぼすことがあり，注意が必要である．

## 病診連携について

- 一般的に，片側声帯麻痺患者は嗄声を主訴にかかりつけ耳鼻咽喉科を受診するが，まず原因検索目的に精査が可能な病院への紹介が必要となる．さらに原疾患の治療が終了している患者が受診し，音声改善の希望がある患者は，音声改善手術が可能な病院への紹介が必要である．その際，マニュアルテストが有効な症例は，治療効果が期待できる．

(讃岐徹治)

### 引用文献

1) Isshiki N, et al. Thyroplasty as a new phonosurgical technique. Acta Otolaryngol 1974；78：451-7.
2) 讃岐徹治．甲状軟骨形成術Ⅰ型のコツ．耳鼻臨床 2008；101(9)：722-3.

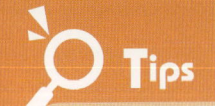

# 甲状軟骨形成術Ⅰ型の工夫

## 甲状軟骨形成術Ⅰ型のコンセプト

第78回日本耳鼻咽喉科学会総会で一色が宿題報告「喉頭機能外科―とくに経皮的アプローチについて」を行い，喉頭枠組みに対する手術によって音声の改善を目指す甲状軟骨形成術を世に出してから35年が経過し，甲状軟骨形成術は音声外科の代名詞となっている．

Ⅰ型からⅣ型に分類される甲状軟骨形成術のなかで，Ⅰ型は一側性反回神経麻痺による気息性嗄声に対する第一選択の手術として現在も広く行われている．それは，この手術が①音声悪化の原因となる術後声帯瘢痕をきたさない，②局所麻酔下手術であり，患者の音声を聞きながら微妙な調整が可能である，③声帯注射や粘膜下組織移植と異なり可逆的手術である，などの優れた特長を有するからである．

甲状軟骨形成術Ⅰ型のコンセプトは明快で，普遍性があるためにモノグラフに記載された手術術式を今日そのまま行っても良好な結果が得られる．このモノグラフは音声外科発展のために多くの医師から容易に参照されるように，一色の許可を得て，筆者らが20世紀末にインターネットに公開してあり，「喉頭機能外科」で検索すればすぐに見つけることができる[1]．音声外科医を目指す医師は熟読して音声外科のエッセンスを学び，症例を重ねて一色原法の術式を身につけていただきたい．

ただ，甲状軟骨形成術に習熟した音声外科医がいない施設で一側性反回神経麻痺による嗄声を改善しなければならないことは多々あり，また，習熟するのに必要な多くの症例を若い医師が経験するのが困難であることから，この手術のコンセプトはそのままで，初心者でも容易に手術できるような術式も必要とされる．平易な術式は原法より音声改善の成績などがもし劣るとしても，より多くの患者に貢献できることは重要である．

## 甲状軟骨形成術Ⅰ型で難易度の高いところ

この手術で最も難しいのは，鋭利なメスやフィッシャーバーを用いて内軟骨膜を傷つけずに軟骨に長方形の窓枠を穿つという操作である．軟骨の厚みは一定でなく，部位により石灰化していることが操作をとくに難しくしている．指先に神経を集中させて手術操作を行うことと，数多くの手術を行うことでのみ，この操作に習熟できる．

窓枠を作製した後，内側の軟骨を除去せずに喉頭内方へ押しこみ，患者の声を聞きながら適切な深さ，角度で固定するという操作もかなりの経験が必要である．

これらの経験を要する操作をいかに工夫して容易なものにするかがポイントであり，術式のモディファイに関する多くの報告のなかでもゴアテックス®シートを用いる方法が近年さかんに行われているが，筆者らは代わりにPTFE（polytetrafluoro-ethylene）テープを使用する方法を行っている．手術の手順とコツを以下に述べるが，記載していない部分は原法と同じであるのでWeb版モノグラフの甲状軟骨形成術Ⅰ型の項を必ず先に読んで深く理解して頂きたい．

PTFEはフッ素樹脂でテフロン®の商品名で知られ，手術材料としても汎用されるゴアテックス®の主材料であり，生体親和性が良好である．血管外科などに使用されるPTFEテープには2mm幅もあるが，筆者らが使用しているのは4mm幅で30cmの長さに切断したものである．このテープは細い繊維を織ったものであり，厚みが0.5mmと薄くて柔らかいために扱いやすく，ゴアテックス®シートより細かな調節が可能である．

## 手術手順

仰臥位で局所麻酔下に手術を行うが，体位は肩枕を入れずに通常の枕を使用すると患者の負担が少なく，術中の発声も容易である．手術操作中は気管挿管時のように下顎を前上方に突き出してもらうことで術野は十分に確保できる．皮膚切開から甲状軟骨の露出までは難しい操作はなく特記すべきことはない．

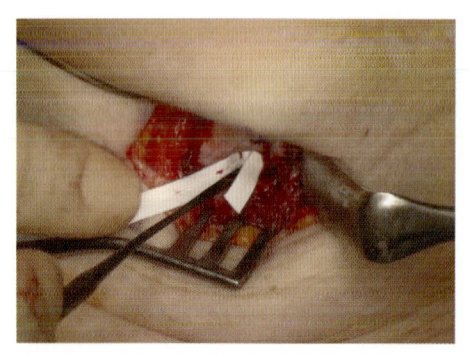

❶ PTFEテープをローゼンの鼓膜剥離子を用いて窓枠後方へ挿入

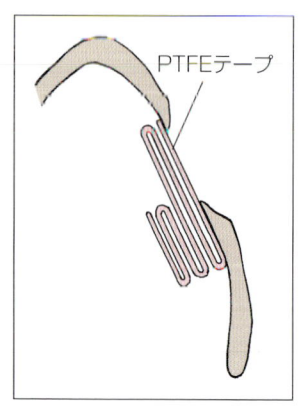

❷ 甲状軟骨下に置かれたPTFEテープのシェーマ
後方が厚くなるようにきっちり畳んで挿入する.

　先述したように，内軟骨膜を傷つけないように保存して鋭的に矩形の窓枠を作製する操作は初心者には難しいので，ダイアモンドバーを用いて内軟骨膜に到達するまで甲状軟骨を削開する．径5～6mm程度の太いバーを用いると軟骨膜の保存が容易である．内軟骨膜に到達したら削開範囲を広げて幅5mm，高さ3mmほどで上縁が一色原法の窓枠の上辺の高さ，つまり声帯のレベルになるように内軟骨膜を露出させる．次にローゼンの鼓膜剥離子を用いて軟骨と内軟骨膜のあいだを前後と下方に剥離する．上方への剥離は行わない．

　❶に示すように，軟骨と内軟骨膜のあいだに窓枠の長辺と平行にPTFEテープをローゼンの鼓膜剥離子を用いて，まずは後方へきっちりと折り畳んで挿入する．披裂軟骨内転効果を期待して，音声の改善が認められるまで窓枠の後方に十分な長さのPTFEテープを挿入する．次に電子スコープで喉頭を観察して患側声帯の内転と進展を確認しつつ窓枠の前方と中央部にテープを畳んで挿入するが，この部分ではテープの厚みは後方より薄くなる．テープの挿入量は，患者の声を聞くことと喉頭のモニターによって最適な量とし，良好な音声が得られたらテープを切断して先端を軟骨と軟骨膜のあいだに収める（❷）．通常20cm程度の長さのPTFEテープが挿入される．

　2008年から現在まで，21例にこの手術を行い，手術合併症は皆無で，音声改善が不十分なために披裂軟骨内転術を追加する必要のあった症例もなかった．一色の甲状軟骨形成術I型の原法を習得するのが理想であるが，その余裕のない頭頸部外科医にとって筆者らの行っている方法は一側反回神経麻痺患者に良好な音声を高い確率で提供できるのではないかと考えている．

（庄司和彦）

### 引用文献

1) 一色信彦. 喉頭機能外科―とくに経皮的アプローチについて（web版）. http://www.kuhp.kyoto-u.ac.jp/~ent/Topics/fsl/index.html

# 第5章 声帯麻痺

# 片側声帯麻痺に対する披裂軟骨内転術

## 披裂軟骨内転術とは

- 披裂軟骨内転術は一色ら[1]によって考案された術式であり，披裂軟骨筋突起に糸をかけて前方に牽引することで披裂軟骨を内転させ，声帯の内方移動を図る．ある程度生理的に声帯位置を内転させることができるため症状の改善効果が大きく，とくに麻痺側声帯の固定位置が中間位あるいは外側位で，声帯のレベル差や後部声門間隙が大きい場合に有用である．
- 手術のポイントは，いかに術野を確保して筋突起を同定するかであり，そのためには喉頭枠組みと内喉頭筋の解剖を熟知しておく必要がある．

> ある程度生理的に声帯を内転させるため，症状改善効果が大きい

## 手術適応

- 声帯の内転・外転は同じ平面上での動きではなく，内転時には声帯突起が内下側，外転時には外上側に移動するため，一側声帯麻痺をきたした場合に左右の声帯にレベル差が生じる．麻痺側の固定位置が傍正中の場合は左右の声帯のレベル差はほとんど問題にならないが，固定位置が中間位や外側位の場合は患側声帯が健側声帯に比べ頭側に偏位してレベル差が生じ，また後部声門に大きな間隙を生じる．甲状軟骨形成術Ⅰ型や声帯注入療法などでは，その原理上，声帯のレベル差を是正したり，後部声門の間隙を埋めるのは困難であり，このような場合が披裂軟骨内転術の良い適応となる．
- 手術を行う時期は原則として声帯麻痺発症後6か月以降としている．これは，①声帯麻痺が改善する場合があること，②反回神経麻痺発症後，声帯筋が徐々に廃用性萎縮をきたして声帯が弓状に変化するため，あまり早期に手術を行うと再度声門間隙の是正が必要になる場合があること，による．
- 食道癌や肺癌の縦隔リンパ節転移による声帯麻痺など患者の予後が不良な場合には，QOLを重視して早期に手術を行うこともあるが，披裂軟骨内転術は甲状軟骨形成術Ⅰ型に比べて患者への負担が大きく，また転移巣の場所によっては今後対側にも麻痺をきたすこともあるため，その適応は全身状態と予後を念頭において慎重に考慮する必要がある．
- 健側の声門開大が十分でない場合は披裂軟骨内転術により呼吸困難をきたすことがあり，適応に注意する．

> 手術は発症後6か月以降を原則とする

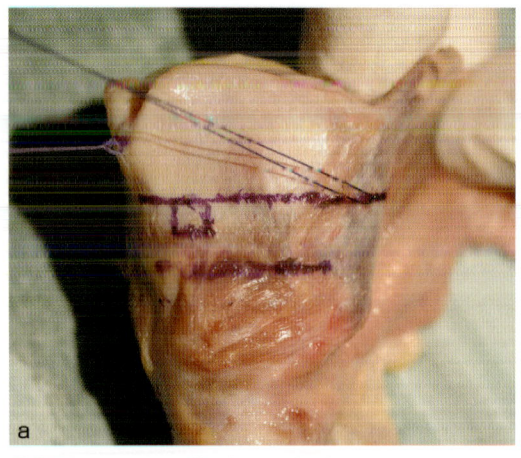

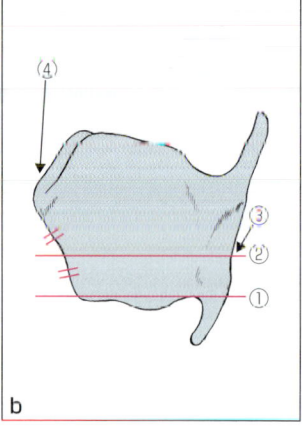

❶ 術野のマーキングと糸での牽引
a：cadaver，b：シェーマ．
甲状軟骨切痕と甲状軟骨下縁の中点を通り，甲状軟骨下縁（①）に平行に走る線（②）が声帯上縁のレベルに相当する．②が甲状軟骨後縁と交わる部分（③）に 3-0 ナイロン糸をかける．切痕部（④）にかけた糸とともに助手が健側に牽引し，かつ健側甲状軟骨翼を患側に押せば，甲状軟骨が健側に大きく回旋する．声帯上縁のレベルが筋突起のおおよその高さに一致するため，③にかけた糸は後に筋突起を同定する際の目印にもなる．

## 麻酔

- 局所麻酔下に行う施設と全身麻酔下に行う施設があり，筆者は局所麻酔下に行っている．局所麻酔下に行うメリットとしては術中に患者の音声を確認したり，喉頭ファイバーで声帯位置を確認しつつ牽引糸の固定位置や牽引力を調節できることにある．
- 全身麻酔のメリットとしては，患者の苦痛や負担が軽いことがあげられる．

## 手術手技の実際

### 術野の展開（❶）

- 甲状軟骨切痕と甲状軟骨下縁の中点から健側に約 1 cm，患側約 4 cm にわたる水平切開線をおく．切開線の後端は甲状軟骨後縁とし，喉頭の小さい女性の場合は切開は小さめでよい．
- 1％アドレナリン入りキシロカイン®を皮下に注射し，次いで甲状軟骨切痕，下縁，後縁を含め患側の甲状軟骨翼全体に注射する．
- 皮膚切開後，広頸筋膜直下で剥離して皮弁を作製し，患側の胸骨舌骨筋を露出，筋腹で切断する．さらに甲状舌骨筋，胸骨甲状筋の喉頭への付着部を剥離して甲状軟骨翼全体を露出し，甲状咽頭筋を切断して後縁を軟骨膜下に露出する．甲状軟骨切痕に 3-0 ナイロン糸をかける．助手が健側甲状軟骨翼を患側に押しつつナイロン糸を健側に牽引することで，喉頭が健側に回旋して患側甲状軟骨翼の操作を行いやすくなる．甲状軟骨切痕，甲状軟骨下縁正中部にマーキングする[★1]．2 点の中点を通って甲状軟骨下縁に平行

[★1] 輪状甲状筋の付着部で甲状軟骨は下側に突出しているため，同部を下縁としてしまうとマーキングを誤ることになるので注意を要する．正中部下端と下角の基部を結んだ線が甲状軟骨下縁のラインである．

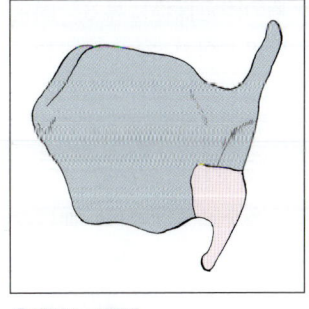

**❷ 術野の展開**
輪状甲状関節を外しただけでは視野が得られない場合は，甲状軟骨翼の後下方をリューエルなどで鉗除し，視野を確保する．鉗除に先立っては甲状軟骨内側の組織を十分に剥離し，梨状陥凹粘膜を損傷しないようにする．

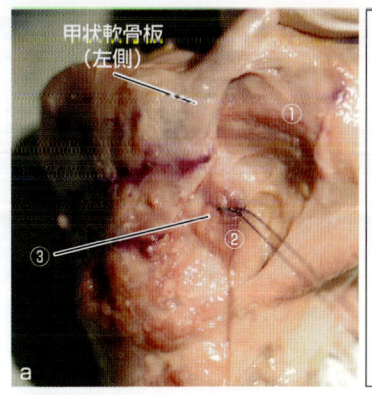

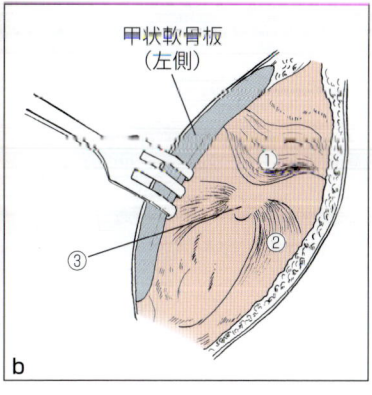

**❸ 筋突起へのアプローチ**
a：cadaver，b：シェーマ．
①梨状陥凹粘膜，②後輪状披裂筋，③筋突起．
cadaver では甲状軟骨翼後下側を切除している．

な線（中線）を甲状軟骨後縁まで伸ばし，甲状軟骨後縁に交わる部分に 3-0 ナイロン糸をかける．マーキングした中線は声帯上縁と同レベルであるが，筋突起も声帯とほぼ同レベルに存在しているため，後の操作で筋突起を同定する際の指標の一つとなる．かけたナイロン糸は，健側に牽引して喉頭を健側に回旋させることで喉頭後方の術野の展開を容易にし，また後述する甲状軟骨の固定に利用できる[★2]．

- 甲状軟骨後縁を下角まで露出し，さらに甲状軟骨内側面を軟骨膜下に剥離する．梨状陥凹粘膜の損傷を避けるために軟骨内側面の剥離を十分に行う．
- 甲状軟骨下角の裏面にある輪状甲状関節を切断する．この操作により甲状軟骨を前側に牽引でき，筋突起周囲の操作がしやすくなる[★3]．

## ■ 筋突起へのアプローチ（❷，❸）

- 輪状甲状関節の頭側で後輪状披裂筋（後筋）を同定し，後筋露出しながら梨状陥凹粘膜を頭側に挙上していく[★4]．視野を十分に取りにくい場合は，甲状軟骨下角を含めて甲状軟骨後方をリューエルなどで鉗除する．
- 後筋を頭側に追っていくと，筋束が収束する部分に筋突起を米粒大の可動性のある隆起として触れる．筋突起深部（後筋付着部）に切開を加えて輪状披裂関節面を露出すれば筋突起であることが確認できるが，関節面を露出しすぎると披裂軟骨が不安定になるため，筆者は関節面の露出は行っていない．筋突起周辺で後出血をきたせば披裂部の浮腫により気道閉塞が生じるため，出血がある場合は入念に止血操作を行う．

## ■ 筋突起の牽引・固定（❹）

- 4-0 ナイロン糸を筋突起にかけていったん結紮し，結んだナイロン糸を前方に牽引して音声が改善することを確認し，さらにもう 1 本ナイロン糸をかける．

★2
甲状腺手術など頸部手術の既往がある場合は甲状軟骨の回旋が困難な可能性があるため，披裂軟骨内転術を避けるか全身麻酔下に行ったほうがよい．

★3
Maragos 法[2]では輪状甲状関節を切断せず，代わりに甲状軟骨翼後方の軟骨を広く除去することで筋突起にアプローチする．輪状甲状関節を温存し輪状軟骨と甲状軟骨の位置関係の不安定化を避けるメリットがある．

★4
梨状陥凹粘膜がわかりにくい場合，患者にバルサルバ法を行ってもらうことで容易にその範囲を確認できる．

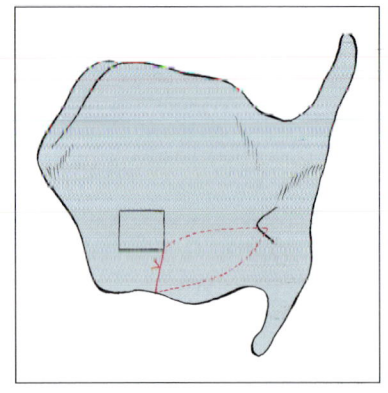

❹**糸の固定**
筋突起にかけた糸を甲状軟骨形成術Ⅰ型の開窓部下縁と甲状軟骨下縁に通して結紮・固定する.

★5
内転筋のなかでは外側輪状披裂筋が最も強いとされている. 岩村法[3], 渡嘉敷法[4]は, 輪状甲状関節を温存しつつ, 外側輪状披裂筋の筋体, あるいは筋突起を外側輪状披裂筋の方向に牽引する術式である.

★6
牽引力がやや強いなどで声帯のテンションが少し低い場合は, 患側に甲状軟骨形成術Ⅳ型を併用することで患側声帯のたわみを是正することができる. 披裂軟骨内転術, 甲状軟骨形成術Ⅰ型が終了した時点でペンローズの剝離子（大曲り）先端を輪状軟骨の下縁にかけて輪状軟骨患側を頭側に牽引し, 音声が改善する場合は甲状軟骨形成術Ⅳ型を患側に追加している.

- 音声の改善が確認されれば, ナイロン糸の固定操作に移る. 固定方向は甲状披裂筋, 外側輪状披裂筋の作用方向のベクトル総和を考慮して甲状軟骨翼の前1/3, 下方1/3の方向に牽引するのがよいとされる. 筆者らはほとんどの場合, 甲状軟骨形成術Ⅰ型を併用しているため, 開窓部の下縁と甲状軟骨下縁に糸を通して4-0ナイロン糸1本を結紮・固定している. 糸を通す際には, 曲げた20G針を開窓部あるいは甲状軟骨下縁から甲状軟骨裏面を通って喉頭後方に挿入し, 針の先端にナイロン糸を通して導出している.
- 残り1本のナイロン糸は, 外側輪状披裂筋方向すなわち輪状軟骨方向への牽引で音声の改善が確認される場合は輪状軟骨に, 著明な改善がない場合は最初の1本と同じ部位にかけて, 結紮・固定している★5.
- 糸の固定時, 強く牽引しすぎれば声帯が過内転するだけでなく, 披裂軟骨が前方に引っ張られて患側声帯のたわみを生じるため, あまり強く引きすぎないように留意する. できれば音声の確認に加えて喉頭ファイバーで声帯位置を確認するのが望ましい★6.
- 輪状甲状関節の離断により輪状軟骨と甲状軟骨の位置関係が不安定化するため, その是正を目的に甲状軟骨後縁にかけていた3-0ナイロン糸を輪状軟骨に固定する.
- ドレーンを留置し, 丁寧に皮膚縫合を行い手術を終了する. ペンローズドレーンでもよいが, 後出血による気道狭窄のリスクを避けるため, 筆者は陰圧ドレーンを留置している.

## 術後管理

- 披裂軟骨内転術は披裂部に直接操作を加えるため, とくに手術が長時間にわたった場合など, まれではあるが高度の気道浮腫により気管切開を要することがある. 抗生物質に加え, 気道浮腫の予防のためステロイド（ヒドロコルチゾン100mg）を当日に投与している.
- 術後1〜2日でドレーンを抜去する.
- 喉頭ファイバーで披裂部などの浮腫を確認し, 浮腫がない, または軽度であれば術後2〜3日で退院としている.

## 有用性と欠点

- ある程度生理的に声帯位置を内転させることができ, 症状の改善効果が大きい.
- 麻痺側声帯の固定位置が中間位あるいは外側位で, 声帯のレベル差や後部声門間隙が大きい場合に有用である.

- 患者への負担が大きいため,全身状態の悪い例には適応となりにくい.
- 披裂部に直接操作を加えるため,まれではあるが喉頭浮腫による気道狭窄のリスクがある.

（楯谷一郎）

#### 引用文献

1) Isshiki N, et al. Arytenoid adduction for unilateral vocal cord paralysis. Arch Otolaryngol 1978；104：555-8.
2) Maragos NE. The posterior thyroplasty window：Anatomical considerations. Laryngoscope 1999；109：1228-31.
3) 岩村　忍,栗田宣彦. 片側反回神経麻痺に対する新しい披裂軟骨内転術　外側輪状披裂筋牽引固定法. 頭頸部外科 1996；6：1-10.
4) Tokashiki R, et al. A "fenestration approach" for arytenoids adduction through the thyroid ala combined with type I thyroplasty. Laryngoscope 2007；117：1882-7.

## Tips

# 披裂軟骨内転術を確実に行うために

披裂軟骨内転術を確実に行うためには，
① 術中の止血を確実に行う
② 輪状披裂関節を開放しないで筋突起に糸をかける
③ 外側輪状披裂筋 (lateral cricoarytenoid muscle：LCA) の収縮方向に糸を牽引する

ことが重要である．①は術後出血による喉頭浮腫とそれに伴う気管切開のリスクを避ける，すなわち手術をスムーズに遂行し術後の合併症を回避するために必要である．②と③は確実に音声を改善させるための重要な要素であり，声帯の生理的な内転を再現するという意味がある．

ちなみに，手術は基本的に局所麻酔で声を聞きながら行うべきである．これら①から③までのすべてを確実に行うには甲状軟骨側面から披裂軟骨にアプローチするほうがよい．同時に喉頭の解剖を確実に理解する必要がある．

### 喉頭側面からみた披裂軟骨周辺の解剖

❶は甲状軟骨右側面からみた LCA，甲状披裂筋 (thyroarytenoid muscle；TA) および反回神経内転筋枝の走行である．下咽頭粘膜を後上方に 2～3 mm 剥離していくと披裂軟骨筋突起 (muscular process：MP) が露出する (❷)．

❸は❶，❷へ至るまでの前段階で，内軟骨膜を除去してあるが，paraglottic space (傍声門間隙) の結合組織や脂肪がそのままになっている．同部位に小血管が走行しているのがわかる．とくに後下方から前上方に走行する血管 (❸⇨) は術後出血の大きな原因となる．

時に拍動性の動脈性出血がみられるが，細い血管であるため小鑷子でつまみ，電気メスのみで容易に止血できる．甲状軟骨翼を外側に翻転し後方からアプローチする方法では，この血管を確認することが難しい．安全で確実な手術を行うには側面からの視野を得ることが有用である．

### 糸の牽引

披裂軟骨内転の際には関節包を開放せずに矢印の方向 (❷) に糸をかける．これにより披裂軟骨は LCA の収縮方向に牽引され，声帯の生理的内転が再現される．術式によっては関節包を開放して糸をかけるが，大きく開放しすぎると糸を牽引する際に披裂軟骨が前方にお辞儀をするように倒れこみ声帯は弛緩する．筆者は❹のように糸を固定している．甲状軟骨の内側を通り下結節の下方から輪状甲状間膜に 2 本の糸を出す．LCA は輪状軟骨に付着しているので，この糸を輪状軟骨に固定すると LCA の収縮を再現することになる．

一方，関節包を開放しなくても糸を強く牽引すると過内転となり，時に声が悪化する例がある．この

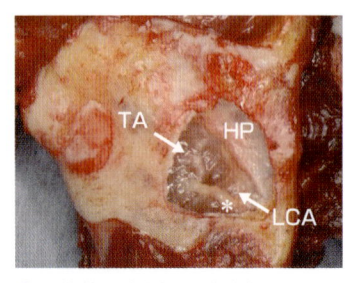

❶ 甲状軟骨右側面の解剖
LCA：外側輪状披裂筋．
TA：甲状披裂筋．
HP：下咽頭粘膜裏面．
＊：反回神経内転筋枝．

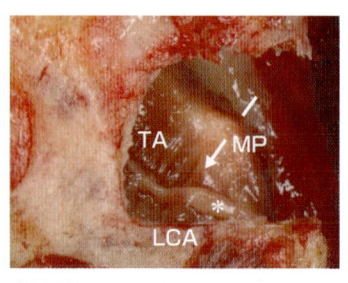

❷ 披裂軟骨筋突起の露出
MP：披裂軟骨筋突起．
⇨：内転の糸のかけ方とその方向．
＊：反回神経内転筋枝．

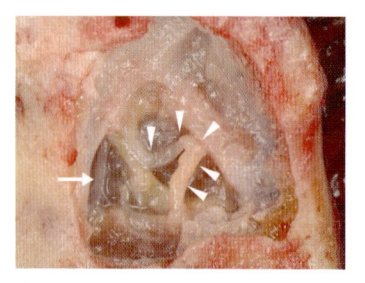

❸ 内軟骨膜を除去した状態
血管が認められる (⇨，▷)．
▷は後下方から前上方に走行する血管をさしている．

## Column 喉頭の枠組みの温存

　術式によっては輪状甲状関節を外して披裂軟骨にアプローチすることがある．輪状甲状関節を外すと，そうでないときに比べて喉頭の枠組みは脆弱となる．通常は術後の音声に大きな影響はないが，糸を強く牽引しかつ糸を甲状軟骨に固定すると，❺のように披裂軟骨と甲状軟骨（前連合）が接近するため声帯が弛緩する．声帯の張力は喉頭の強固な枠組みがあってこそ得られる．たとえば1点を破壊された立方体はそれだけで強固な構造を失って脆弱となる．喉頭の枠組みは可能な限り温存するほうがよい．

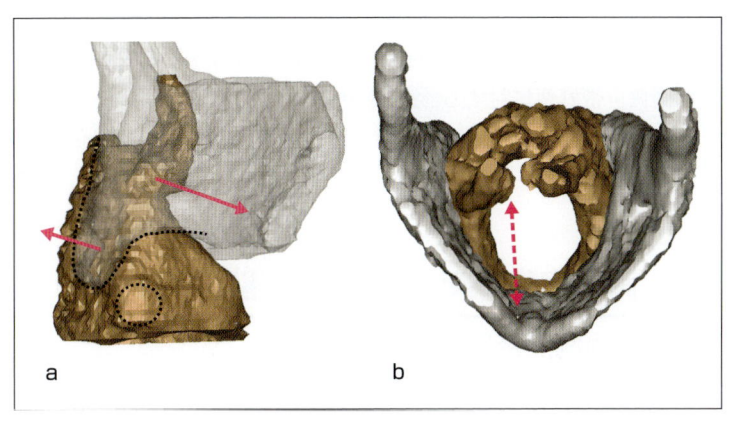

**❺披裂軟骨内転術後の喉頭の枠組み**
輪状甲状関節を外し糸を強く牽引し甲状軟骨に固定すると，輪状甲状関節がずれ（a），声帯の前後径が短縮し弛緩する（b）．

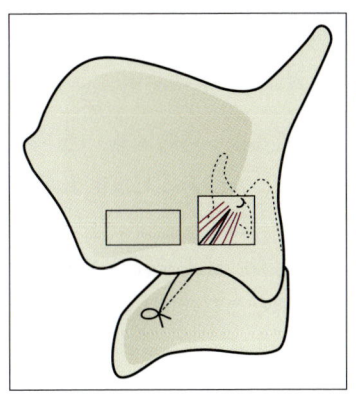

**❹披裂軟骨にかけた糸の牽引方法**
2つの開窓は，前方はI型の，後方は披裂軟骨内転術のもの．視野を得るため❷のように窓の後縁をすべて開放してもよい（Maragos法）．

点からも局所麻酔による手術が望ましい．

　以上，披裂軟骨内転術を行うためのコツを述べた．どのような手術でも解剖をきちんと理解することは必須であるが，喉頭のそれは耳鼻咽喉科の他の領域に比べてきちんと理解されているとはいい難い．また，この解剖を頭に描きながら安全かつ容易に手術を行うには喉頭側面からのアプローチが有用である．

（渡嘉敷亮二）

# 第5章 声帯麻痺

# 両側声帯麻痺にはどのように対応すればよいか？

声帯麻痺は神経障害によるもので機械的なものは除外する

- 声帯麻痺（反回神経麻痺，喉頭麻痺）は，声帯運動障害のうち，神経障害によるものをさす．したがって，日常診療で声帯運動障害をみた場合には，輪状披裂関節の固着や脱臼など機械的な声帯運動障害を鑑別することと，声帯麻痺の原因疾患を検索することが必要である．
- 両側声帯麻痺も一側声帯麻痺と同様に，鑑別と麻痺の原因検索が重要であるが，加えて声門レベルでの気道狭窄への対応を考慮する必要が生じる．
- 本項では両側声帯麻痺に対する診療について概説し，耳鼻咽喉科一般病院で行いうる診察，検査，対応と，高次医療機関への紹介に際しての留意点を述べる．

❶ 京都府立医科大学耳鼻咽喉科で2001年から2011年に診断された両側声帯麻痺症例

| 両側声帯麻痺の原因 | 術後性 | 非術後性 |
|---|---|---|
| 食道腫瘍 | 40 | 4 |
| 頸部腫瘍 | 14 | 3 |
| 肺・縦隔腫瘍 | 1 | 3 |
| 心大血管疾患 | 10 | 3 |
| 挿管性 | 6 | 0 |
| 特発性 | 0 | 6 |
| その他 | 3 | 2 |
| 計 | 74 | 21 |

声帯麻痺全体は730例，うち両側声帯麻痺症例は93例（13％）であった．術後性麻痺は一側声帯麻痺で346/637例（54％），両側声帯麻痺で74/93例（80％）であった．

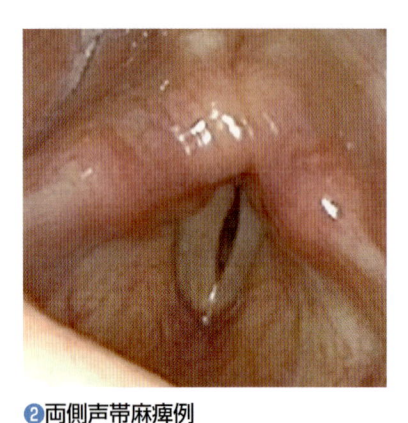

❷ 両側声帯麻痺例
正中固定で嗄声は認めない．

## 両側声帯麻痺と両側声帯運動障害

### 両側声帯麻痺

- 両側声帯麻痺は声帯麻痺全体の10％前後であり，術後性麻痺の割合が一側性麻痺と比較して多い．報告により異なるが甲状腺手術，食道手術，心大血管手術に伴う麻痺が多くを占める[1]（❶）．その他，多系統萎縮症[2]などの神経筋疾患での報告がある．

### 症状

- さまざまな程度の気息性嗄声，吸気性喘鳴・呼吸困難，嚥下障害をきたす．嗄声は声帯が正中に近く，かつある程度緊張が保たれている場合にはほとんど認めない（❷）．
- 嚥下障害は声門間隙が極端に広い場合や，迷走神経レベル（喉頭感覚や咽頭収縮の低下など）の障害などを合併した場合を除き，多くは一時的である．

### 経過（❸）

- 当科で経験した93例中，麻痺の改善は51/93例（55％）にみられた（両側30例，一側21例）．経過中に気管切開術を要した症例は58/93例（62.4％）であった．気管切開を施行した症例のうち35例は最終的に気管孔閉鎖が可能であった（うち4例は声門開大術施行）．早期死亡を含む不明例8例を除き，15例は気管孔開存の経過観察を選択している．

### ❸当科の両側声帯麻痺93例の経過と治療

| 経過 | | 外科的介入と結果 | |
|---|---|---|---|
| 両側改善 | 30 | 気管切開術 | 58 |
| 一側改善 | 21 | 声門開大術 | 4 |
| 不変 | 28 | → 気管孔閉鎖：35例（声門開大術の4例含む） | |
| 不明* | 14 | 気管孔開存：15例 | |
| 計 | 93 | 不明*：8例 | |

*：6か月以内の死亡を含む．

一側，両側の声帯可動性が改善した例は51/93例（47％）であった．経過中気管切開を要した例は58/93例（62％）であった．気管孔閉鎖に至った例は声門開大術を施行した4例を含め，35/58例であった．

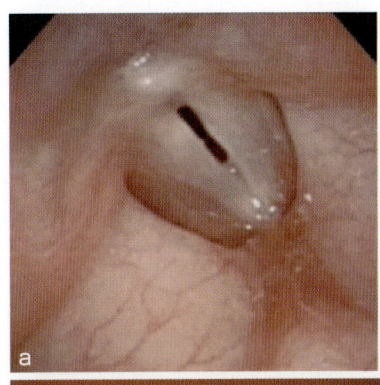

### ❹後部声門狭窄例
a：症例1．後部声門の癒着を認める．
b：症例2．直達鏡下に鉗子を用い左披裂部を左に向かって押すと右披裂部も同時に引かれて左に移動する．

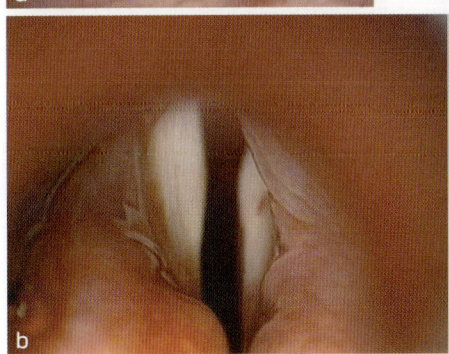

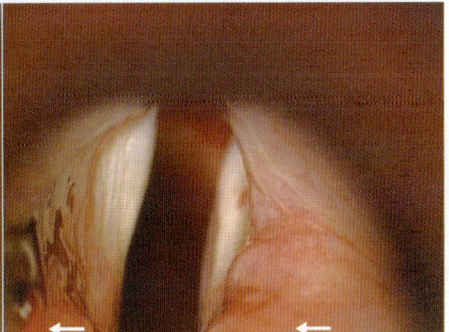

## 両側声帯運動障害をきたす他の疾患

### 後部声門狭窄（posterior glottic laryngeal stenosis[3]）

- 長期気管挿管後にみられ，披裂間部の癒着により声帯の外転が障害される．後連合が癒着し瘢痕形成をきたしたものは，喉頭内視鏡下に確認可能である（❹-a）が，軽度の症例では両側声帯麻痺との鑑別は困難である．
- 声帯筋の緊張が保たれるため，嗄声は軽く，吸気性喘鳴は強い傾向にある．

### 輪状披裂関節炎（cricoarytenoid arthritis[4]）

- 多くは関節リウマチ症例でみられる．関節リウマチ症例の17〜33％に輪状披裂関節炎を認める．輪状披裂関節の発赤，腫脹，粘膜肥厚，声帯の軽度浮腫，さまざまな程度の声帯運動障害を認め，まれに両側性に声帯運動障

## ❺ 診療の流れ

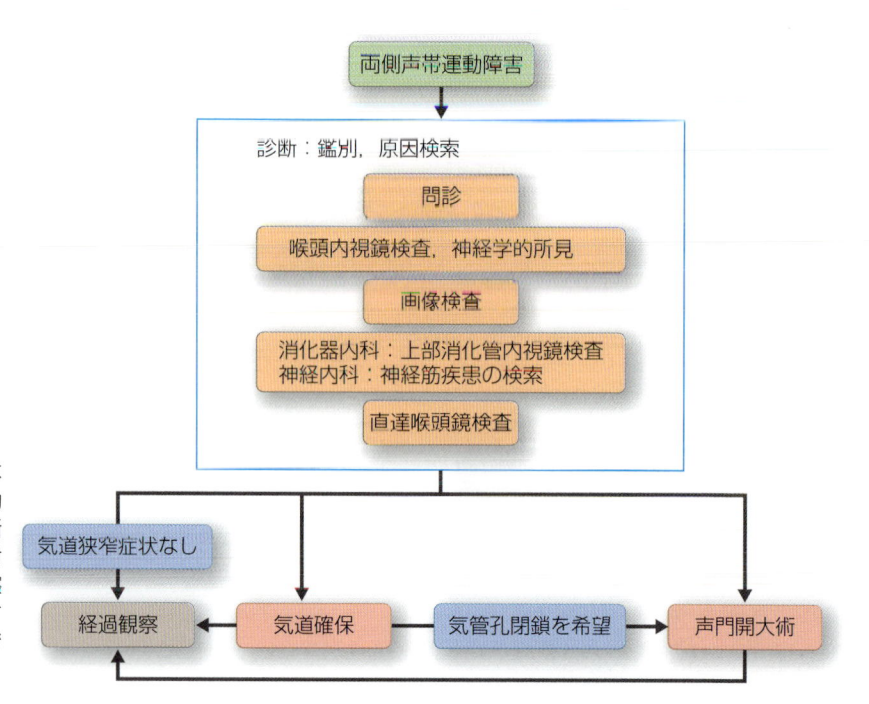

施設ごとに可能な診療は異なる．声門開大術は，声帯可動性の改善が見込めないと判断した時点で適応について検討し，術後の長期的な経過観察と，気道狭窄症状出現時のすみやかな対応が可能な施設で行うべきである．

[フローチャート：両側声帯運動障害
→ 診断：鑑別，原因検索
　・問診
　・喉頭内視鏡検査，神経学的所見
　・画像検査
　・消化器内科：上部消化管内視鏡検査
　　神経内科：神経筋疾患の検索
　・直達喉頭鏡検査
→ 気道狭窄症状なし → 経過観察
→ 気道確保 ← 気管孔閉鎖を希望 → 声門開大術]

害をきたす．関節リウマチの既往，上記の局所所見を認めた場合には疑う必要がある．
- 直達喉頭鏡下の触診，喉頭ターゲット CT 検査が有用である．

### 経鼻胃管症候群 （nasogastric tube syndrome[5]）

- 経鼻胃管が輪状後部正中を通過するように留置された状態で同部の圧迫による潰瘍形成と感染をきたすと，声門開大筋である後輪状披裂筋の筋収縮が妨げられるため両側声帯の外転が障害される．特徴は，胃管留置後数日以内にみられる咽頭痛，嚥下痛，耳への放散痛，および比較的急激に発症する吸気性喘鳴である．
- こうした経過，所見を認めた場合にはまず経鼻胃管を抜去し，抗生物質の投与を行う．

## 診療の流れ ❺

### ■ 問診

- 嗄声，嚥下障害，呼吸困難感，疼痛（咽頭痛，耳への放散痛など）．急性期の輪状披裂関節炎や経鼻胃管症候群できかれる咽頭痛，嚥下痛，耳への放散痛は鑑別の一助となる．
- 頸部外傷歴，手術歴，気管挿管歴，経鼻胃管留置の有無．
- 糖尿病，関節リウマチなどの自己免疫疾患，その他先行する上気道感染症状．

### ■ 診察・検査

#### 喉頭内視鏡検査
- 声帯運動障害の程度，後部声門狭窄（❹-a），披裂軟骨脱臼の有無，迷走神経本幹の障害による神経症状の有無について詳細に観察する．また同時に気道確保の必要性，緊急度を判断する．
- 声帯が固定しているか不全麻痺であるか，固定であればその固定位を確認する．
- 経鼻胃管症候群，輪状披裂関節炎などでみられる披裂部の発赤・腫脹・偏位の有無を観察し，経鼻胃管が挿入されている症例ではその走行を確認する．
- カーテン徴候は一側の咽頭神経叢，すなわち迷走神経の障害でみられるが，これは内視鏡下に発声させ，上・中・下咽頭後壁の健側への移動を確認するのが最も確実である．声帯麻痺の診察では，ともすると声帯運動や気道の開存程度に気をとられ，咽頭収縮の左右差を見落としがちであるから注意が必要である．

> 声帯が固定しているか，不全麻痺であるかを確認

> 声帯麻痺の診察では咽頭収縮の左右差にも注意

#### 神経症状
- 混合性声帯麻痺の鑑別のため，脳神経障害について診察を行う．とくに第Ⅸ～Ⅻ脳神経は頭蓋底・脳幹病変でさまざまに障害される．障害部位を推定するうえで重要である．四肢筋力低下や舌萎縮・舌の線維束攣縮など，神経筋疾患を疑う所見の有無を確認する．

#### 画像検査
- 原因疾患検索には反回神経走行部位における画像検査が有用である．被曝，コストの点から最も簡便な検査は頸部超音波検査と胸部単純Ｘ線検査である．しかし，胸部単純Ｘ線で異常を認めず，その後の胸部造影CT検査で原因疾患の特定に至る例も多くあることから近年，頸胸部造影CT検査が推奨されている[6]．他の脳神経障害を伴う場合には頭部MRI検査を行う．
- 他疾患との鑑別に関しては，進行した輪状披裂関節炎の診断に喉頭ターゲットCTが有用である[7]．

#### 上部消化管内視鏡検査
- 原因疾患の一つである食道癌の診断能には上部消化管内視鏡検査が他の検査と比較して優れている．

#### 神経筋疾患の検索
- 多系統萎縮症など，病初期に声帯運動障害をきたす疾患もある．神経学的所見でこうした疾患を疑う場合には神経内科医に診察を依頼する．

#### 直達喉頭鏡検査
- 後部声門狭窄，輪状披裂関節炎，経鼻胃管症候群などを鑑別するうえで有

用である．後部声門狭窄では触診により一方の披裂部を外転させると対側の披裂部も癒着のため引かれて動く（**4**-b）．輪状披裂関節炎では披裂部の固着，脱臼を認める．経鼻胃管症候群は輪状後部の潰瘍形成が特徴である[7]．
- 検査施行には，ほとんどの場合，気管切開術が必要となる．検査の適応は前述の既往歴，臨床経過，喉頭内視鏡所見などから判断する．

> 直達鏡検査ではほとんどの場合，気管切開術が必要に

## ■ 治療

### 緊急気道確保

- 喉頭内視鏡所見，全身バイタルサインの確認により緊急気道確保の要否を判断する．声門間隙が2〜3mmあれば緊急気管切開術は不要で，多くの場合日常生活に支障はない[8]．
- 気道確保には気管切開術を行うが，両側声帯麻痺であればほぼ正中固定であっても受動的に声帯が外転するので気管挿管も可能である．診療体制に応じた方法で緊急気道確保を行う．

> 緊急気道確保の要否を判断

### 原疾患に対する治療

- 原因疾患が診断に至れば，これに対する検査，治療を優先する．

### 長期的な対応（気管孔維持と声門開大術）

- 両側声帯麻痺に対し，声帯運動を完全に回復させる治療法は現在まで存在しない．したがって，気道確保が必要と考えられる状態のまま発症後6か月を超え麻痺の改善がほぼ期待できなくなった症例に対する治療は，安全な気道と音声，嚥下機能を動かない声帯でどのように成立させるかということになる．
- 呼吸困難を呈する症例に対し，安全な気道確保と良好な音声，嚥下機能の維持を図るには気管孔開存下にスピーチカニューレ（あるいはレティナ）を使用することが最も有効である．一方で，気管孔の閉鎖を希望する症例に

▶スピーチカニューレについては，p.210参照．

---

### Advice　術後性両側声帯麻痺の気道管理

甲状腺全摘術など，術後性両側声帯麻痺をきたしうる手術の際の抜管には注意が必要である．気管チューブ抜管直後には，たとえ両側声帯麻痺があっても直ちに吸気性喘鳴などの気道狭窄症状を認めない例がある．これは気管チューブにより声帯が外方へ押され，一定時間声門間隙が保たれるために起こる．こうした例では声門間隙が徐々に狭窄をきたし，手術室からとくに問題なく退室し病室に戻ったころから吸気性喘鳴と呼吸困難を認め，慌てることになる．声帯麻痺をきたしうる手術の場合，抜管後早期に喉頭内視鏡により声帯運動と喉頭浮腫を確認しておくことが重要である．

また，術後性両側声帯麻痺を認めたものの，当初気道確保を要しなかった例についても注意が必要である．他科で手術を受け，術後早期に確認した両側声帯麻痺症例のうち数例は，1週間後の診察で当初より声帯が内転した状態で固定していた．こうした例では，この間に軽度の吸気性喘鳴がみられるようになったものの当初あった気息性嗄声はむしろ改善傾向にあり，病棟でとくに問題視されていなかった．両側声帯麻痺における嗄声の軽減が，むしろ上気道狭窄の面からは増悪である可能性があることについて周知する必要がある．

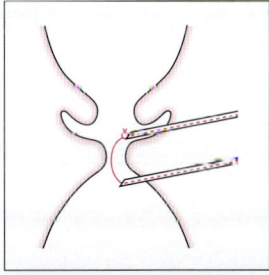

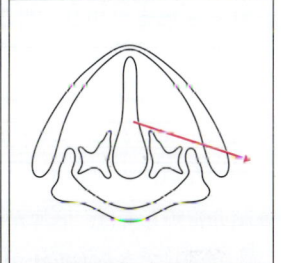

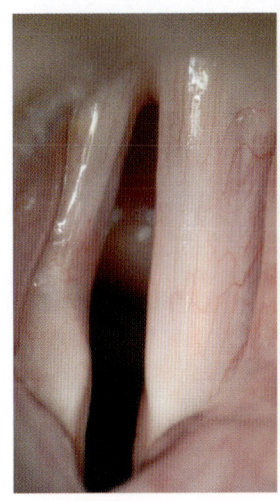

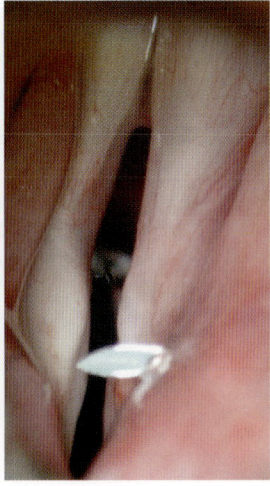

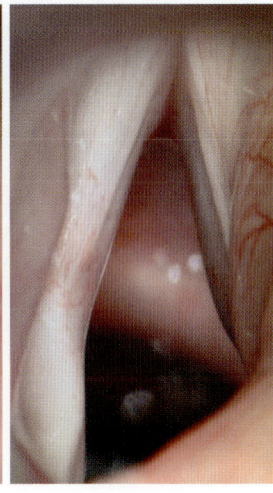

❻ **声帯外方移動術**
頸部から声帯の上面，下面に向けて刺入した注射針の中に牽引糸を通し1本のループを形成する．この牽引糸を喉頭外に向け強く牽引すると声帯は外方に移動する．牽引糸は皮下で結紮する．

対しては声門開大術による気道確保により気管孔閉鎖（あるいは気管切開の回避）を目指す．しかし声門開大術により気管孔の閉鎖が可能となっても気道確保の安定性は気管切開に劣り，音声機能は最長発声持続時間の短縮をはじめ低下する．また，声門開大の程度と症例の嚥下機能によっては臨床上無視できない嚥下障害をきたしうる．

- 声門開大術の適応には，患者の希望のみならず，気道狭窄や嚥下障害に対する呼吸機能などの予備能を考慮に入れるべきである．すなわち，全身状態が低下している症例では声門開大術の適応に慎重とならなければならない．

- わが国における声門開大術は，現在，声門後方を開大する術式が多く行われている．主に声帯を牽引糸により外方へ牽引する声帯外方移動術[9]（❻）と，レーザーを用いる手術がある．レーザー手術には声帯の横切開[10]，披裂軟骨の切除・摘出[11-13]などがある．声帯外方移動術は可逆的手術であり，レーザー手術は不可逆的手術である．いずれの術式が優れているかについての結論は出ていない．

全身状態が低下している場合は声門開大術の適応は慎重に

## 高次医療機関へ紹介する場合の留意点

- 診療を行っている施設の体制により高次医療機関への紹介時期は異なる．医院など，日常的に気道確保を行わない施設ではすみやかに高次医療機関へ紹介する必要があるが，病院で直達喉頭鏡検査や，消化器内科，神経内

科などによる精査が可能な施設では，原因を検索したうえで長期的な気道管理について高次医療機関へ紹介すればよい．
- 術後性声帯麻痺など原因のはっきりしているものは除き，鑑別診断と原因検索は早急に行うべきである．これは胸部大動脈瘤の切迫破裂など，時に致命的な原因疾患があるためである．
- 紹介に際しては，麻痺が改善する場合を除き，喉頭機能と気管孔閉鎖の両者が十分満足できる治療法が現時点で確立されていない旨を患者に説明しておく．

（廣田隆一）

> 致命的な原因疾患の可能性を考え，鑑別疾患と原因検索は早急に

### 引用文献

1) 西尾健志ほか．反回神経麻痺の臨床統計 同一施設における過去30年間の動向．喉頭；2004：16：17-21.
2) 上羽瑠美ほか．両側声帯麻痺をきたした多系統萎縮症症例の検討 声帯麻痺と嚥下機能との関連，MSA-CとMSA-Pに分類した検討．嚥下医学 2012；1：169-77.
3) Bogdasarian RS, Olson NR. Posterior glottic laryngeal stenosis. Otolaryngol Head Neck Surg 1980；88：765-72.
4) Jurik AG, et al. Rheumatoid arthritis of the cricoarytenoid joints：A case of laryngeal obstruction due to acute and chronic joint changes. Laryngoscope 1985；95：846-8.
5) Sofferman RA, et al. The nasogastric tube syndrome. Laryngoscope 1990；100：962-8.
6) Bando H, et al. Vocal fold paralysis as a sign of chest diseases: a 15-year retrospective study World J Surg 30: 293-8, 2006.
7) Bayar N, et al. Cricoarytenoiditis in rheumatoid arthritis：Radiologic and clinical study. J Otolaryngol 2003；32：373-8.
8) 都築 達ほか．両側性反回神経麻痺症例の臨床的観察．耳鼻咽喉科臨床 1991；84：1457-62.
9) Ejnell H, et al. A simple operation for bilateral vocal cord paralysis. Laryngoscope 1984；94：954-8.
10) Dennis DP, Kashima H. Carbon dioxide laser posterior cordectomy for treatment of bilateral vocal cord paralysis. Ann Otol Rhinol Laryngol 1989；98：930-4.
11) Ossoff RH, et al. Endoscopic laser arytenoidectomy for the treatment of bilateral vocal cord paralysis. Laryngoscope 1984；94：1293-7.
12) Remacle M, et al. Subtotal carbon dioxide laser arytenoidectomy by endoscopic approach for treatment of bilateral cord immobility in adduction. Ann Otol Rhinol Laryngol 1996；105：438-45.
13) Crumley RL. Endoscopic laser medial arytenoidectomy for airway management in bilateral laryngeal paralysis. Ann Otol Rhinol Laryngol 1993；102：81-4.

# 両側反回神経麻痺の患者に対するIC

　両側反回神経麻痺患者へのインフォームドコンセントのポイントとしては，
①多くが術後性のものであり，治療の際は術後両側反回神経麻痺を生じた手術の執刀医とのコミュニケーションが重要である
②良好な呼吸機能と発声機能を両立させることが困難な病態であることを理解させる
③声門が狭い患者には，窒息の危険性をよく説明のうえ，気管切開を行う
④声門開大術は気管切開を閉鎖する目的で行うもので，発声機能や嚥下機能（誤嚥）は悪化することも多く，患者の希望をよく考慮し，術後の予想される状態をよく説明したうえで行う
⑤声門開大術は，1回の手技で十分な開大が得られない場合や，再狭窄をきたす場合もあるので，複数回の手術や異なる方法を組み合わせて行う可能性も，説明しておく
といったことがあげられる．

　以下に，インフォームドコンセントの際に，重要である関連事項を述べる．また，これに基づいた患者向け説明文も示す（「両側反回神経麻痺について」〈▶p.246〉を参照）．

## 両側反回神経麻痺の原因

　両側反回神経麻痺は，両側の反回神経が障害され，両側声帯が固定することにより引き起こされる病態である．両側反回神経麻痺の原因は，末梢性の麻痺に限っていえば，筆者らの過去の報告[1]では，術後性が57.6％，腫瘍の浸潤によるものが10.5％，頸部外傷が5.3％，不明が26.3％で，術後性の内訳は甲状腺術後が54.5％，食道癌術後が27.3％，気管挿管によるものが18.2％であった．主訴に関しては，呼吸困難が84.2％で最多，続いて嗄声が10.5％，自覚症状は認めなかったものが5.3％であった．

## 両側反回神経麻痺の型

　両側反回神経麻痺は両側声帯が固定する状態により，大きく2つのタイプに分けられる．

一つは，両側声帯が正中位か，その近傍に固定しているタイプである．呼吸時に十分な換気ができずに，呼吸障害の症状を呈し，吸気性喘鳴が著明であることが多い．呼吸障害の程度は声門間隙の大きさによりさまざまで，声門間隙が狭いものでは，安静時でも呼吸困難を訴え，これよりやや声門間隙が広めのものでは体動時にのみ呼吸困難を訴える．このタイプでは，気道確保のための気管切開を要することが多いが，声門閉鎖は保たれているので，発声機能は悪くない例が多い．多くの症例は，このタイプである．

　もう一つのタイプは，両側声帯が中間位で固定している場合や声帯の弓状弛緩がみられる場合で，声門閉鎖不全の症状が前面に出る．このタイプでは，呼吸には問題がなく，むしろ嗄声や誤嚥を訴えることが多い．このタイプは少ない．

## 両側反回神経麻痺の治療

　両側反回神経麻痺自体の治療としては，気管挿管によるものは回復率が良く（筆者らの経験は2例のみであるが，2例とも少なくとも一側は回復した），また一側でも回復の可能性がある場合は，約半年間は経過をみるのがよいが，それ以外の場合では回復の可能性は低いので，声門開大術を考慮することになる．

　治療方針は，前述の2つのタイプによって異なる．積極的治療を要するのは，両側声帯が正中位かその近傍に固定したタイプである．まず，気道確保が第一であり，呼吸困難のみられる症例は，気管切開の適応である．安静時にも呼吸困難がみられる場合や喘鳴がみられる場合には，緊急気管切開が必要である．気道が確保された後は，声門開大術の適応を検討するが，このタイプの症例の多くは音声が良好であるので，音声のみならず嚥下も悪化する可能性があるが気管切開孔を閉じたいのか，あるいは音声を良いままに保ちたいのか，患者の希望をよく聞いてインフォームドコンセントをとる必要がある．

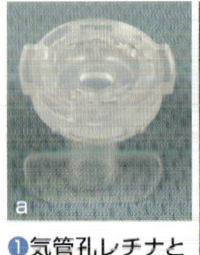

❶ 気管孔レチナとスピーチバルブ
a：気管孔レチナ．
b：スピーチバルブを装着したところ．

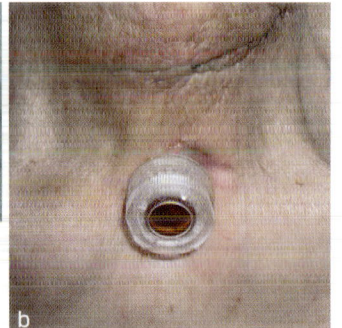

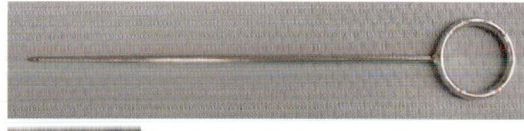

❷ 甲状軟骨刺入に用いるたたみ針とその先端

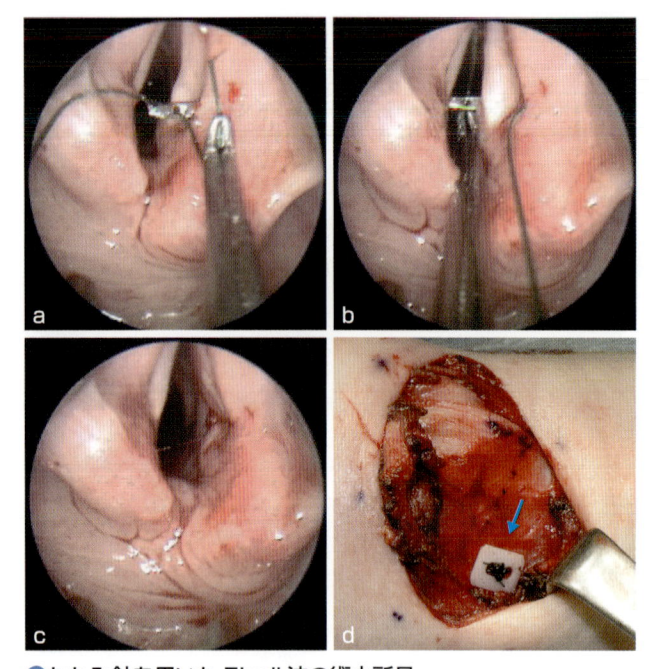

❸ たたみ針を用いた Ejnell 法の術中所見

## 良好な音声を保ちたい場合

　気管切開孔は残したまま，気管切開孔にカニューレやレチナ（❶-a）を挿入し，吸気は気管切開孔から行い，呼気時に気管切開孔を指で押さえて発声する．一方弁であるスピーチバルブ（❶-b）を装着すれば，気管切開孔を指で押さえなくても発声可能となる．

## 気管切開孔を閉じたい場合

　声門開大術を施行し，声門部の狭窄を解消し，気管切開孔を閉じる．声門開大術には，Woodman法，声帯切除術，披裂軟骨切除術，Ejnell法，などがある．手術の詳細は「両側反回神経麻痺にはどのように対応すればよいか」の項（p.202）を参照されたい．

　片側でも麻痺の回復の可能性がある症例では，半年程度待ってから手術を行うが，もしこの間に手術を行うのであれば，可逆性のある術式（Ejnell 法など）が望ましい．また1回の手技で十分な開大が得られない場合や，再狭窄をきたす場合もあるので，複数回の手術や異なる方法を組み合わせて行う可能性も説明しておく．

### ■たたみ針を用いた Ejnell 法

　ここで，筆者らが行っているたたみ針を用いた Ejnell 法を紹介する．Ejnell 法は，内腔に出した糸で声帯を外側に牽引し，その糸を甲状軟骨に固定する手術である．通常は甲状軟骨に針を刺入する方法としては，注射針を使う方法が一般的[2]であるが，たたみ針を用いることにより，手術手技を簡便化できる．なお，たたみ針とは，刺入針の先端部に糸を通す穴が開いている針で，通常われわれが，前連合横隔膜切除後の癒着防止用ステントを固定する糸を甲状軟骨外に引き出す際に用いている針である（❷）．

　実際の手技は，甲状軟骨中央の高さで前頸部水平切開を行い，甲状軟骨翼を露出し，声帯に一致する線上の上下2点を刺入点とする．CCDカメラによるビデオラリンゴシステムを用いて喉頭直達鏡下に喉頭内腔を観察しながら，頭側の刺入点より声帯の上方に向けてたたみ針を刺入する．針先が声帯突起上面の喉頭室に出たことを確認した後，たたみ針の先端にある側孔にナイロン糸を通し（❸-a），針とともに，ナイロン糸の一端を前頸部に引き抜く．同

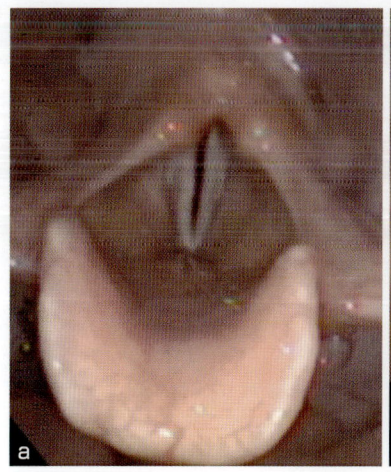

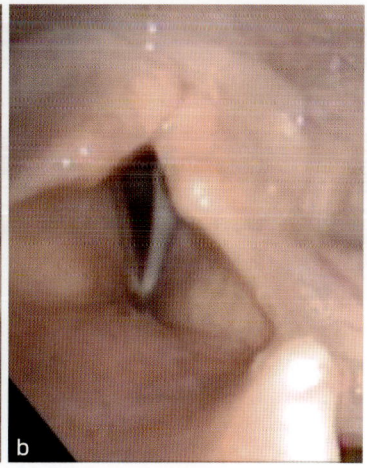

❹ **Ejinell法による術前，術後の声門**
a：術前　吸気時，b：術後　吸気時．

様の操作で，同じナイロン糸の他端を声帯の下面から（❸-b）甲状軟骨翼に引き抜くことで，声帯の上下にナイロン糸をループ状にかけることができる．この操作を繰り返し，2本のナイロン糸で声帯を牽引する．ナイロン糸を牽引し声門が十分に開大したことを確認し（❸-c），甲状軟骨上にアパセラムブロックを介在させて（❸-d➡）結紮する．このような操作で，術前（❹-a）に比べ，術後は十分に気道が拡大し（❹-b），気管切開を閉鎖することができる．

従来は甲状軟骨を貫いてから内腔側に出した声門上下の注射針2本から，ナイロン糸を通して，内腔側で2本のナイロン糸を結紮していた[2]が，この結紮が不要となり，手術手技を簡便化して，手術時間を短縮することが可能である．

（塩谷彰浩）

**引用文献**

1) 齋藤康一郎ほか．両側反回神経麻痺症例の臨床的観察．喉頭 2003；15：23-7．
2) 宇野敏行．Ejinell法による声帯外側移動術—適応と実際．村上泰監修，飯沼壽孝ほか編．イラスト手術手技のコツ　耳鼻咽喉科頭頸部外科　咽喉頭頸部編．東京：東京医学社；2005．p.310-2．

▶両側反回神経麻痺の患者説明例については，p.246 参照．

# 第6章 嚥下障害

# 嚥下内視鏡検査の実際と意義

- 嚥下内視鏡検査は日常診療に外来ベースで行うことのできる嚥下機能検査の一つである．VE（videoendoscopic examination of swallowing）やFEES（fiberoptic endoscopic evaluation of swallowing）[1]などと呼称されるが，基本的には耳鼻科医にとってはルーチン検査となっている喉頭内視鏡検査に準じて行うことができ，自信をもって実施していただきたい．
- 喉頭内視鏡検査と明らかに異なっている点は色素水やテストフードの実際の嚥下の観察を行うことである[*1]．

★1
厚労省の診療報酬上の位置づけは内視鏡検査の一つではなく，内視鏡下嚥下機能検査という機能検査に分類されている．

## 検査の実際

- 検査に先立ち，脳梗塞の既往や手術歴などについて問診する．
- 検査の適応について，つまり患者の意識状態がどうか，指示が入る状態であるか，そして体位を保持できるかを確認する．

脳梗塞の既往，手術歴，意識状態をチェック

- その後に実際の検査に移る．一般に，高齢者における嚥下動態の特徴は，①明らかな自覚的エピソードがない場合でも多発性の微小梗塞などにより嚥下の惹起性が低下して不顕性の誤嚥を呈することがあること，②喉頭下垂と舌骨上筋群および甲状舌骨筋など喉頭挙上筋の筋力低下により生理的に喉頭挙上のタイミングが遅れがちで，喉頭前庭の閉鎖と食道入口部の開大不良などの理由から潜在的に誤嚥をきたしやすい状態にあるということである．
- また，頸椎骨棘の突出が喉頭挙上を障害していることもまれではない．したがって比較的若年層の脳血管障害例とは異なり，容易に制御困難な誤嚥に陥る傾向がある[2]．
- 座位での検査を基本とするが，能力に合わせて60°程度のリクライニング位をとることもある．

### 準備と前処置

麻酔により咽喉頭を麻痺させないように注意

- 特別な前処置は必要ないが，経鼻チューブが留置されている場合，正しい評価が困難となるため，あらかじめ抜去しておく．咽頭に局麻剤が流れ込むのは咽喉頭の感覚を麻痺させるため望ましくない．スプレーは避けてリドカイン塩酸塩（キシロカイン®）とアドレナリン（ボスミン）を鼻粘膜に塗布するのがよい．
- 必要に応じて着色水やゼリーなどのテストフードを用意しておく．

## 嚥下内視鏡検査　評価チャート

九州大学病院嚥下サポートチーム

ID ＿＿＿＿＿

氏名 ＿＿＿＿＿＿＿＿＿＿　年齢 ＿＿＿＿　性 M / F　　主治医 ＿＿＿＿＿

診断：1）

VE 検査の目的・要望：　　　　　　　施行された手術：＿＿＿＿＿
　　　　　　　　　　　　　　　　　頭頸部の照射＿＿Gy（照射後＿＿ヶ月）
　　　　　　　　　　　　　　　　　気管切開：（＋）or（－）
　　　　　　　　　　　　　　　　　摂食状況：経口 / 胃管 / IVH / 胃瘻

　　　　　　　　　　　　　　Video No. ＿＿＿＿　実施日＿＿年＿＿月＿＿日

### 軟口蓋の運動
・鼻咽腔閉鎖：complete / incomplete
・軟口蓋麻痺：（＋ / －）（右 / 左 / 両側）

### 咽頭機能の評価
・咽頭腔の衛生状態：
・カーテン徴候：（＋ / －），方向（右　左）
・唾液の貯留：（＋）or（－），患側：右 / 左 / 両側
・色素水（green dye）嚥下試験
　・咽頭期嚥下（反射）の惹起性：良 / やや不良 / 不良
　・誤嚥（＋）or（－），喉頭侵入（＋）or（－）
　　誤嚥のタイプ：1．喉頭挙上期型，2．喉頭下降期型，3．混合型
　・咽頭クリアランス：良 / やや不良 / 不良　・鼻咽腔逆流（＋）or（－）
　・咽頭流入（口腔内保持，早期流入：有 / 無，1 回嚥下量の調節：良 / やや不良 / 不良）
・テストフードによる嚥下（ゼリーなど）
　・所見：

### 喉頭機能の評価
・声帯運動麻痺：無 / 右 / 左 / 両側
・喉頭粘膜の感覚：正常 / 低 / 無反応，（右・左・両）
・咳嗽効率：良 / やや不良 / 不良

### 器質的異常の有無
・喉頭・下咽頭腫瘍（特に下咽頭癌）
・憩室，咽頭後壁の突出（Forestier 病）など

### 内視鏡的アセスメント：

### コメント：

・口腔ケア（要 / 不要）　・NST 介入（要 / 不要）

署名　Dr＿＿＿＿＿＿

❶嚥下内視鏡評価チャート（九州大学病院　摂食嚥下サポート委員会）

## ■ 評価項目

● 所見の見落としをなくすため，またシステマティックな検査を円滑に行うためにも❶のような評価チャートを手元に用意しておくと便利である．筆

者らの施設では同等の内容をもつページが電子カルテ上に用意されており，可能な限りプルダウンメニューで選択できるようにしており，患者情報はIDから自動転記され省力化と迅速化を実現している．

### 器質的疾患の除外

- 喉頭内視鏡を挿入後，まず器質的疾患を観察する．とくに高齢では頸椎骨棘の突出（Forestier病）や悪性腫瘍，とくに下咽頭輪状後部癌の有無をよく観察する．
- その際，可能ならバルサルバ法を併用し，観察する．

> 高齢者では頸椎骨棘の突出，悪性腫瘍に注意して観察

### 嚥下前の評価

①鼻咽腔閉鎖
- 上咽頭レベルにて発声させ，鼻咽腔閉鎖の程度について評価する．

②唾液貯留の評価
- 内視鏡を奥に進め，唾液の貯留について観察する．とくに梨状陥凹において両側の貯留か片側の貯留かを観察する．
- 唾液の貯留を認める場合はなんらかの理由による咽頭クリアランス障害を疑うが，とくに片側の場合，貯留を認める側の咽頭筋麻痺が生じている可能性がある．

> 唾液貯留がある場合，両側か片側か

③声帯，咽頭筋麻痺の評価
- 発声させ，声帯運動について観察する．声帯麻痺を認める場合，クリアランス障害などによる誤嚥の原因となる．
- また，その際咽頭後壁の動きを観察することにより，カーテン徴候の有無についても評価する．
- カーテン徴候を認める場合，患側の咽頭筋麻痺を疑う．

> カーテン徴候の有無

④粘膜感覚の評価
- 内視鏡の先端にて粘膜とくに披裂部や喉頭蓋喉頭面を刺激することによる声門閉鎖反射（咳や嚥下反射なども含め）について評価する．その際，左右差の有無についても評価を行う．
- 感覚が低下している場合は嚥下惹起が遅延している可能性を疑うが，とくに咳反射が全く認められない場合は，経口摂取を中止する根拠となる．

### 実際の嚥下による評価

- 当科では色素水（蒸留水に緑色の食用色素green dyeを加えたもの）5mLを用いている．ピオクタニンを希釈して用いる施設も多いが，色調の関係で少量の誤嚥や喉頭侵入は判然としないことがあるのでgreen dyeが望ましい．

①口腔内保持の評価
- 口腔内に色素水を注入し，指示があるまで嚥下せずに保持させる．保持が困難な場合や早期流入を認める場合，口腔期の障害を疑う．

> 早期流入の有無

### ❷嚥下内視鏡検査における所見と病態

| 嚥下障害のタイプ | 根拠となる所見 |
|---|---|
| 口腔期障害 | 口腔内保持が困難<br>早期流入を認める |
| 咽頭期嚥下惹起遅延<br>(挙上期型誤嚥) | white out が遅れて生じる<br>white out 後すぐにむせを生じている<br>粘膜の感覚が低下している |
| 咽頭クリアランス低下<br>(下降期型誤嚥) | 梨状陥凹に唾液が貯留している<br>鼻咽腔閉鎖が不良である<br>嚥下物が下咽頭に残留している<br>white out が不完全である |
| 嚥下惹起不全, 不能<br>(嚥下運動不全型誤嚥) | white out が生じない<br>嚥下反射自体を認めない |

②white out(ホワイトアウト)の評価
- 内視鏡先端を喉頭蓋やや上方に保持し,実際に嚥下させ,色素水がどの位置に到達するまで観察できるかを評価する.
- 梨状陥凹に到達してから white out が起こるようなものでは嚥下惹起の遅延を疑う.
- white out の有無や white out が完全であるかについても観察する. white out がない,あるいは不完全な場合,咽頭収縮力の減弱あるいは一連の嚥下運動に問題があること(嚥下運動不全型)を疑う.
- むせの有無についても評価する.
- white out 直後に誤嚥した場合,喉頭挙上制限などによる挙上期型誤嚥を疑う.

③咽頭クリアランスの評価
- 嚥下後の下咽頭への色素水の残留の程度,そこからの気管内への流入の有無についても確認する.嚥下後色素水が貯留し,気管内に流入する場合,クリアランス障害に伴う下降期型誤嚥と考える.
- 不顕性肺炎のリスク評価には ESSET 法[3]★2 や内視鏡下咽頭注水[4] による検査法も有用である.
- 嚥下内視鏡検査,嚥下造影検査は原則,随意嚥下時の嚥下動態を観察するものであり,反射性に惹起される嚥下の閾値を調べるにはこれらの検査が必要であり,下気道の防御反射としての嚥下機能の働きをみることができる.

- 以上が色素水嚥下を含めた本検査の一連の流れとなる.再現性をみるために,可能であれば再度繰り返し評価する.
- ❶を参考にそれぞれの所見を評価する.これらの所見をスコア化する試みも報告されているが[5],要は嚥下障害の病態を把握することにある.病態との対比を❷にまとめる.
- 水分にて嚥下機能の低下が疑われる場合,ゼリーを用いて同様に評価を行

white out の有無,状態のチェック

★2
ESSET : endoscopic supine swallow-evoking test

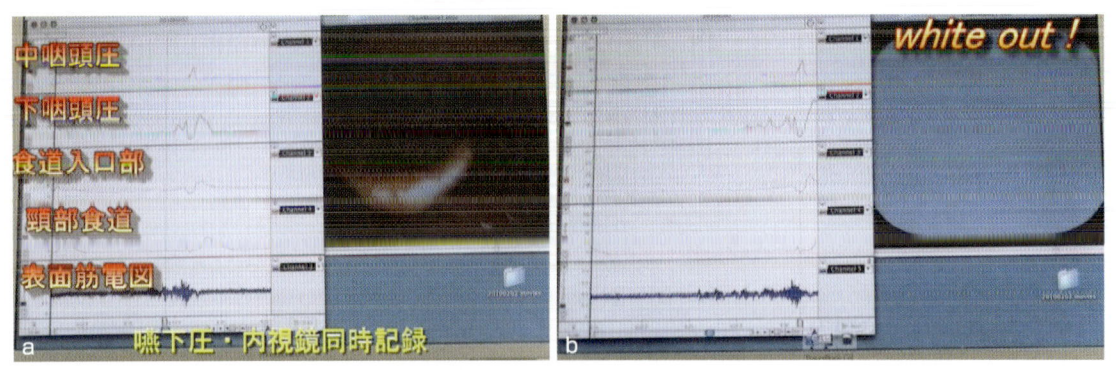

❸嚥下内視鏡および嚥下圧同時記録による white out の所見
ディスプレイの左側には各部位における嚥下圧および頤下部の表面筋電図が表示され，右側には嚥下内視鏡のリアルタイム映像が同時記録されている．咽頭期嚥下前には内視鏡による観察は可能だが各部の嚥下圧に変化はない（a）．咽頭期嚥下が惹起されると嚥下圧にみられる中下咽頭の収縮，食道入口部の弛緩などの現象は一切観察できず white out となる（b）．

❹嚥下内視鏡検査の利点と欠点―嚥下造影検査との対比において

| 利点 | 欠点 |
| --- | --- |
| ①基本的にファイバーのみで可能であり，装備をそれほど要しない．コストが安い． | white out 中の嚥下動態（喉頭閉鎖，咽頭収縮の左右差，食道入口部の開大など）が観察でない． |
| ②ベット上の患者など，往診が必要な患者でも検査可能である． | 経鼻的に挿入された状態での評価は本来の嚥下運動と異なる可能性を有する． |
| ③実際の嚥下物の動態を視覚的に捉えることができる．また，X線非透過性のテストフードが使用可能である． | 口腔期や食道期の評価が困難． |
| ④実際の咽頭・喉頭の知覚について確認しやすい． | 状況によっては検者しか観察できない． |
| ⑤放射線の被曝がない．そのために数回繰り返して行うことが可能である． | 対物レンズの汚れで，white out 後の観察ができ難いことがある． |
| ⑥咽頭や喉頭の病変（腫瘍など）を直接視認することができる． | 輪状後部や食道の病変を見落とす危険性が高い． |
| ⑦患者も画面を確認できるため，バイオフィードバックへの応用が可能． | やや手技に熟練を要する． |

う．それらを基に治療方針および食事摂取の可否，食形態等について評価を行う．

● ただし，内視鏡検査の決定的な欠点として，嚥下した瞬間の動態は white out により観察が不可能である（❸）．それゆえ，手術適応（嚥下機能改善手術）および術式の決定の際には嚥下造影検査による定量的な評価が必須である．

## 嚥下機能評価における本検査の意義

● 本検査法は嚥下造影検査のように被曝がないため，繰り返し行うことができる．

- 実際の飲食物をテストフードとして検査することができるといった利点をもつ.
- ただし, 前述のようにこれのみで嚥下機能のすべてを評価できるわけではなく, 利点, 欠点があることを理解する必要がある[6]. 嚥下造影検査との対比における本検査の利点, 欠点を❹にまとめる.
- 以上のように, 嚥下内視鏡検査には欠点も多いが, 習熟すればかなりの情報量がえられ, 嚥下造影検査が困難あるいは設備のない施設においてもほぼ的確な訓練指示を出すことができるようになる.
- できれば, 同一被験者で嚥下内視鏡検査と嚥下造影検査を行い比較検討するというトレーニングを積むことが肝要である. そうすれば, 内視鏡検査から得られる情報のみで嚥下動態の全体像が容易に想像できるようになる.

## おわりに

- 今日, 嚥下機能の評価は耳鼻咽喉科医にとって必須の業務となっている. それは, 大病院のみならず, 市中病院や診療所レベルにおいても同様である.
- 嚥下器官である口腔, 咽頭, 喉頭は耳鼻咽喉科・頭頸部の固有の領域であることを踏まえ, 日常使い慣れた内視鏡を用いて確度の高い嚥下機能評価を迅速に提供することが望まれている. これを機に, 多くの耳鼻咽喉科医が嚥下の問題に苦手意識をもつことなく積極的に取り組んでいただければ幸いである.

(梅﨑俊郎)

### 引用文献

1) Langmore SE, et al：Fiberoptic endoscopic examination of swallowing safety： a new procedure. Dysphagia 1988；2：216-9.
2) 梅﨑俊郎. 高齢者の誤嚥の対処は？ 手術治療の立場から. JOHNS 2011；27：1653-6.
3) Kiyohara H, et al. Evaluation of volitional and reflexive swallowing in elderly patients with a history of pneumonia. Ann Otol Rhinol Laryngol 2012；121：174-8.
4) 大前由紀雄ほか. 嚥下障害に対する内視鏡下咽頭注水検査の有用性. 日耳鼻 2003；106：1078-83.
5) 兵頭政光ほか. 嚥下内視鏡検査におけるスコア評価基準（試案）の作成とその臨床的意義. 日耳鼻 2010；113：670-8.
6) 梅﨑俊郎. 嚥下障害への対応. 日耳鼻 2012；115：42-5.

# 嚥下内視鏡検査結果の評価

## 嚥下内視鏡検査の観察点

嚥下内視鏡検査では，主として咽頭期における嚥下器官の運動および検査食の動きを観察することで嚥下機能を評価する．主な観察点として非嚥下時には咽頭・喉頭などの器質的疾患の有無，鼻咽腔閉鎖，声帯や咽頭麻痺の有無，喉頭蓋谷や梨状陥凹の唾液貯留の程度，および気道防御反射である声門閉鎖反射や咳反射の惹起性をみる[1]（❶）．声門閉鎖反射や咳反射の惹起性をみることは，咽頭・喉頭の感覚の評価の意味をもつ．それらの誘発には内視鏡を通した送気刺激などの方法[2]もあるが，簡便には内視鏡の先端を喉頭蓋や披裂部に軽く接触させることでも誘発できる．

次いで，着色水などの検査食を実際に嚥下させて，嚥下反射惹起のタイミング，嚥下後の咽頭残留の程度（咽頭クリアランス），喉頭流入や誤嚥の有無などを判定する[1]．唾液残留が多い場合にはあらかじめ唾液を吸引してから検査食を嚥下させる．嚥下前に検査食が咽頭に流入する場合（早期咽頭流入）には口腔機能の低下が示唆される．嚥下時には咽頭が収縮して内視鏡の視野が遮られ，検査食が一瞬だけ観察された後に内視鏡の視野が一時的に白く遮られる（ホワイトアウト）．これは，正常の嚥下運動においては重要な所見で，ホワイトアウトが不十分な場合には咽頭収縮の障害を，ホワイトアウトの前に検査食が喉頭蓋谷や梨状陥凹まで流入するのが観察できる場合には嚥下反射の遅れを示す．

嚥下後には下咽頭や喉頭腔に接近して，検査食の残留や気管内への流入の有無を観察する．気管内への流入が観察された場合には，咳反射や随意的な咳嗽により誤嚥物を喀出できるかどうかもみる．

## 嚥下内視鏡検査結果の評価法

嚥下内視鏡検査所見の評価法として，Langmoreは FEES® Examination：Findings/Scoring Sheet を提唱したが[3]，評価項目は非常に多岐にわたり，日常診療のなかで用いるには詳細すぎる．

そこで，筆者らは嚥下機能をできるだけ簡便かつ客観的に評価することを目的としたスコア評価表（❷）を提唱している[4]．これは，非嚥下時の観察項目として「喉頭蓋谷や梨状陥凹の唾液貯留の程度」および「声門閉鎖反射や咳反射の惹起性」を，着色水をいったん口腔内に保持させた後に指示嚥下させた際の観察項目として「嚥下反射の惹起性」および「嚥下後の咽頭クリアランス」の計4項目を，それ

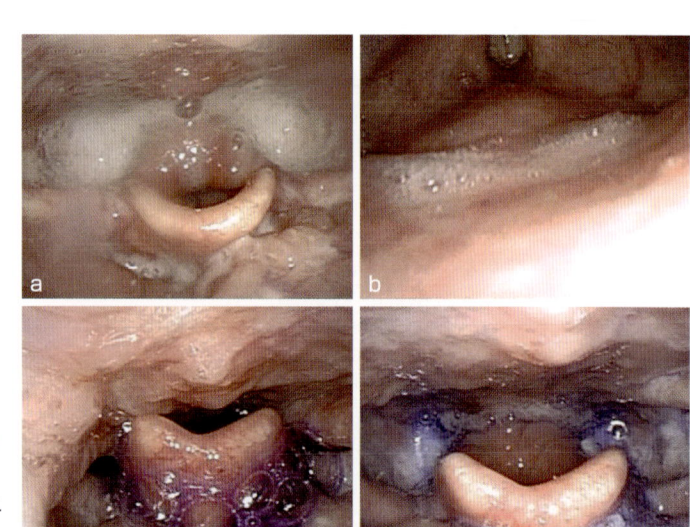

❶ 嚥下内視鏡検査による主な観察項目
a：梨状陥凹の唾液貯留．
b：内視鏡の接触刺激による声門閉鎖反射．
c：着色水嚥下時の嚥下反射惹起．
d：着色水嚥下後の咽頭残留．

## ❷嚥下内視鏡検査所見のスコア評価表

|  | 正常← →高度障害 |
|---|---|
| 梨状陥凹などの唾液貯留 | 0・1・2・3 |
| 咳反射・声門閉鎖反射の惹起性 | 0・1・2・3 |
| 嚥下反射の惹起性 | 0・1・2・3 |
| 咽頭クリアランス | 0・1・2・3 |
| 誤嚥 | なし・軽度・高度 |
| 随伴所見 | 鼻咽腔閉鎖不全 ・ 早期咽頭流入<br>声帯麻痺 ・ (　　　　　) |

それぞれ0(正常)〜3(高度障害)の4段階に評価(❸)する方法である．また，鼻咽腔閉鎖不全，声帯麻痺や咽頭麻痺，早期咽頭流入，咽頭収縮不全などの異常所見はマニュアル記載する．

このスコア評価法を用いることで，嚥下機能の障害様式や重症度をおおむね客観的に評価できるとともに，医療者間での情報共有，検査所見の電子カルテなどへの記録，および嚥下機能の経時的な比較にも有用である．また，経口摂取の可否の判断を行ううえでも参考になり，たとえば，4項目の合計点が4点以下であれば経口摂取の自立が可能，4〜8点であればある程度の経口摂取は可能だが食形態の調整や補助栄養の併用が必要，9点以上であれば誤嚥が高度で経口摂取は困難，などの判断を行うことができる[4]．

## 咀嚼を要する検査食での注意点

なお，患者ごとに食形態の選択や食形態のステップアップを判断する際には，ゼリーや粥食などの実際の食物を嚥下させることもある．これらの食物を咀嚼して嚥下する際には，正常でも嚥下反射が惹起する前に食物の一部が喉頭蓋谷や梨状陥凹に食物が流入する所見が観察されることがある．

咀嚼を伴う嚥下においては，嚥下内視鏡検査で早期咽頭流入の有無や嚥下反射惹起のタイミングを判断する際に注意が必要で，喉頭蓋谷や披裂喉頭蓋ひだを越えて喉頭前庭に食塊が流入する場合を「嚥下反射の惹起遅延」と判断する．

## ❸嚥下内視鏡所見のスコア評価基準

①喉頭蓋谷や梨状陥凹の唾液貯留
　0：唾液貯留がない
　1：軽度唾液貯留あり
　2：中等度の唾液貯留があるが，喉頭腔への流入はない
　3：唾液貯留が高度で，吸気時に喉頭腔へ流入する

②声門閉鎖反射や咳反射の惹起性
　0：喉頭蓋や披裂部に少し触れるだけで容易に反射が惹起される
　1：反射は惹起されるが弱い
　2：反射が惹起されないことがある
　3：反射の惹起がきわめて不良

③嚥下反射の惹起性
　0：着色水の咽頭流入がわずかに観察できるのみ
　1：着色水が喉頭蓋谷に達するのが観察できる
　2：着色水が梨状陥凹に達するのが観察できる
　3：着色水が梨状陥凹に達してもしばらくは嚥下反射が起きない

④着色水嚥下後の咽頭クリアランス
　0：嚥下後に着色水残留なし
　1：着色水残留が軽度あるが，2〜3回の空嚥下でwash outされる
　2：着色水残留があり，複数回嚥下を行ってもwash outされない
　3：着色水残留が高度で，喉頭腔に流入する

### ポイント

嚥下機能の評価においては，咽頭・喉頭の器質的疾患の有無や運動性に加えて，感覚機能の評価がポイントになる．

(兵頭政光)

### 引用文献

1) 日本耳鼻咽喉科学会編．嚥下内視鏡検査．嚥下障害診療ガイドライン—耳鼻咽喉科外来における対応— 2012年版．東京：金原出版；2012. p.17-21.
2) Aviv JE, et al. FEESST：A new bedside endoscopic test of the motor and sensory components of swallowing. Ann Otol Rhinol Laryngol 1998；107：378-87.
3) Langmore SE. 藤島一郎監訳．FEES検査の記録 (Scoring a FEES® Examination)．嚥下障害の内視鏡検査と治療 (Endoscopic evaluation and treatment of swallowing disorders)．東京：医歯薬出版；2002. p.113-64.
4) 兵頭政光ほか．嚥下内視鏡検査におけるスコア評価基準(試案)の作成とその臨床的意義．日耳鼻 2010；113：670-8.

# 嚥下造影検査はどのような場合に有用か？

## 嚥下造影検査とは

- 嚥下造影検査（videofluorography：VF）は嚥下機能を評価する手段として最も信頼されており，嚥下の準備期である捕食や咀嚼から口腔期・咽頭期・食道期のすべてを一連の流れとして観察評価することができる．医師の立場では，単純に誤嚥の有無を探す検査と思われがちだが，本来は姿勢，食内容・量，タイミングなどをチェックしながら，どのように対応したら経口摂取ができるかを探すポジティブな検査法である[1-3]．

- VFは造影剤の流れを通して嚥下機能を観察しており，通常は消化管造影検査のような正面像で食塊の通過性や流れの左右差などを，側面像で喉頭の挙上や食道入り口部の開大の程度，そして誤嚥のタイミングや量などを評価する．基本的には両面で同じ条件の嚥下検査を行い，立体的な観察評価をすることが望まれる[*1]．

★1
X線透視装置のない施設においても，嚥下直前とバリウム嚥下直後のX線を撮影して比較する嚥下前後X線撮影法を用いると，自発的嚥下が可能な症例ならVFと97%の正の相関性が立証されているので，この方法を勧める．

## 主要観察項目

- ❶にあげる嚥下の各期に沿って観察するが，そのなかでもVFとして注目する項目を以下にあげていく．
- 準備期では咀嚼運動，つまり前歯での食塊の噛み切りと臼歯による食塊のすりつぶしによる連続する食塊形成運動を観察する．さらに，その左右差も口内食物残渣の評価につながるので重要である．
- 口腔期（第一期）では口腔内の食塊移送をみるわけだが，食塊が十分に口

### ❶嚥下の分類

| 1. 準備期 | ①認知期：食物を自分にとって栄養源と認知<br>②捕食期：食物を口腔に取り込み<br>③咀嚼期：歯で咀嚼し食塊を形成 |
|---|---|
| 2. 口腔期（第一期） | |
| 3. 咽頭期（第二期） | ①軟口蓋が挙上し鼻腔と咽頭を遮断（鼻咽腔閉鎖）<br>②舌骨・喉頭が前上方に挙上<br>③喉頭蓋が後下方に翻転し声帯も閉鎖（喉頭閉鎖・呼吸停止）<br>④咽頭全体が上方から下方へ収縮<br>⑤食道入り口部が開大（輪状咽頭筋弛緩） |
| 4. 食道期（第三期） | |

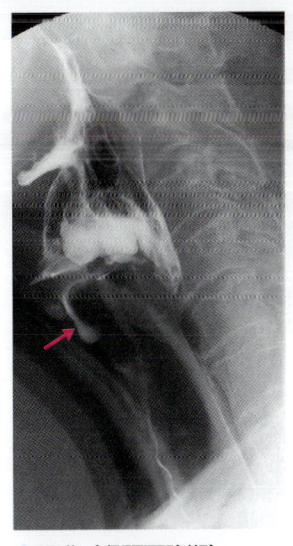

❷ 誤嚥（喉頭下降期） 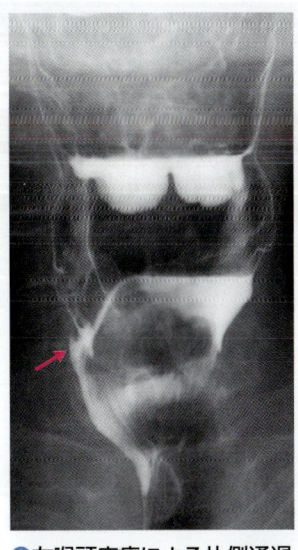　　❸ 左喉頭麻痺による片側通過 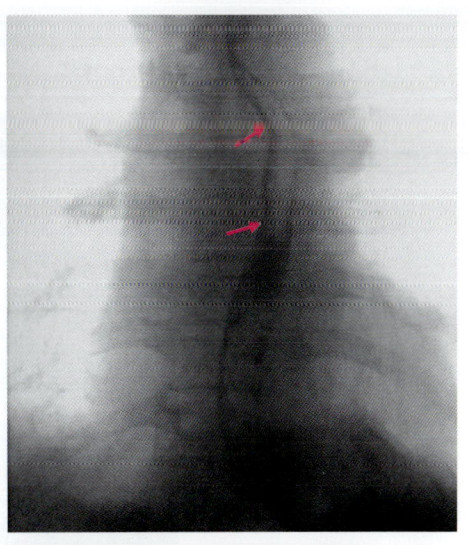　　❹ 心臓の圧迫による食道蛇行（偏倚）

腔に保持されるか（早期咽頭流入の有無），そして一塊として咽頭へ送り込まれるかを評価することが重要である．とくに早期咽頭流入は，嚥下運動前の誤嚥の大きな原因となるので，できれば量や姿勢を変化させての詳細な検討が望まれる．

- 誤嚥に直結する咽頭期（第二期）は観察すべき項目が多く，鼻咽腔閉鎖，喉頭挙上（舌骨挙上），喉頭閉鎖・呼吸停止，咽頭収縮，食道入り口部開大（輪状咽頭筋弛緩）などを観察する．とくにVFでは咽頭残留（喉頭蓋谷，梨状陥凹）・喉頭進入と誤嚥の評価が最も重要である．残留や進入の程度に合わせて代償性嚥下指導を行い，誤嚥（❷）のタイミングに対して食内容の設定が生じる．また，耳鼻咽喉科医として難治例への外科的治療の適応や術式を決定するためには，VF側面像での喉頭挙上の評価（とくに舌骨の前方運動）や甲状軟骨の前方移動，輪状咽頭筋の弛緩による食道入り口部の開大（❸）などの評価が最も重要である．
- 食道期（第三期）はVFでしか観察できない部分なのに見過ごされている傾向にある．しかし，実際の臨床場面では，高齢者を中心に絶食期間の長かった症例などでは，しばしば滑らかな食道蠕動が障害されており，いわゆる食道の生理的狭窄部位（食道入り口部，大動脈弓，食道裂孔部）以外の部位での食塊の停留・蛇行（❹）の評価を忘れてはいけない．

> 早期咽頭流入はできれば詳細な検討を

> 咽頭期では咽頭残留・喉頭進入と誤嚥の評価が最も重要

## VFで評価するべき特殊な病態

- VFが必ず必要な特殊な病態として，胃食道逆流現象と前縦靱帯骨化症（Forestier病）がある．食生活の欧米化に伴って増加している胃食道逆流症（gastroesophageal reflux disease：GERD）とは少し異なり，高齢者では自然な円背傾向や心臓の肥大による圧迫，絶食に伴う廃用性変化などの結果

嚥下造影検査はどのような場合に有用か？　223

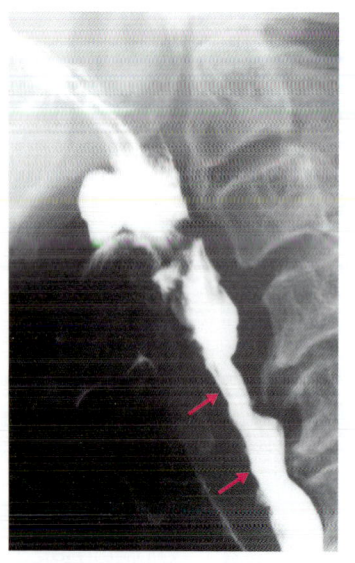

❺ 前縦靱帯骨化症による食道圧迫（狭窄）

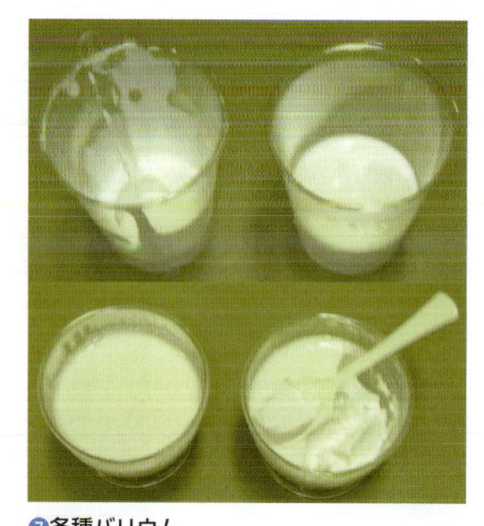

❼ 各種バリウム
上段：トロミバリウム，下段：ゼラチンゼリーバリウム．

❻ 検査前の準備と対応
- アレルギー問診
- 食品増粘剤・ゼラチンによる粘度調節
- 量調節のためのスプーン
- パルスオキシメーター・酸素投与ライン・吸引装置の準備
- 経鼻胃管・気管カニューレ・義歯への配慮

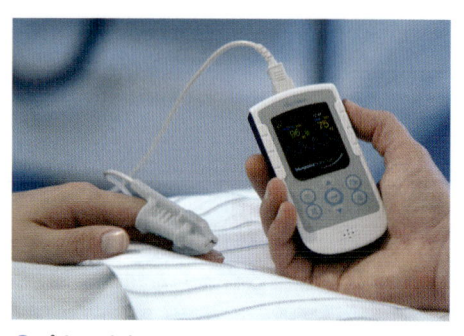

❽ パルスオキシメーター

として胃食道逆流現象はVFの食道期を観察していると比較的頻回にみられる．食物の内容やペース，姿勢などでの対応が必要となる．

● 前縦靱帯骨化症（❺）は，やはり高齢者に多く，異常増生した頸椎骨棘によって背面から食道や咽頭が圧排されて通過障害を生じる．とくにC4レベルでの骨棘は喉頭蓋閉鎖の妨げにもなりやすいので，十分なVFの検討の結果，通過障害が顕著であれば骨化した靱帯切除の手術が必要となる．

## 準備と配慮（❻）

- ヨードはときに重篤な副作用をきたす．VFを安全で効果的に行うために，検査前のヨードアレルギーに関する確認は忘れてはならない．
- VFに用いるバリウムは軽症例であれば通常のバリウムで検査可能だが，できれば実際の直接的嚥下訓練につながる形態が望まれるので，食品増粘剤を使って粘度を調節したりゼラチンで半固形化したり（❼），安全に経口摂取できる量を決めるために数種類の大きさのスプーンも準備する[4]．
- VFを必要とする重症例では，検査中の誤嚥[★2]や全身状態の変化が生じる可

検査前のヨードアレルギーの確認は必須

★2
VF検査施行中に最も懸念されることは，バリウムの誤嚥による肺炎など呼吸器合併症の発生であるが，誤嚥が確認された時点で検査を終了すれば，喀痰や体位変換などによってほぼ全例排出され，問題にはならないとされている[5]．

能性もあるので，パルスオキシメーター（❽）による血中酸素濃度の計測は重要である．同時に，非常時のための酸素投与ラインや，誤嚥物を排出するための吸引装置の準備も忘れてはならない．

> 非常時のための酸素投与ラインや誤嚥物の吸引装置も準備

- 検査をなるべく自然に近い嚥下パターンで評価するための配慮が必要なものとして経鼻胃管，気管カニューレ，義歯がある．経鼻胃管は抜いた状態での検査が望ましいが，無理なら可能な限り細径（8 Fr 程度）のチューブを使用する[6]．カフ付き気管カニューレ装着中の場合は，検査中にカフ内の空気を抜いて呼気を口腔へ出せるようにして行う．義歯は正しい咀嚼のためにも口唇閉鎖のためにも必要なので，極力装着する必要がある．

- VFの最大のデメリットはなんといっても放射線被曝である．ただ，自然界で1年に被曝する量は1～2.5 mSvといわれており，1回のVFの被曝量が約0.06 mSv程度と微量ではあるが，放射線感受性は個体差もあり明確でない部分もあるので，極力，検査時間の短縮を図る努力が必要である．

（津田豪太）

### 引用文献

1) 兵頭政光．嚥下障害の病態診断と治療．日耳鼻 2012；115(8)：767-72．
2) 唐帆健浩，佐藤哲也．嚥下造影検査．JOHNS 2012；28(6)：939-43．
3) 津田豪太．嚥下造影検査．耳鼻咽喉科・頭頸部外科 2010；82(5)：223-7．
4) 畑　裕香ほか．食物形態の相違による口腔通過時間の検討　ゼリー，トロミ付き水を用いて．日本摂食・嚥下リハビリテーション学会雑誌 2007；11(2)：97-103．
5) 田中貴志ほか．嚥下造影検査後の早期呼吸器合併症についての検討．Jpn J Rehabil Med 2010；47(5)：320-3．
6) 西　将則ほか．経鼻経管栄養チューブが嚥下に与える影響　嚥下回数，食塊残留・逆流への影響．リハビリテーション医学 2006；43(4)：243-8．

# 第6章 嚥下障害

# 嚥下障害に対する外科的治療の実際

## 嚥下障害に対する外科的治療法

外科的治療には嚥下機能改善手術と誤嚥防止手術がある

- 嚥下障害に対する外科的治療法は，2つの手術群に大別される．一つは嚥下機能改善手術と総称される群であり，もう一つは誤嚥防止手術とよばれる群である．

嚥下機能改善手術の目的は経口摂取である

- 嚥下機能改善手術は障害された嚥下機能を手術によって補填し，経口摂取を可能にすることを目的とした手術であり，音声機能は温存される．

誤嚥防止手術の目的は下気道保護である

- 誤嚥防止手術は，高度の誤嚥から下気道を保護することを目的とした手術であり，音声機能を犠牲にする．下気道の保護が主目的であり，経口摂取を目的とするわけではない．

- 嚥下障害の外科的治療を担当するのは耳鼻咽喉科医である．近年，嚥下障害にかかわる医療者のなかで手術治療への認識は高まりつつある．しかしながら，嚥下障害に対する手術は，適応症例が限られることもあって耳鼻咽喉科医が一般的に行う手術というわけではない．

- たとえ自分自身は手術を行わないとしても，嚥下障害に対する外科的治療の概要を患者や家族，主治医へ説明して治療への理解を助ける，あるいは手術治療が可能な施設への紹介など，治療可能な施設へのアクセスを支援するなど，周囲が耳鼻咽喉科医に期待する役割は決して小さくない．

## 嚥下機能改善手術

- 障害された嚥下機能を手術で補うという概念で行われる．障害された機能とその外科的補填法（対応する術式）を❶に示す．
- 輪状咽頭筋切断術と喉頭挙上術が重要な術式であり，手術の中心となる．併用されることも多い声帯内転手術に関しては，音声改善手術として行わ

**❶障害された機能と外科的補填法**

| 障害された機能 | 外科的補填法 |
|---|---|
| 鼻咽腔閉鎖 | 咽頭弁形成術 |
| 咽頭（嚥下）圧形成 | 咽頭縫縮術 |
| 食道入口部弛緩 | 輪状咽頭筋切断術，喉頭挙上術 |
| 喉頭挙上 | 喉頭挙上術，舌骨下筋切断術 |
| 喉頭閉鎖 | 声帯内転術<br>（甲状軟骨形成術I型，披裂軟骨内転術） |

れてきた術式であり，詳細については「第5章　声帯麻痺」の項を参照されたい．

## ■ 嚥下機能改善手術の適応

- 咽頭期嚥下障害の症例が対象となる．
- 口腔期障害が高度の症例では機能の外科的補塡は困難である．
- 嚥下障害診療ガイドライン2012年版では，適切な嚥下リハビリテーションを一定期間行っても十分な効果が得られない場合が手術適応となる[1]とされている．
- 具体的には，原疾患，年齢，合併症などから個々の症例について手術適応を判断することになる．
- 適応を一律に定めることは難しいが，移動に関する日常生活動作が車椅子で移動が可能なレベルに達していないと，嚥下機能改善手術の効果は期待しがたい．

## ■ 輪状咽頭筋切断術

- 上部食道括約筋である輪状咽頭筋を切断し，食道入口部を外科的に弛緩状態に保つという手術である．
- Kaplan[2]による報告がなされて以来，現在においても最も重要な嚥下機能改善手術である．
- 本術式の単独施行例は少なく，多くの場合，喉頭挙上術と同時に施行される．
- 輪状咽頭筋は輪状軟骨弓部の左右側面に起始し，背側へ向かって扇形に広がる．明確な停止部位はなく正中縫線を有さない unpaired muscle である．ヒトと筋形態の類似したイヌによる神経支配様式の検討結果から，ヒトでも運動神経支配は片側性であると考えられている[3]．

> 輪状咽頭筋は unpaired muscle であるが，運動神経支配は片側性である

### 手術の実際

- 皮膚切開については，他の術式との併用が多いことから併用術式によって決定されることが多い．
- 皮膚切開に続き，広頸筋下で皮弁を挙上する．
- 筆者は，本術式単独施行の場合にも胸骨舌骨筋，胸骨甲状筋を切断している．これにより，舌骨下筋切断術を施行すると同時に喉頭の翻転が容易になる．ただし，輪状咽頭筋切断術単独施行例においては舌骨下筋を温存する，という見解の術者も少なくない．
- 輪状咽頭筋の処理については，筋切断だけではなく数mm以上の幅で筋組織を切除すべきであるという意見が，関連学会などでの議論においては多数派である．
- 筆者も筋組織を切除することを原則としている．筋切除を行わず筋線維の切断のみにとどめると再生や瘢痕癒着が生じやすく長期成績が危惧される．

> 輪状咽頭筋は切断だけでなく，筋組織を切除する

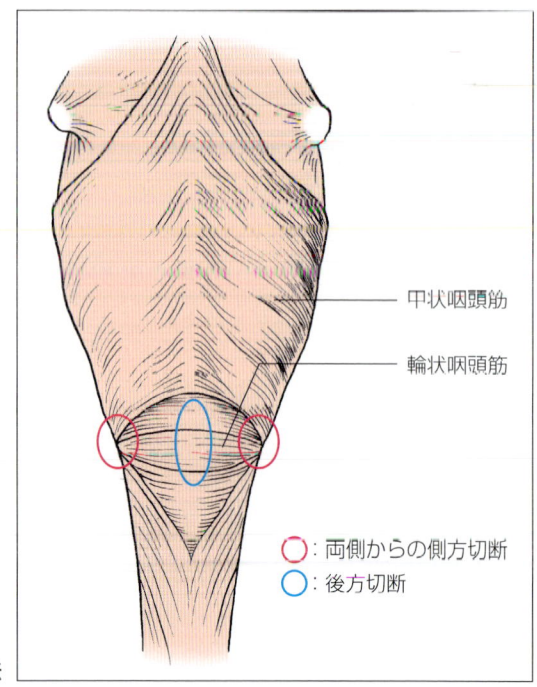

❷ 輪状咽頭筋の切断方法

甲状咽頭筋
輪状咽頭筋
○：両側からの側方切断
○：後方切断

ということが筋切除派の根拠であるが，これに関するデータはない．
- 筋切除によって輪状咽頭筋に対する組織学的検討が可能になるということは，病態解明における利点である．
- 具体的な切断法には側方切断（片側から，両側から）と後方切断がある（❷）．どの方法が適切かという点については，原疾患や嚥下造影検査所見から判断する．
- 片側声帯麻痺の存在は健側からのアプローチを躊躇させる因子となる．
- 筋線維の処理に際しては，食道内に気管挿管用のカフ付きチューブを挿入し，カフの加圧によって食道入口部を伸展させると操作が容易となる．
- 肉眼視でも操作は可能であるが，手術用ルーペや顕微鏡を使用して拡大視下に操作を行うほうが安全かつ確実である．

## 喉頭挙上術

- 喉頭を前上方に挙上し，固定する手術である．
- 挙上には複数の方法があるが，筆者は甲状軟骨を下顎骨正中部に向けて挙上する甲状軟骨下顎骨固定術を選択することが多い．
- 甲状軟骨下顎骨固定術は，舌骨に手術操作を加えないので舌骨運動を妨げない．また，下顎骨を前方へ突出させることによって，連結された喉頭も前方へと移動することから食道入口部を随意的に開大させることが可能となる．

喉頭挙上術は甲状軟骨下顎骨固定術を行うことが多い

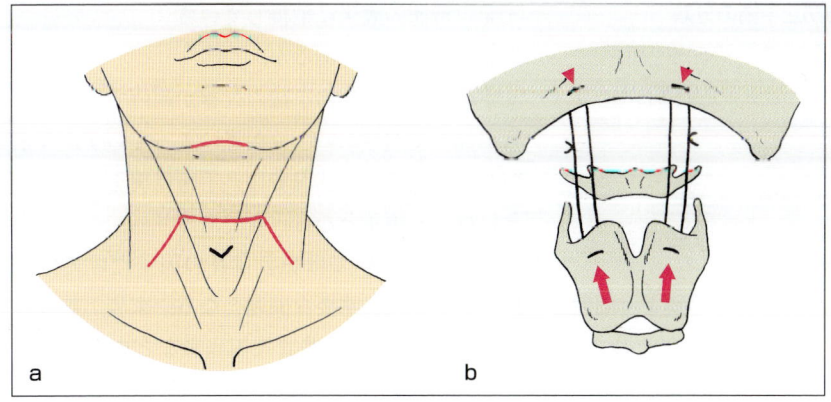

❸甲状軟骨下顎骨固定術
a：皮膚切開（山型とオトガイ部）.
b：甲状軟骨の挙上.
→：甲状軟骨の小孔と牽引糸.
→：下顎骨の小孔と牽引糸.

## 甲状軟骨下顎骨固定術の実際

- 皮膚切開は術者によってさまざまであるが，気管孔と術野を連続させないことと瘢痕切除や開大など，気管孔の修正が容易であることから山型切開とオトガイ部小切開を原則としている[4]．
- 下顎骨，甲状軟骨には左右2対，計8か所の小孔を作製し，牽引用の材料が下顎骨，甲状軟骨の裏面を通るように挿入し，牽引する（❸）．
- 牽引材料として何が優れているかについては，現在でも議論がつきない．筆者もさまざまな材料を用いてきたが，最近は主に撚り糸の非吸収糸を使用している．
- 術野の剝離は最小限にとどめ，牽引材料は皮下トンネルを通して挿入し，血流の良い生体組織に被覆されるように努める．異物を挿入する手術であり，術後感染予防には異物の被覆が重要と考えている．
- 喉頭蓋は後屈し披裂部は前屈するうえに，浮腫も加わって声門上部が狭小化する．気管切開術の併施は必須である．

❹誤嚥防止手術の適応
1. 誤嚥による嚥下性肺炎の反復がある，またその危険性が高い
2. 嚥下機能の回復が期待できない
3. 構音機能や発声機能がすでに高度に障害されている
4. 発声機能の喪失に納得している
5. 手術によって生命予後の改善が期待できる

皮膚切開は山型とする

# 誤嚥防止手術

- 嚥下障害に対する外科的治療としては，嚥下機能改善手術よりも誤嚥防止手術のほうが古い歴史を有している．
- 最初の誤嚥防止手術がいつ行われたかは明らかではないが，遅くとも1951年には誤嚥防止を目的として喉頭全摘術が施行されている[5]．

## 誤嚥防止手術の適応（❹）

- 嚥下障害診療ガイドライン2012年版に下記のようにまとめられている[1]．
  ①誤嚥による嚥下性肺炎の反復がある，またその危険性が高い
  ②嚥下機能の回復が期待できない
  ③構音機能や発声機能がすでに高度に障害されている

**⑤喉頭への侵襲からみた誤嚥防止手術の分類**

- 喉頭を温存
    - しない…喉頭全摘術
    - する……喉頭温存誤嚥防止手術
- 喉頭に手術侵襲を
    - 加えない…気管食道吻合術,喉頭気管分離術
    - 加える……喉頭閉鎖術

> 手術に際しては,周囲の支援体制も重要である

④発声機能の喪失に納得している

上記が重要項目であるが,

⑤手術によって生命予後の改善が期待できる

も追加しておきたい.原疾患によってわずかな余命しか見込めない状況では,手術侵襲を加えることにはより慎重となるべきである.

- 実地臨床においては患者自身の因子だけではなく,介護環境など周囲の支援体制も非常に重要な問題となる.家族,施設入所者であればそのスタッフ,在宅治療医や訪問看護担当者などの関係する医療関係多職種と話し合い,社会的因子にも考慮して手術適応を判断することが必要である.
- 手術による誤嚥の消失と経口摂取が可能になることは同義ではないという点については,術前に十分に説明して理解を得ておく必要がある.

## ■ 誤嚥防止手術の分類

- 術式に定まった分類法はないが,喉頭への操作をもとに⑤のように分類すると理解が容易である.
- 下気道と消化管の連続性を絶つことにより,どの術式であっても誤嚥は防止される.したがって,誤嚥防止をエンドポイントとすれば術式による優劣はない.
- 侵襲の大きさ,状態が改善したときに復元が可能かどうか,などの観点から種々の術式が報告されている.

> 誤嚥防止手術には喉頭全摘術と喉頭温存手術がある

- 喉頭全摘術は,喉頭癌の根治治療として手技の確立された術式である.誤嚥防止手術として施行する場合には,極力咽頭粘膜を温存して組織欠損を最小限にとどめる narrow field laryngectomy[6] が基本となる.

> 誤嚥防止効果は術式によらない

- 喉頭閉鎖術は Habel と Murray による声門上部閉鎖術の報告[7] 以来,種々の術式が報告されており,近年でも術式の新たな工夫に関する報告は多い.
- 復元可能という観点から考案された術式が,気管食道吻合術およびその変法としての喉頭気管分離術である[8,9].
- 施設の状況にもよるが,筆者の経験では気管切開未施行例での誤嚥防止手術の依頼はまれであり,気管孔周囲に瘢痕癒着などの問題を有している例が大多数を占める.
- 吻側気管断端を盲端とする喉頭気管分離術は,気管孔周囲の問題への対応が容易な術式である.

### 喉頭気管分離術の実際

- 皮膚切開は原則として横切開とする.
- 気管切開孔の高さで危険を全周性に剝離し,離断する.

> 盲端作製のために気管軟骨を摘出する

- 吻側断端では,盲端作製のために気管軟骨を摘出する.
- 気管粘膜,粘膜下組織を2層に縫合し,盲端を作製する.

- 甲状腺，前頸筋群などの血流の良い組織を用いて盲端を被覆する．
- 永久気管孔は，術後に狭小化をきたすことがあり，大きめに作製する．

(馬場　均)

> 血流の良い周囲組織で盲端を被覆する

### 引用文献

1) 日本耳鼻咽喉科学会編．外科的治療．嚥下障害診療ガイドライン—耳鼻咽喉科外来における対応 2012 年版．東京：金原出版；2012. p.27-8.
2) Kaplan S. Paralysis of deglutition, a post-poliomyelitis complication treated by section of the cricopharyngeal muscle. Ann Surg 1951；133：572-3.
3) 丘村　煕．輪状咽頭筋の神経支配．嚥下の仕組みと臨床．東京：金原出版；1993. p.166-7.
4) 馬場　均．喉頭挙上手術．飯沼壽孝ほか編．イラスト手術手技のコツ　耳鼻咽喉科・頭頸部外科：咽喉頭頸部編．東京：東京医学社；2005. p.196-7.
5) Asherson N. Laryngectomy in management of dysphagia. Lancet 1965；7425：1295-6.
6) Cannon CR, McLean WC. Laryngectomy for chronic aspiration. Am J Otolaryngol 1982；3：145-9.
7) Habel MB, Murray JE. Surgical treatment of life-endangering chronic aspiration. Plast Reconstr Surg 1972；49：305-11.
8) Lindeman RC. Diverting the paralyzed larynx：A reversible procedure for intractable aspiration. Laryngoscope 1975；85：157-80.
9) Lindeman RC, et al. Clinical experience with the tracheoesophageal anastomosis for intractable aspiration. Ann Otol Rhinol Laryngol 1976；85：609-12.

**Informed Consent**

# 嚥下障害の外科的治療にあたってのIC

そもそも，嚥下障害の病態に関して，治療を受ける患者や家族の理解を得ること自体がなかなか容易ではない．また，われわれ治療側にも，外科的治療の効果やメリットを明確に伝えきれない側面がある．嚥下障害の外科的治療に関してのICは，他と比較しても非常に難しいICではなかろうか．

嚥下障害の外科的治療には嚥下機能改善手術と誤嚥防止術があり（前項「嚥下障害に対する外科的治療の実際」を参照），ICを得るうえで，両者には異なる点も多い．本項では，それぞれの術式の代表例を参考として解説する．

## 外科的治療に際してのICの基本

嚥下機能の基本を理解させ，患者が現在どのような状態にあるかを説明することがスタートになる．今後予想される状態と，その対応として外科的治療の適応，さらに手術のメリットとデメリット，限界，術後リハビリテーションの必要性など，ICを得る項目は非常に多い．

嚥下機能改善手術と誤嚥防止術は同じ嚥下障害の外科的治療ではあるが，その目的はまったく異なることを，われわれ自身が意識することが重要である．また，どちらの場合も，患者の嚥下内視鏡所見，嚥下造影所見を併用したうえで図解すると理解がスムーズになる．筆者は患者に手術内容を説明する際，❶，❷のような図を使っている．ただし，最初から説明が記入された図は用いず，何も記載されていない図をもとに説明しながら書き込んでいく．患者の意識が集中し，何を説明したかがわかりやすくなる．つまり❶，❷のような状態になるのは説明終了時点となる．

## 嚥下機能改善手術におけるICのポイント

①嚥下機能の病態：嚥下における口腔期・咽頭期の基本と，患者自身の障害が現在どういう病態であるかについてはかなり時間をかける．

②手術の目的と効果：障害内容から選択すべき術式とその効果について説明するが，治療効果に関してはなかなか明確には提示できないこともあり，実際には難しい内容である．

③手術の合併症：輪状咽頭筋切断術に関しては声帯麻痺や胃食道逆流が，喉頭挙上術に関しては術後の創部感染や胃食道逆流などが主に問題となる．合併症の発症率や発症した場合の対策についても説明する．

④術後リハビリテーション：術後の嚥下リハビリテーションの必要性についても触れる．患者側に手術だけですべてが改善されるという意識が強い場合にはとくに注意して説明する．

⑤手術説明書〔喉頭挙上術＋輪状咽頭筋切断術（＋気管切開術）〕：具体例を巻末（p.248）に，説明図を❶に示す．説明書は入院時のもので，手術内容に関しては十分説明されていることを前提とするため，どちらかという

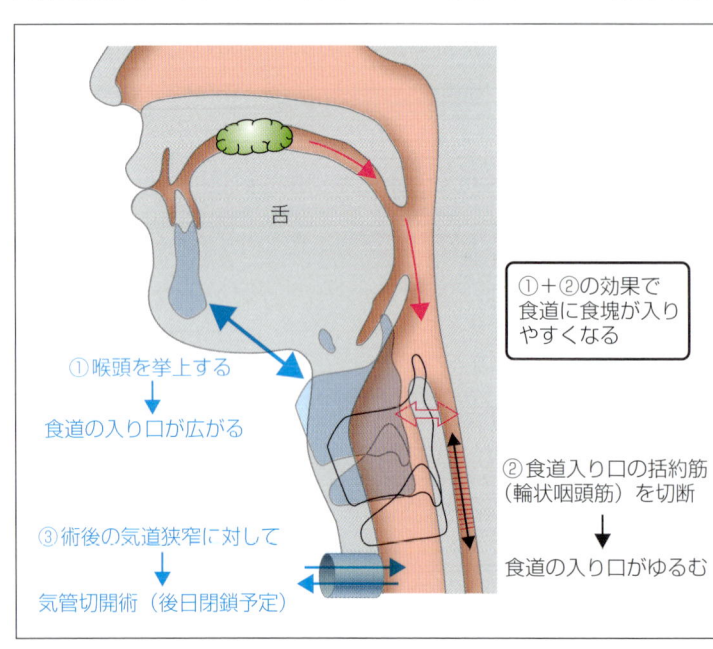

❶喉頭挙上術＋輪状咽頭筋切断術（＋気管切開術）の説明図

①喉頭を挙上する
食道の入り口が広がる
③術後の気道狭窄に対して
気管切開術（後日閉鎖予定）
①＋②の効果で食道に食塊が入りやすくなる
②食道入り口の括約筋（輪状咽頭筋）を切断
食道の入り口がゆるむ

と確認と手術の流れを具体的に説明する内容となる．

⑥IC上の問題点：患者や家族が手術治療にかける期待は非常に大きく，術後は「不自由なく経口摂取ができる状況」になることを望んでいる．しかし，複雑な嚥下機能を手術で完全に再建することは不可能であり，この点で，患者と医師の意識には乖離がある．術後にどの程度経口摂取が可能となるか，明確に答えることができないのが実情である．「むせにくくする」とか「食べやすくする」といった非常に曖昧な表現になりがちになる．

### 誤嚥防止術におけるICのポイント

①嚥下機能と誤嚥に関して：嚥下障害，誤嚥，肺炎の関係を明確にする．肺炎により致死的な状況が考えられることを認識させる．

②手術の目的と効果：誤嚥による肺炎の防止が目的である．経口摂取の可能性に関しての楽観的な見通しは禁物である．ただし，口腔内に食物などを入れても安全であるため味わうことが可能になること，水を使った口腔ケアも容易になること，については触れるべきである．誤嚥による苦痛やリスクから解放されることを強調するのがよい．

③発声機能の喪失：気道と食道を分離するため発声機能は喪失する．喉頭気管分離術や気管食道吻合術は再建の可能性が残されるが，ほとんどの症例は回復不能例であろう．喉頭温存に関しては，患者の判断がそちらに誘導されやすいので注意する．

④術式の選択：われわれは喉頭全摘出術，喉頭気管分離・気管食道吻合術，喉頭閉鎖術のいずれを選択するか提示しているが，術者の得意とする術式を提示することで問題はない．

⑤術後の問題点：永久気管孔からの呼吸になるため，その管理などについて，また，すでに気管カニューレを装着している場合には，気管カニューレの変更や抜去の可能性などについて説明をする．

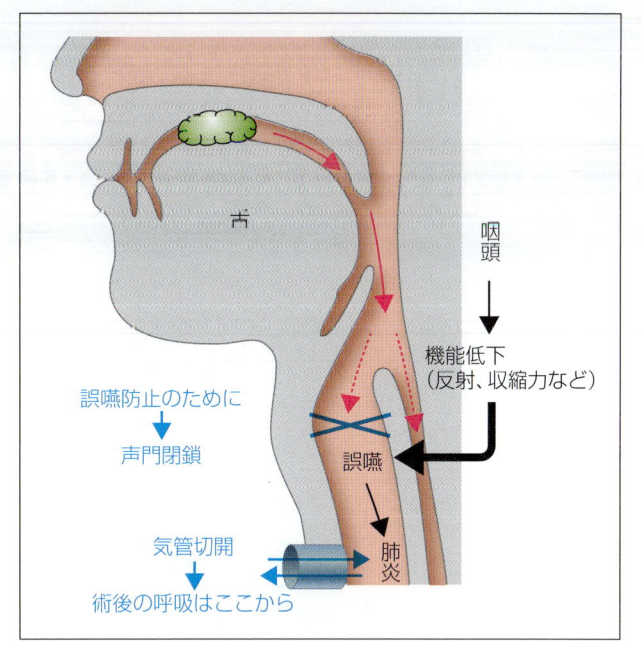

❷声門閉鎖術（＋気管切開術）の説明図

⑥手術説明書〔声門閉鎖術（＋気管切開術）の例〕：声門閉鎖術の記載例を巻末（p.250）に，説明図を❷に示す．

⑦IC上の問題点：患者本人のICが得られず，家族への説明となる場合も多い．肺炎の防止は理解できるが，「音声機能の喪失」と「経口摂取が保証されない」という点から二の足を踏む場合もある．術後はほとんどの症例が満足する状態になる．手術を決断させるために，より前向きな説明を加えるべきである．

### まとめ

嚥下障害の外科的治療におけるICにおいても，複雑な内容を理解してもらうためには，図解して説明することが有効である．受診時から検査終了時，さらには手術決定まで，何度も根気よく説明することも大切である．なお，嚥下機能改善手術は治療効果に多大な期待を抱かせないように控えめに，誤嚥防止術は患者や家族にとってメリットが多いと積極的な態度で説明するのがよいと考える．

（田山二朗）

▶嚥下障害の外科的治療に際しての患者説明例はp.248，250参照．

# 第6章 嚥下障害

## 嚥下障害に対するリハビリテーションにはどのようなものがあるか？

　QOLの向上が求められるなか，嚥下障害に対するリハビリテーション（嚥下リハ）が広く実践されている．
　日本耳鼻咽喉科学会監修の嚥下障害診療ガイドライン（2012年版）では，嚥下内視鏡検査所見から判断し，嚥下リハを実践することを推奨している[★1]．

★1
外来でできる嚥下リハは，医療設備，関連する医療スタッフや介護者・家族などによって異なる．

### 嚥下リハの考え方

- 嚥下リハは，嚥下状態の改善もしくは維持を目的として行う嚥下指導や嚥下訓練を総称している．
- 嚥下指導では，誤嚥のリスクを軽減できる姿勢，食形態，食事中の環境整備，誤嚥した際の対応など一般的な誤嚥予防の対応策を説明する．
- 嚥下訓練では，治療目標を設定し嚥下障害の病態に応じて訓練法を選択し，治療効果を確認する（❶）．
- 嚥下リハでは，現状の嚥下能力を的確に把握し，安全な条件を設定しながら残存能力を有効に引き出して誤嚥のリスクの少ない経口摂取を目指す．また，呼吸路を嚥下路に変える運動や食塊移送の嚥下圧亢進を目指した機能訓練が注目されている．
- 訓練法の選択や効果判定には，嚥下内視鏡検査（VE）や嚥下造影検査（VF）が役に立つ．

嚥下訓練では，誤嚥に伴うリスク管理に留意する

摂食状況やVE・VF所見から治療効果をアセスメントする

### リハビリテーションの種類

- 嚥下リハのアプローチ法は，代償的アプローチ，治療的アプローチ，環境改善的アプローチに分けられる．実際の嚥下リハでは，これらのアプローチ法を組み合わせて行う．呼吸訓練などの理学療法も重要で，身体機能障害を合併している場合には姿勢保持や歩行など全身的なリハビリテーションを実施する．
- 食物を用いない場合を間接的訓練（基礎的訓練）[★2]，食物を用いる場合を直接的訓練（段階的摂食訓練）とよぶ．
- 間接的訓練は，主に治療的アプローチ法を実施する．口腔ケアや呼吸訓練・理学療法などもこの範疇に入る．
- 直接的訓練は，嚥下しやすく，誤嚥のリスクの少ない訓練食を工夫し，代償的アプローチを駆使して段階的に経口摂取のレベルアップを目指す．嚥下

寝たきりになると嚥下障害のリスクが高くなる

★2
①口腔ケア
②嚥下運動の改善や代償運動の補強
③嚥下反射の促進
④嚥下動作の協調性の回復
⑤気道防御反射の強化
⑥身体機能の維持・補強

直接的訓練は実際には "on the swallow" での対応が主体となる

❶ 安全な経口摂取に必要な過程

| | |
|---|---|
| ①食物を認識し食べる意欲がある | 認知期 |
| ②嚥下しやすい食形態に整え保持する | 口腔準備期，口腔期 |
| ③呼吸路から嚥下路に変える | 口腔期，咽頭期 |
| ④食塊を移送する駆動力を生み出す | 咽頭期，食道期 |
| ⑤③と④の運動が適切なタイミングで惹起する | 感覚入力や中枢制御 |
| ⑥もし気道に流入した場合には排出する | 気道防御反射 |

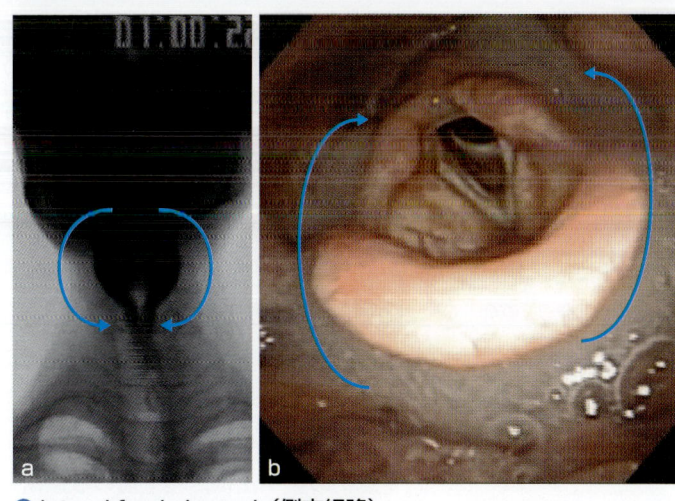

❷ lateral food channel（側方経路）
喉頭蓋谷から梨状陥凹に至る咽頭の経路（→）．披裂喉頭蓋ひだと喉頭蓋とによって喉頭と境界されている．食塊の多くは，この経路を通じて咽頭から食道に移送される．
嚥下リハでは，この経路を活用することで誤嚥のリスク軽減を目指すことができる．

内視鏡検査で嚥下状態を確認することが有用である．

## 代償的アプローチ法

- 現状の嚥下機能を最大限に活用して誤嚥のリスクを最小限にすることを目指した工夫で，嚥下姿勢の工夫や食形態の選択，随意的嚥下法が代表的な方法である．

代償的アプローチは即時的な効果が期待できる

### 嚥下姿勢の工夫

- 嚥下時の体位や頭位の指導は，咽喉頭腔の解剖学的な位置関係を変化させることで誤嚥のリスクを軽減する工夫で，重力の影響を考慮するとさまざまなバリエーションがある．
- 頸部前屈位は，下位頸椎を軸にして頭部を下方に屈曲するように指導する．オトガイを頸部に近づけるように顎を引くと嚥下しにくくなる．適応範囲も広く脳梗塞後や高齢者に多くみられる嚥下反射の惹起遅延に対して有用である．

頸部前屈位は，早期咽頭流入や嚥下反射の惹起遅延で指導する．

- 頸部回旋位は，麻痺側または機能の低下した側へ頸部を回旋して嚥下するよう指導する．lateral food channel（側方経路）（❷）を活用した嚥下法で，片側の喉頭・咽頭筋麻痺に効果が期待できる．また，側臥位は，重力を利用して食塊を一方の lateral food channel に誘導する工夫である．

左右差のある病態では，障害側への頸部回旋を試みる

- 頸部後屈位は，重力を利用して口腔から咽頭へ食塊を移送する嚥下姿勢である．舌腫瘍術後や筋萎縮性側索硬化症（ALS）など食塊移送が困難な症例に応用する．頸部後屈すると食道入口部の開大に悪影響するため，後屈位で咽頭に移送した後は，正面位や前屈位での嚥下を指導する．

### 食形態の工夫[*3]

- 食形態の選択は，嚥下反射の惹起のタイミングに合い，咽頭残留が少なく，誤嚥のリスクの少ない形態を工夫する．経口摂食の導入や食事の幅を広げる際に有用である．
- 調理法の工夫や市販の嚥下障害食・増粘剤を利用して，"誤嚥しにくく残りにくい"食形態を選択する．

### 随意的嚥下法

- 各嚥下運動の時間的関係や運動量は，自発的に変化させることができる．こうした生理的変化を応用して嚥下運動のある部分を随意的に強調し，誤嚥を防止する嚥下法である．
- 息止め嚥下法は，嚥下前の喉頭閉鎖を補強することで喉頭流入のリスクを軽減する嚥下法．嚥下→呼気のパターンを習得する訓練法にもなる．
- Mendelsohn法は，嚥下時に喉頭が挙上することを意識化させて喉頭の挙上運動を強化する手法．嚥下時の喉頭挙上位でいったん嚥下を止めるようにして喉頭位を保持するように指導する．食道入口部の開大時間の延長や嚥下圧の維持が期待される．
- アンカー強調嚥下法は，舌と硬口蓋とが接触しアンカーが形成されることを意識化させ，アンカーを強調する嚥下法．舌根運動の補強と嚥下圧の上昇が期待できる[*4]．
- 顎突出法は，食道入口部の随意的な開大を企図した嚥下法．顎をやや引きぎみにしながら頸部を前方に突き出すように嚥下するよう指示する．下顎骨に牽引されるように喉頭が前方に移動し，食道入口部が開大しやすくなる．輪状咽頭筋切断術＋喉頭挙上術を実施した際にも有用である．

### ■ 治療的アプローチ法

- 治療的アプローチ法は，嚥下運動の補強や改善を企図したさまざまな機能訓練法．舌可動訓練，構音訓練もこの範疇に入る．ブローイング訓練やプッシング法は，声帯閉鎖機能・鼻咽腔閉鎖機能・呼吸機能の改善に役立つ．
- 最近は，舌骨上筋群の強化を目指した訓練と咽頭収縮力の強化を目指した訓練が注目されている．

### 嚥下関連筋群の強化トレーニング[*5]

#### 頭部挙上法（Shaker法）[*6]

- 仰臥位のまま肩を挙げないでつま先を見るように頭部の挙上運動を繰り返すように指導する．舌骨上筋群の筋力亢進によって食道入口部の開大を企図している．
- 原法では負荷が大きいため，さまざまな変法の工夫が報告されている．

#### 舌背挙上訓練[*7]

- 舌を硬口蓋に強く押しつける等尺性運動で，内舌筋群の強化を目指した訓

---

[*3] トロミ神話に陥らない．訓練食としてトロミ食など粘性のある食形態が指導されることが多い．嚥下反射の惹起遅延を呈した症例には適度の粘性をつけることが有用である．一方，嚥下圧の低下が問題となる症例では，むしろ液体のほうが訓練食として適切なこともある．液体嚥下を目の敵にしないことも重要である．

[*4] Mendelsohn法，アンカー強調嚥下法，強い息止め嚥下法（super-supraglottic swallow），努力嚥下は，指導するポイントは異なるが，いずれも同様の効果を期待した随意的嚥下法である．被検者が理解しやすい方法を指導するのがよい．

[*5] 筋力トレーニングは，実施方法の統一や強度・持続時間・頻度など検証すべき項目も多いが，嚥下機能を維持・強化する運動療法として今後の展開が期待される．

[*6] 筋力訓練開発のきっかけになった訓練法．Shakerら（1997年）が報告．

[*7] 脳梗塞後や高齢者の機能訓練として注目されている．

- 舌骨上筋群の筋活動の強化にもつながる可能性が報告され，頭部挙上法（Shaker法）に類似した効果が期待できる．
- ~~アンカー強調嚥下法は，同様の効果を企図している．~~

### 前舌保持嚥下法（tongue holding swallow：THS）
- 咽頭後壁の収縮力亢進を目指した訓練法である．
- 舌挺した状態で舌の前半部分を歯牙で挟んで固定し嚥下運動を繰り返すことで，咽頭後壁の運動亢進を目指している．
- 舌根と咽頭後壁の接触は，食塊を移送する嚥下圧を生み出す原動力で，舌癌術後など舌機能の低下した症例に有用な訓練法である．舌機能の低下した高齢者にも有用な機能訓練法になる可能性がある．

### 電気刺激法
- 舌骨上筋群を中心に電気刺激をすることで，筋力増強効果を促し食道入口部の開大を目指した訓練法である．廃用筋の筋萎縮や機能改善効果を目指した治療的電気刺激療法（therapeutic electrical stimulation）の一つとして臨床応用が期待されている．

### 姿勢コントロールと頸部のリラクセーション
- 頸部の過緊張は，円滑な嚥下運動の惹起や十分な喉頭運動を阻害する要因になる．嚥下リハを導入する際には，骨盤を安定させ，体幹や頸部に緊張のかからないリラックスできる姿勢の獲得とその保持を最優先する．
- 不安定な姿勢は横隔膜の運動に悪影響し，喀出力の低下にもつながる．

### 嚥下反射惹起の促通のための訓練
- thermal stimulationは，前口蓋弓に冷圧刺激を加えることで嚥下反射の惹起を促す手法である．K-point刺激法も報告されている[★8]．
- 感覚入力を高める方法としては，①氷片をなめる，②食物の味や温度を変える，③スプーンなどで舌に圧刺激を加える，などもある．

### 嚥下パターン訓練
- 嚥下運動を反復することが嚥下機能の改善につながる．空嚥下や少量の水嚥下などを繰り返し，誤嚥のリスクの少ない嚥下法や呼吸法のパターンを習得することを目指していく．
- ネラトンカテーテルを模擬食塊として用いて嚥下運動を繰り返す．どのように飲むとよいかを自己学習するように指導する．
- 食道バルーン訓練[★9]は，輪状咽頭筋のストレッチを行うことで，食道入口部の開大を促す．また，嚥下と同時に引き抜くことで嚥下パターン訓練にもなる．

---

★8
K-point刺激法は，臼後三角後縁のやや後方の内側にあるポイントを刺激する方法．偽性球麻痺で開口障害のある症例にK-pointを刺激すると，下顎の上下運動と咀嚼様運動に続き嚥下反射が惹起されやすくなると報告されている．

★9
①単純引き抜き法
②嚥下同期引き抜き法
③間欠的拡張法

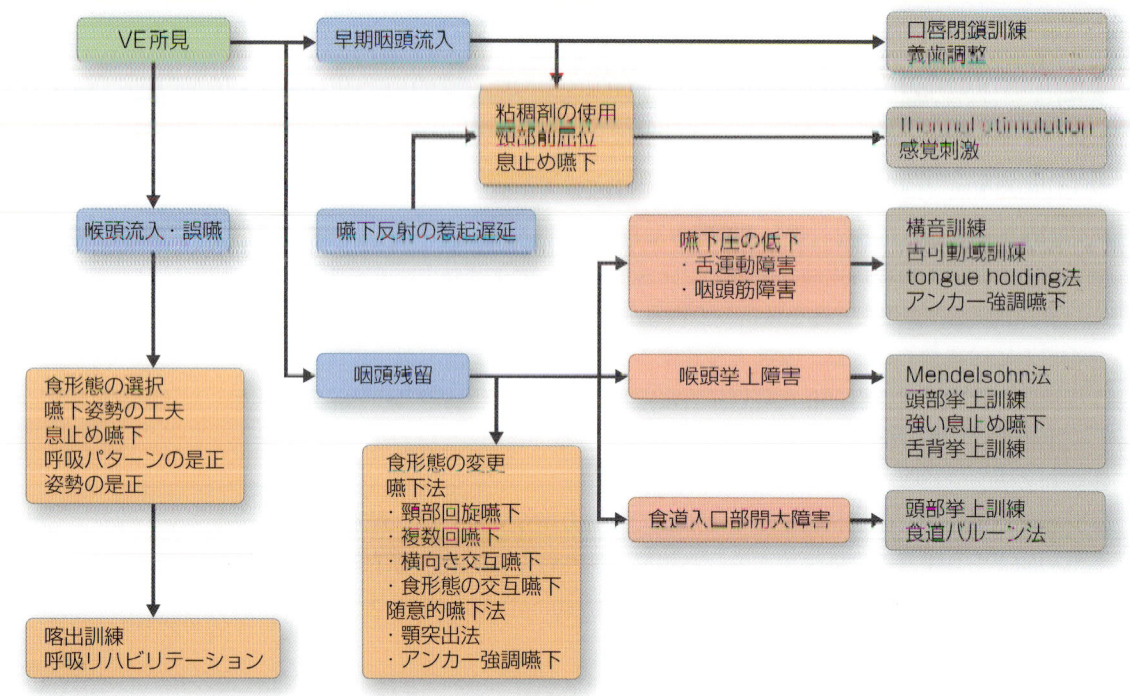

## ❸ VE所見に基づく嚥下リハビリテーションフローチャート

```
VE所見 ──→ 早期咽頭流入 ───────────────→ 口唇閉鎖訓練
  │              │                          義歯調整
  │              ↓
  │         粘稠剤の使用
  │         頸部前屈位 ──────────────→ thermal stimulation
  │         息止め嚥下                    感覚刺激
  │              ↑
  ↓         嚥下反射の惹起遅延
喉頭流入・誤嚥        │        嚥下圧の低下 ──→ 構音訓練
  │                 │        ・舌運動障害      舌可動域訓練
  │                 │        ・咽頭筋障害      tongue holding法
  │                 ↓                        アンカー強調嚥下
食形態の選択      咽頭残留 ──→ 喉頭挙上障害 ──→ Mendelsohn法
嚥下姿勢の工夫       │                         頭部挙上訓練
息止め嚥下           │                         強い息止め嚥下
呼吸パターンの是正   │                         舌背挙上訓練
姿勢の是正           ↓
              食形態の変更      食道入口部開大障害 ──→ 頭部挙上訓練
              嚥下法                                  食道バルーン法
              ・頸部回旋嚥下
              ・複数回嚥下
  ↓           ・横向き交互嚥下
喀出訓練       ・食形態の交互嚥下
呼吸リハビリテーション 随意的嚥下法
              ・顎突出法
              ・アンカー強調嚥下
```

## 呼吸筋トレーニング

呼気筋力の強化は誤嚥した際の喀出力の強化を目指す

- 呼気筋力の強化は，呼吸機能や喀出力の向上を目的に実施する．呼吸リハビリテーションは，気道防御反射の補強といった観点から嚥下性肺炎の予防につながる．
- 最近の話題としては，喀出能力の向上を目的とした呼吸筋負荷トレーニング（EMST）が，舌骨上筋群の機能補強に影響し，嚥下機能の向上にも効果があると期待されている．

## ■ ガイドラインに基づいた外来でできる嚥下リハ ❸

### 潜在的な誤嚥のリスクが疑われ嚥下指導を実施する

電子スコープ（videoendo-scope：VE）では，嚥下指導や嚥下法の即時効果を確認できる

★10
詳細な嚥下動態の評価には嚥下造影検査を実施する．

- 嚥下内視鏡所見では，①軽度の嚥下反射の惹起遅延，②嚥下を繰り返すことで処理できる咽頭残留，③喉頭流入や喀出力の低下，が潜在的な誤嚥のリスクとなる．この場合は，頸部前屈位の指導や液体への粘稠剤使用を試し，嚥下状態を嚥下内視鏡検査で確認する[★10]．

### 内視鏡所見から実施する嚥下リハ

★11
喉頭蓋谷や梨状陥凹に残留する場合は，嚥下運動の出力障害を反映し呼吸路から嚥下路への再構築の異常や食塊の駆動力の低下が疑われる．

- 嚥下反射の惹起遅延は，最も多くみられる異常所見で，頸部前屈位の指導や粘性をつけた食形態の工夫を指導する．
- 咽頭残留がある場合は，その部位や左右差に注目する[★11]．咽頭残留では，残留しにくい食形態を選択し，病態に応じた嚥下法を指導する．残留軽減の有無の確認には嚥下内視鏡検査が役立つ．

- 残留に左右差のある場合は，残留の多い側への頸部回旋嚥下を試みる．交互嚥下は，咽頭残留をウオッシュアウトするための摂食法の工夫で，咽頭に残留しやすい食塊と液体とを交互に嚥下するように指導する．さらに嚥下運動の異常があれば，それぞれに応じた対応策を実施する．
- 喉頭に残留物がある場合は，咳嗽を促し，呼吸リハビリテーションを嚥下リハのプログラムに取り入れる．

（大前由紀雄）

### 引用文献

1) 大前由紀雄ほか．検査に基づく診療指針—嚥下内視鏡検査でどこまで診断できるか．廣瀬肇監修．嚥下内視鏡検査—動画で診る嚥下診療マニュアル．東京：インテルナ出版；2011. p.60-83.
2) 日本耳鼻咽喉科学会編．保存的治療—嚥下指導・嚥下訓練（リハビリテーション）．嚥下障害診療ガイドライン—耳鼻咽喉科外来における対応—2012年版．東京：金原出版；2012. p.24-6.
3) Doggett DL, et al. Prevention of pneumonia in elderly stroke patients by systematic diagnosis and treatment of dysphagia：An evidence-based comprehensive analysis of the literature. Dysphagia 2001；16：279-95.
4) 藤島一郎編．リハビリテーション．よくわかる嚥下障害(改訂第3版)．大阪：永井書店；2012. p.175-260.
5) Shaker R, et al. Augmentation of deglutitive upper esophageal sphincter opening in the elderly by exercise. Am J Physiol 1997；272：G1518-22.

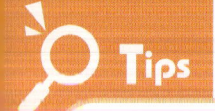

# 頭頸部癌治療後の嚥下リハビリテーション

## 頭頸部癌術後の嚥下障害

頭頸部癌術の嚥下障害は手術によって，あるいは放射線治療によって障害を受ける部位（嚥下関連筋群，神経，唾液腺などの組織）が担当している機能が失われることによる障害[1,2]である．❶に頭頸部癌治療と嚥下障害の病態についてまとめた．

まずは術式の確認が大切である．たとえば舌亜全摘として，残っている舌はどこにあって，それは動くのか．舌骨上筋群（舌骨・喉頭を挙上あるいは前進させる筋群；オトガイ舌骨筋，顎舌骨筋，茎突舌骨筋など）が少なくとも健側で残っているのか．もしも両側ともその機能を失っているとしたら，喉頭挙上術（嚥下機能改善手術の一つ）を追加してあるかどうか，などを確認する．

## 放射線治療による障害

頭頸部癌の多くは扁平上皮癌であるため放射線治療や化学療法の感受性が比較的良く，放射線治療あるいは化学放射線治療（抗癌剤との併用療法）が行われることも多い．臓器温存治療としては非常に優れたものであるが，近年は治療強度が増し，放射線治療に伴った嚥下障害がクローズアップされている[3]．

急性期には放射線性粘膜炎による疼痛と唾液分泌不全が最も大きな原因となる．晩期合併症[4]としては照射野内の筋の線維化による筋力低下，咽頭知覚低下，喉頭感覚低下[5]などによる気道防御反射の劣化が問題となる．照射終了後数年たっての嚥下障害の増悪もみられることがある．また，下咽頭・食道では瘢痕拘縮による狭窄が問題となることもある．

## 治療前から対応できる

手術あるいは放射線治療による障害は，治療前からある程度，患者自身・家族に説明され，（原則として）覚悟された障害である．つまり，治療前から訓練計画を立てることができる．実際に放射線治療

❶頭頸部癌治療による嚥下障害の病態の整理

| 入力が入らない | （放射線治療／切除）<br>粘膜炎／知覚受容器損傷<br>知覚・感覚神経麻痺 | 口腔（味覚低下，食塊形成）<br>咽頭（嚥下反射惹起）<br>喉頭（気道防御反射低下） |
|---|---|---|
| 命令が届かない | （放射線治療／切除）<br>運動神経麻痺 | 三叉神経第3枝<br>顔面神経頬筋枝，下顎縁枝<br>舌咽神経<br>迷走神経<br>舌下神経 |
| 動かすものがない | （切除）<br>　筋群<br><br><br><br>　骨 | <br>咀嚼筋群<br>咽頭収縮筋<br>舌骨上筋群<br>内・外喉頭筋<br>下顎骨<br>舌骨<br>甲状軟骨<br>披裂軟骨，輪状軟骨 |
| 動くものが変化 | （放射線治療）<br>（術後瘢痕）<br>（再建手術） | 嚥下関連筋群の線維化，筋力低下<br>瘢痕による可動制限<br>構造そのものの変化 |

## ❷代表的な訓練手技

| 間接訓練・代償嚥下法 | | 目的 | 観察項目と自覚症状 |
|---|---|---|---|
| 口腔期 | 顎の運動<br>（開口練習） | 開口，捕食，咀嚼を促す． | 開口制限 |
| | 口唇・頰の運動 | 口輪筋の訓練（突出，横引きなど）をすることにより食物の口腔内保持を促す． | 顔面神経麻痺（口から漏れる） |
| | 舌の運動 | 舌の動きを促し，食塊形成，咽頭への送り込みができるようにする． | 舌運動制限，口腔内残留，唾液があふれる． |
| | 口腔内清拭 | 口腔内の細菌，食物残渣の除去により誤嚥性肺炎の予防と口腔内の知覚刺激を促す． | 口腔内残留 |
| 咽頭期 | ブローイング | 鼻咽腔閉鎖を強化する． | 鼻咽腔閉鎖不全 |
| | アイスマッサージ | 嚥下反射の誘発部位（前口蓋弓など）に寒冷刺激を与えて嚥下運動を行うと嚥下反射が誘発されやすい． | 咽頭期惹起遅延 |
| | 顎引き嚥下<br>（顎を引いて嚥下） | 頭部前屈により声門前庭の閉鎖を強くする．舌根が後方へ出ることで喉頭蓋谷の貯留も減少させる． | 嗄声（喉頭麻痺によるかすれ声）<br>喉頭蓋谷残留（のどに残る） |
| | 頸部回旋<br>（横を向いて嚥下） | 向いた側の梨状窩が狭くなり対側が広がりやすくなる． | 嗄声（喉頭麻痺によるかすれ声）<br>嚥下後の湿性嗄声（のどに残る） |
| | 下顎突出法 | 喉頭挙上術を受けた患者でとくに有効．下顎と固定された喉頭を前進させ，食道入口部を開大させる． | 嚥下後の湿性嗄声（のどに残る） |
| | 息こらえ嚥下 | 飲み込む前に大きく息を吸い，飲み込んだのちに積極的に息を吐く． | 誤嚥，喉頭挙上の遅れ |
| | 呼吸・咳嗽訓練 | 誤嚥物，咽頭残留物を吐き出す，腹筋・声門・軟口蓋の強化を促す． | 咳嗽反射の有無 |

開始前からの訓練[6]，手術前からの訓練の開始が効果を上げることが実証されている．

## 病態に応じたプログラム─機能回復か，代償か

弱っている筋群の可動性を増し，筋力増強を図る訓練と，残存機能を活用する工夫，あるいは摂取食品形態の工夫などによる代償とを区別し，病態にあったリハビリテーションを立案する．❷に代表的な訓練法をまとめた．

（藤本保志）

### 引用文献

1) 藤本保志ほか．舌癌根治切除・再建術後の嚥下機能─病態とその対策─．JOHNS 2000；16：637-42.
2) Pauloski BA, et al. Surgical variables affecting swallowing in patients treated for oral/oropharyngeal cancer. Head Neck 2004；26：625-36.
3) Salama JK, et al. Characteristics associated with swallowing changes after concurrent chemotherapy and radiotherapy in patients with head and neck cancer. Arch Otolaryngol Head Neck Surg 2008；134(10)：1060-5.
4) Machtay M, et al. Factors associated with severe late toxicity after concurrent chemoradiation for locally advanced head and neck cancer：An RTOG analysis. JCO 2008；26(21)：3582-9.
5) Ozawa K, et al. Changes in laryngeal sensation evaluated with a new method before and after radiotherapy. Eur Arch Otorhinolaryngol 2010；267：811-6.
6) Kulbersh BD, et al. Pretreatment, preoperative swallowing exercises may improve dysphagia quality of life. Laryngoscope 2006；116：883-6.

# 付録

# 診察に役立つ資料集

## 患者への説明書類 実例集

再発性乳頭腫について ………………………………………………… 244

両側反回神経麻痺について …………………………………………… 246

喉頭挙上術＋輪状咽頭筋切断術＋気管切開術について …………… 248

声門閉鎖術について …………………………………………………… 250

声の衛生について ……………………………………………………… 252

## 患者への説明用イラスト

外来で患者さんに説明をする際，所見を具体的に絵で示すと理解が得られやすくなると考え，代表的な疾患の説明に役立つイラストをいくつか掲載しました．コピーなどをして，それぞれの病状に応じた所見や文字を書き込み，患者さんへの説明にご活用ください．

口腔・咽頭・喉頭 ……………………………………………………… 253

喉頭 ……………………………………………………………………… 254

嚥下のしくみ …………………………………………………………… 255

頸部 ……………………………………………………………………… 256

本イラストについては，下記ウェブサイトにてご登録いただきますと，画像データをダウンロードしてご利用いただけます．
http://www.nakayamashoten.co.jp/bookss/define/series/ent.html

# 再発性乳頭腫について

- ヒトパピローマウイルスによって起こる感染症です。
- 再発性という名前のとおり、何度も再発を繰り返すことが多い病気です。
- 米国のデータでは、平均で年間4〜5回、計20回程度の手術が必要とされていますが、自然に治ることもあれば、増殖が速く数日から数週間ごとに切除が必要になることもあります。良くなったり悪くなったり、手術の必要頻度が変わることもあります。臨床経過が多様な点が特徴です。
- ほとんどの場合は良性ですが、きわめてまれに悪性化例が報告されています。
- 子宮頸癌の多くもヒトパピローマウイルスによって起こることがわかっていますが、ウイルスのタイプが違うことがほとんどです。

## 検査について

- 肺の末梢に病変がないかどうか、CT検査を行うことがあります。乳頭腫そのものによる上気道狭窄があるため、鎮静をかけると呼吸状態が増悪することが考えられ、できる限り自然睡眠で行うようにします。
- 消化管にも病変を有することがあるため、上部消化管ファイバー検査を行います（少なくとも初回手術時に1回は行います）。
- 声門下、気管、気管支については乳頭腫の切除時に必ず検査するようにしています。

## 麻酔について

- 手術は全身麻酔で行います。呼吸のために必要な空気の通り道の手術になるため、特有の難しさがあります。通常の全身麻酔では、呼吸管理のための挿管チューブが気道に挿入され、そのチューブで手術操作が制限を受けます。それを避けるため、当科では自発呼吸を残しながら、挿管しない方法で気道の手術を行っています。欧米の再発性乳頭腫の手術では標準的な麻酔方法となっています。この方法で換気が難しい場合には、手術中に挿管による麻酔に変更することも可能です。
- 挿管しない場合は、チューブに邪魔されないため手術操作は容易になりますが、麻酔科的管理は難しくなります。
- 挿管する場合は、手術操作は難しくなりますが、麻酔科的管理は容易になります。また、可燃性のチューブが術野にあるため、レーザーを使う場合は気道熱傷のリスクが生じます。

## 乳頭腫手術について

- 喉頭鏡という金属の筒を口からのどに入れて、顕微鏡またはディスプレイを見ながら手術をします。
- 鉗子、レーザー、あるいは、マイクロデブリッダーという器械で乳頭腫を切除します。
- 声帯の前と後の方（前を前交連、後ろを披裂間ヒダといいます）は処置しないようにしています。この部分を処置して、傷が治る過程で癒着してしまうと、その後の呼吸、処置が大変になるためです。ウイルス自体は一見正常に見える粘膜にも存在することがわかっており、目に見える病変をすべて取ってもまた病変が出てくる可能性があります。
- 将来的な声の質を保つためには、すべての乳頭腫病変を無理して取ろうとするよりも、無理な切除はせずに、侵襲を最小限にして、また大きくなったら切除する、つまり、手術の回数で稼ぐという方針が良いとされています。
- 病変の進行が速い際には気管切開が必要になることもあるとされていますが、気管切開は予後を悪くするといわれており、なるべく避けるべきと考えられています。

## 術後に関する注意点

- 手術操作で気道に腫脹や分泌物の貯留をきたした際、場合によっては抜管困難、あるいは（再）挿管になることがまれにあります。その場合、術後は集中治療室で経過をみることになります。その場合でも、通常であれば、数時間から数日で抜管できるはずです。

# 両側反回神経麻痺について

## 両側反回神経麻痺とは
- 現在のあなたの病名は、両側反回神経麻痺です。
- 本来、左右1本ずつの反回神経が、それぞれ左右の声帯を発声や呼吸に合わせて動かして、声門（左右の声帯のあいだのスペース）を開いたり閉じたりしています。しかし、反回神経が麻痺すると声帯が動かなくなり、声門の開閉に支障を生じます。
- 左右のどちらか一方の反回神経が麻痺して、1つの声帯のみが動かない場合は片側反回神経麻痺、左右両方の反回神経が麻痺して、左右2つの声帯とも動かない場合は両側反回神経麻痺といい、あなたは後者に相当します。

## 原因
- 手術後から起こってくるものが過半数を占め、その他に甲状腺、肺、食道などの腫瘍の浸潤によるもの、頸部外傷によるもの、原因不明のものなどがあります。
- 手術の後に起こるものとしては、甲状腺術後が多く、食道癌などの術後にも起こることがあります。
- 気管挿管によるものもあります。

## 症状
- 両側反回神経麻痺の症状は両側声帯が止まっている（固定している）状態により、大きく以下の2つのタイプに分かれます。

### 声門が狭いタイプ
- 両側声帯が発声するときの位置（正中位）かその近傍に固定しているため、呼吸をするための十分な隙間がなく、呼吸が苦しい症状（呼吸困難）が主となります。呼吸時にヒューヒューと音がすることもあります。

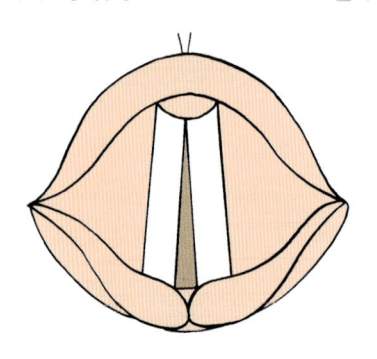

声門が狭いタイプ
声門が正中位かその近傍で固定している

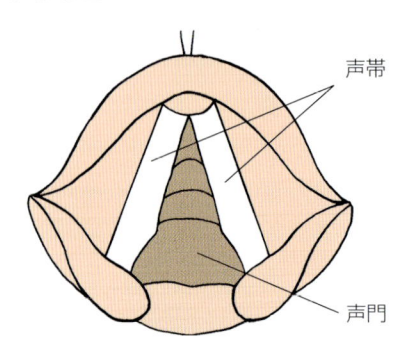

声門が広いタイプ
声門が中間位で固定している

声帯
声門

- 呼吸困難の程度は声門の隙間の大きさによりさまざまで、隙間が狭いものでは、安静時でも呼吸困難を生じ、これよりやや隙間が広めのものでは体動時にのみ呼吸困難を生じます。
- このタイプでは、呼吸路確保のための気管切開術を要することが多いですが、声帯は振動するので、音声は悪くない場合が多いのです。ほとんどの両側反回神経麻痺はこのタイプです。

### 声門が広いタイプ

- 両側声帯が安静呼吸時の位置（中間位）で固定している場合や声帯の弓状のたわみが見られる場合です。
- このタイプでは、呼吸には問題がなく、むしろ嗄声（さ せい）（声がれ）や誤嚥（むせ）を生じる場合が多いです。このタイプの両側反回神経麻痺は少数です。

## 治療

- 呼吸困難があるときは、窒息してしまう可能性もあるため、まず気管切開術（気管に穴をあけて、そこから楽に呼吸できるようにする手術）を行います。
- 両側反回神経麻痺に対する治療は、気管挿管が原因のものは回復する可能性があり、また他の原因でも片側のみでも回復の可能性がある場合は、しばらく様子をみます。その他の場合は残念ながら自然回復の可能性はほとんどありません。
- 手術を行う場合は声門開大術を行いますが、動かない声帯が動くようになるのではないので、現在の症状のすべてが改善するわけではありません。現在のご本人の症状に応じて、行うかどうかを決定します。
- 主に声門が狭いタイプで、気管切開が行われている方が対象になり、音声が悪化する可能性もあるが気管切開を閉じたいのか、あるいは音声を良いままに保ちたいのか、ご希望に応じて手術を行います。

### 良好な音声を保ちたい場合

- 気管切開は残したまま、気管切開部にカニューレやレチナを挿入し、吸気は気管切開から行い、呼気時に気管切開部を指で押さえて発声します。一方弁であるスピーチバルブを装着すれば、気管切開部を指で押さえなくても発声可能になります。

### 気管切開を閉じたい場合

- 声門開大術を施行し、声門を広げて、気管切開がなくても楽に呼吸できるようにします。
- 声門開大術には、Woodman 法、声帯切除術、披裂軟骨切除術、Ejnell 法などがあります。
- この手術を行った場合、呼吸は楽になりますが、声は息が漏れるような声になり、また食事のときに誤嚥（むせ）を生じるようになることがあります。
- また、1 回の手術で効果が十分でない場合は、再度手術を行ったり複数の手術を組み合わせたりすることがあります。

# 喉頭挙上術＋輪状咽頭筋切断術＋気管切開術について

今回お受けになる手術は嚥下機能改善手術（喉頭挙上術＋輪状咽頭筋切断術＋気管切開術）です。
手術予定日時：　　　年　月　日（　曜日）午前・午後　　　時頃の予定です。

- 現在の状態は嚥下障害（原因疾患名：　　　　　　　　　）です。嚥下機能障害により経口摂取が困難であり、保存的治療では回復が期待できない状態です。
- 手術の目的：喉頭を前・上方に牽引し、食道の入り口の筋肉を切除することによって、食物を食道に入りやすくします。手術により喉頭が腫れ気道が狭窄するために気管切開が必要になります。

## 手術の流れ

### 手術当日
- 9〜10時頃に点滴をします。
- 麻酔科医師による全身麻酔で行います。薬により眠くなったところで、呼吸管理のための挿管チューブを口（または気管孔）から気管に挿入します。
- 皮膚切開します。食道の入り口の筋肉（輪状咽頭筋）を一部切除し食道の入り口をゆるめます。下顎に孔を開け、舌骨や喉頭の軟骨と糸などを使って、喉頭を下顎に近づけるように牽引します。術後、ドレーンを留置し、創部にしみ出す血液を吸引します。
- 術後の気道を確保するために、気管切開が必要です。

### 手術後
- 手術室の回復室を経て病室に戻ります。術後しばらくの間、酸素吸入をしながら、ベッド上で安静にしていただきます。
- 抗菌薬を1日2回、数日間点滴し、感染を防止します。ドレーンは手術後2〜3日で抜去します。抜糸は1〜2週間後になります。
- 気管切開チューブが入っている間は、発声できません。
- 術後はこれまでどおり、経鼻胃管や胃瘻から栄養を摂ります。喉頭の腫れが引いた時点で、造影検査により嚥下機能を評価し、経口摂取の訓練を開始します。
- 順調な場合は、術後約3週間で退院可能です。

## 手術後の状態

- 気管孔：喉頭の腫れが引き呼吸ができるようになった時点で閉鎖しますが、誤嚥が継続するなどで抜去できないこともあります。
- 胃内容物の逆流：食道の入り口が開いた状態となるため、胃の内容物が逆流しやすくなります。食後2時間程度、座位を保ちます。
- 嚥下機能：嚥下状態は改善しますが、程度には個人差があり、誤嚥が消失しない場合もあります。

## 合併症・偶発症など

- 感染：牽引に使用した糸が感染を起こすことがあります。抗生物質や洗浄で対応しますが、経過が長引く場合には糸を抜去します。
- 牽引糸のゆるみ・断裂：牽引に使用した糸がゆるんだり、断裂することがあります。喉頭が挙上したままであれば問題ありませんが、場合によって再手術を検討します。
- 胃内容の逆流：高度な場合には肺炎を引き起こします。コントロールできない場合には、気道と食道を分離する手術が必要になります。

## 他の治療法など

- 気道と食道を分離する手術は誤嚥を生じなくしますが、発声機能が失われます。今回は発声機能を保存しつつ嚥下を可能とするために本術式を選択しました。手術を行わない場合には、嚥下機能は改善せず、肺炎を繰り返す可能性があります。

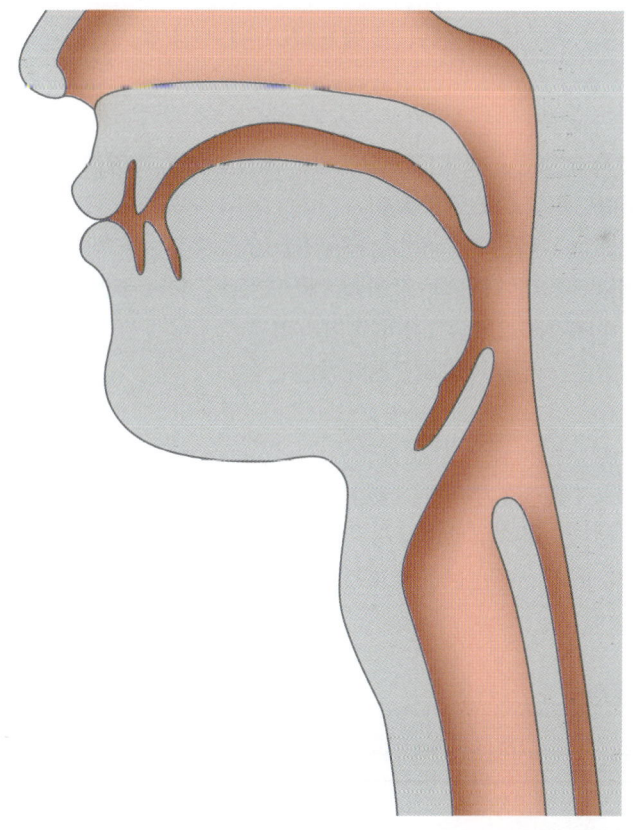

（医師記入用）

# 声門閉鎖術について

今回お受けになる手術は声門閉鎖術です。
手術予定日時：＿＿＿年＿月＿日（＿曜日）午前・午後＿時頃の予定です。

- 現在の状態は嚥下障害（原因疾患名：＿＿＿＿＿＿）です。嚥下機能障害により誤嚥が反復し、肺炎が発症し（もしくは発症の危険があり）、回復は期待できない状態です。
- 手術の目的：誤嚥および肺炎を予防するために、喉頭を閉鎖します。

## 手術の流れ

### 手術当日
- 9～10時頃に点滴をします。
- 麻酔科医師による全身麻酔で行います。薬により眠くなったところで、呼吸管理のための挿管チューブを口（または気管孔）から気管に挿入します。
- 頸部の皮膚を正中で縦に切開します。喉頭の軟骨を正中で切開し、喉頭の内腔を露出します。粘膜を切除し、上下左右で縫い合わせ、声門を閉鎖します。喉頭の軟骨の一部を切除した後、左右を縫合し、皮膚を縫い合わせます。気管孔を形成し手術を終了します。

### 手術後
- 手術室の回復室を経て、病室に戻ります。術後しばらくの間、酸素吸入をしながら、ベッド上で安静にしていただきます。
- 抗菌薬を1日2回、数日間点滴し、感染を防止します。抜糸は1～2週間後です。
- 術後は経鼻胃管（または胃瘻）で栄養を摂ります。1～2週後、造影検査で術後の状態を評価し、可能であれば経口摂取を試みます。
- 経過が順調な場合、術後2週間で退院可能です。

## 手術後の状態
- 術後の呼吸は永久気管孔から行います。
- 発声機能は失われ、声は出せません。
- 口腔内に食物を入れることはできますが、飲み込めるかどうかは嚥下機能によって異なります。

## 合併症・偶発症など
- 声門閉鎖不全：傷がつきにくく喉頭の閉鎖が不十分となることもあります。
- 気管孔狭窄：自然に縮小する場合には、カニューレの留置や気管孔の再形成を行います。

## 他の治療法など

- 喉頭気管分離術・気管食道吻合術：喉頭を摘出せずに気管と喉頭を分離する手術です。機能が回復した場合、元の状態に戻すことができる利点がありますが、縫合不全が喉頭全摘よりやや生じやすいとされています。
- 喉頭全摘術：喉頭を摘出する手術で、食物の通過という点では、喉頭気管分離術より優れていますが、手術時間が長くなります。
- これらの術式より手術侵襲が少ないなどの理由で、今回は声門閉鎖術を選択しています。手術を行わない場合には、肺炎を反復する可能性があります。

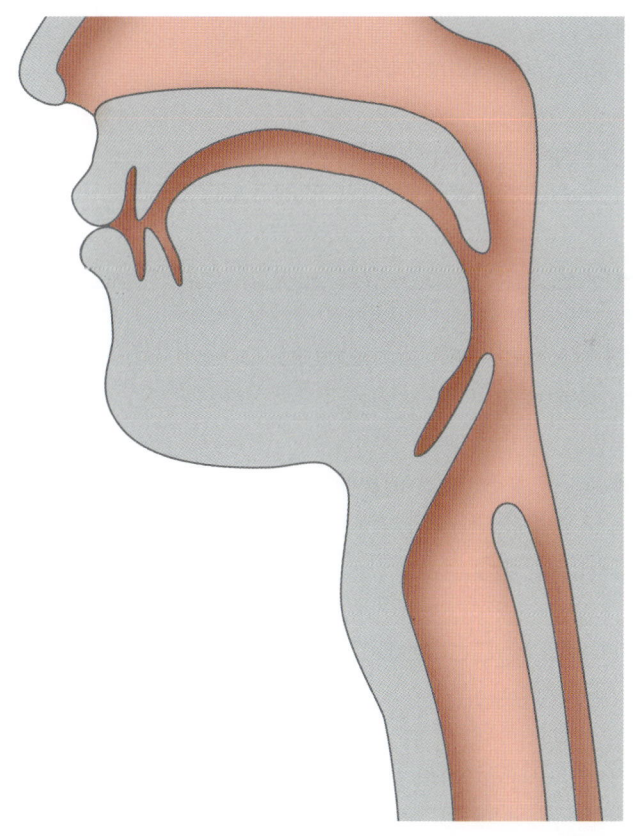

（医師記入用）

## 声の衛生について

**控えてほしいこと**

①必要以上の大声
- 子供をどなりつける
- カラオケ
- 酒場など騒がしい場所での会話
- スポーツ観戦での声援
- スポーツプレー中の大声
- 遊びのなかでの奇声
- 大声で泣きわめく　など

②過度な咳や咳払い
③しゃべりすぎ
④喫煙と過度の飲酒
⑤暴飲暴食と就寝前の食事（胃酸の影響の軽減）

＊お子さんが結節の場合は、保護者も協力し、気づいたことがあれば優しく注意してあげましょう。

**やってほしいこと**

①ゆっくり話す
②強いささやき声ではなく、小さめの声で話す
③水分をこまめに摂取する
④マスクの着用
　（加湿効果とホコリによるのどの刺激を減らす）
⑤手洗い・うがいと体調管理（風邪の予防）
⑥会議などではマイクを使う

＊声の衛生は継続することが重要です。

## 口腔・咽頭・喉頭

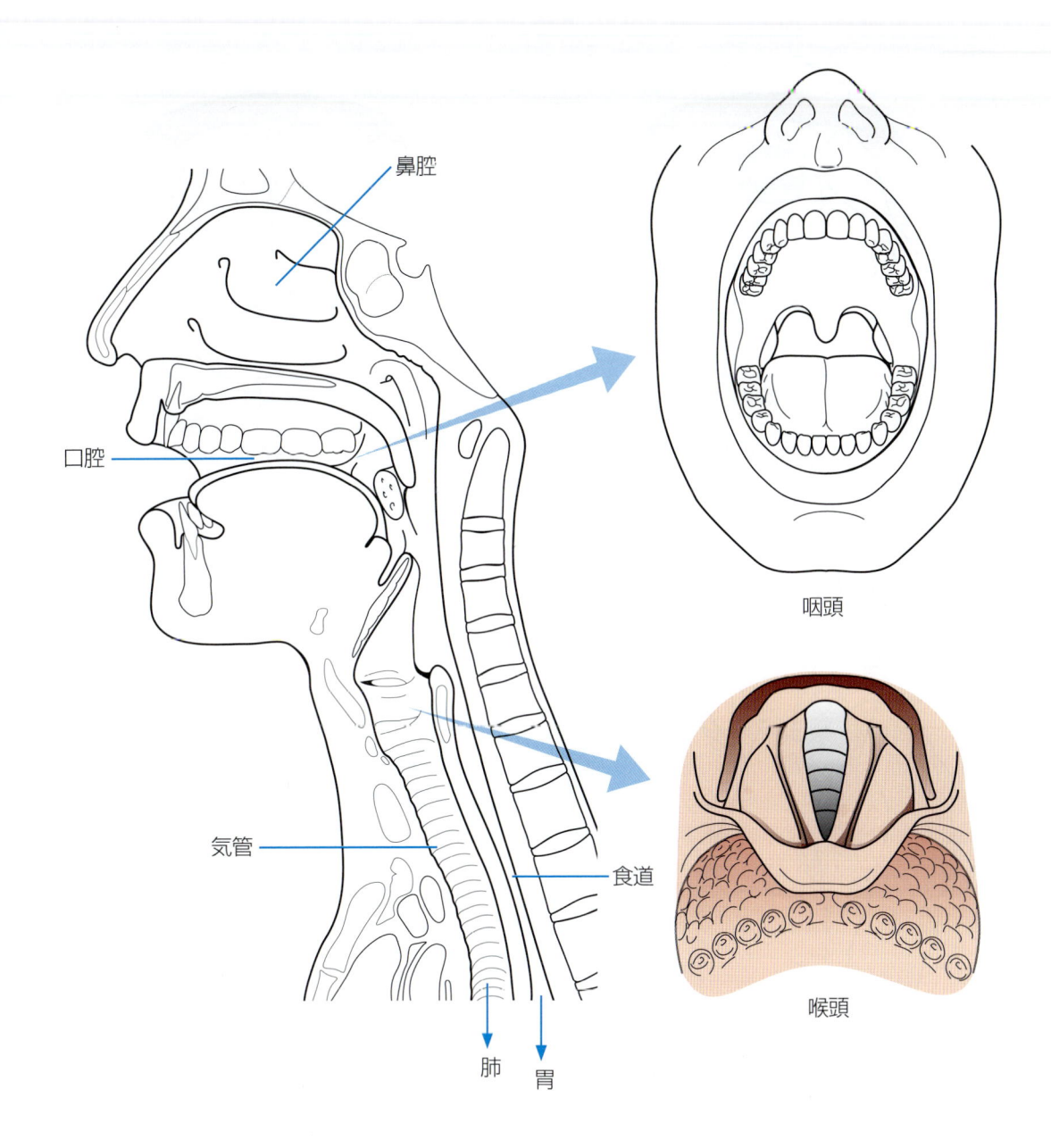

鼻腔

口腔

気管

食道

肺　胃

咽頭

喉頭

## 喉頭

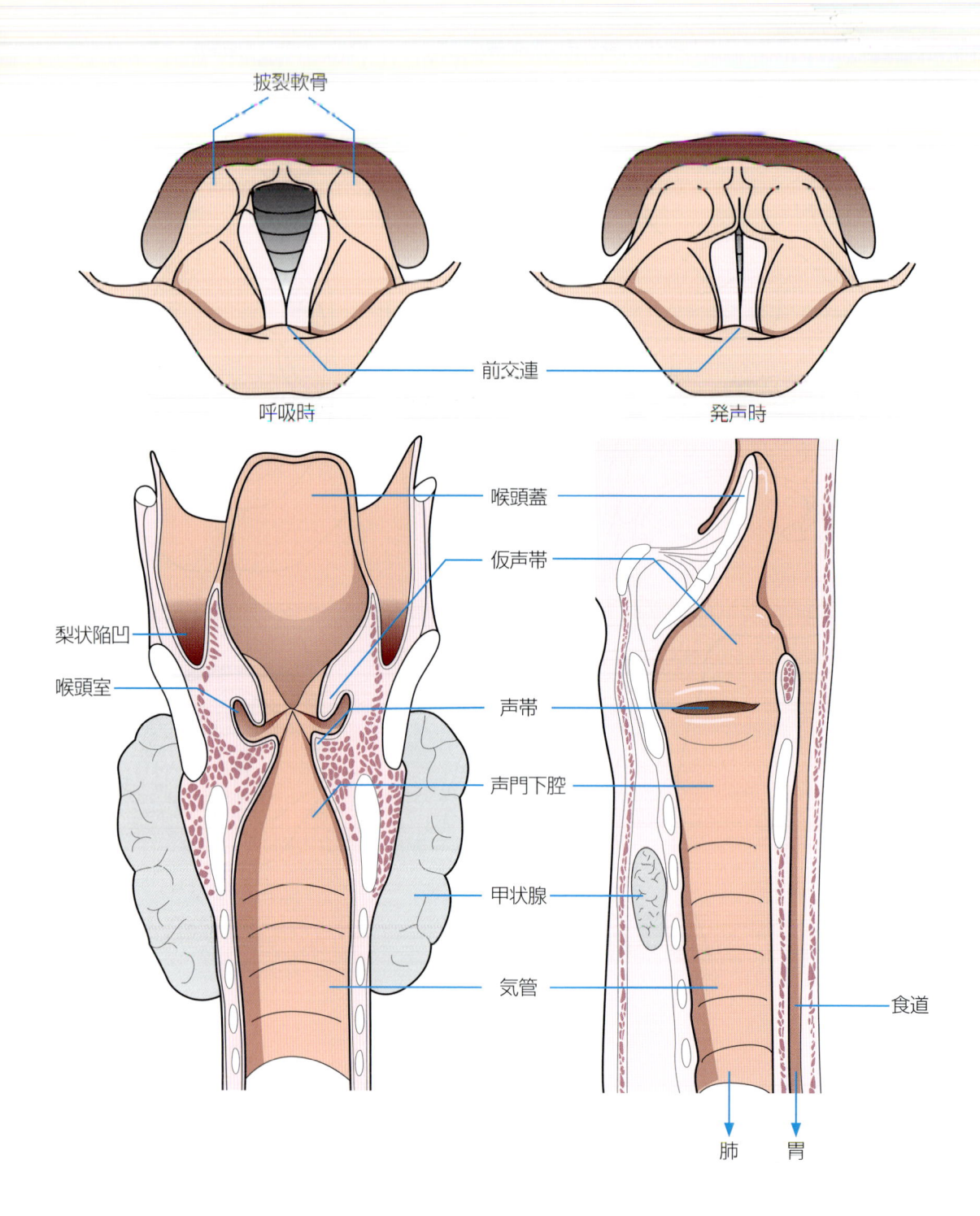

披裂軟骨

前交連

呼吸時　　　　　　　　　発声時

喉頭蓋
仮声帯
梨状陥凹
喉頭室
声帯
声門下腔
甲状腺
気管
食道
肺　胃

## 嚥下のしくみ

### 横からみた図

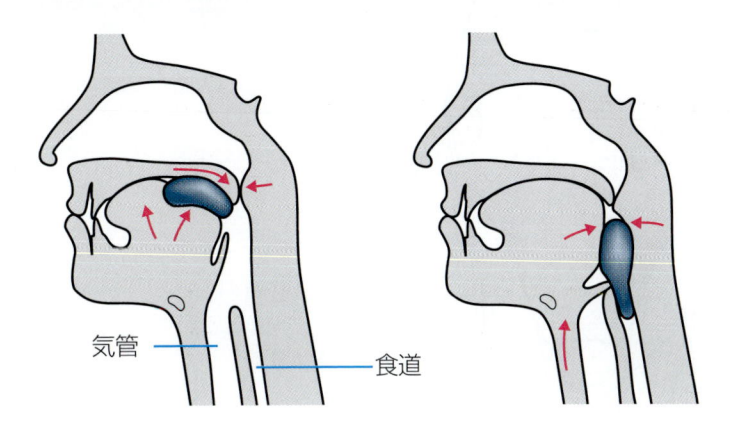

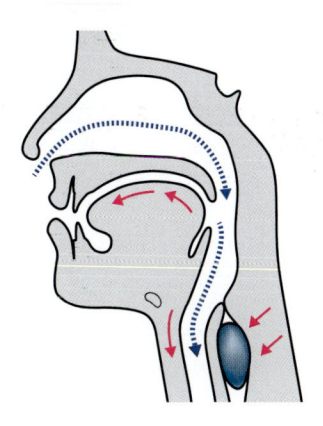

気管　　食道

### 後からみた図

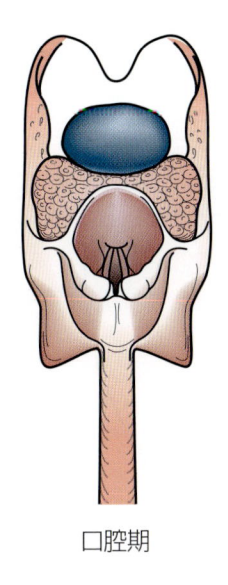

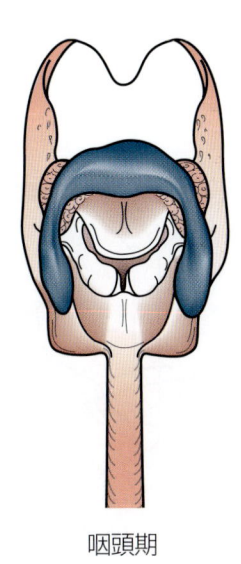

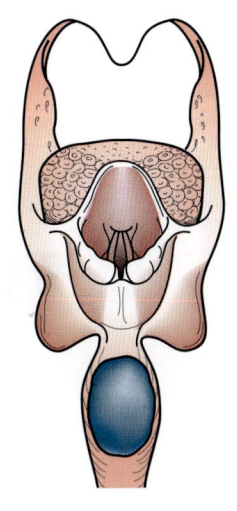

口腔期　　咽頭期　　食道期

# 頸部

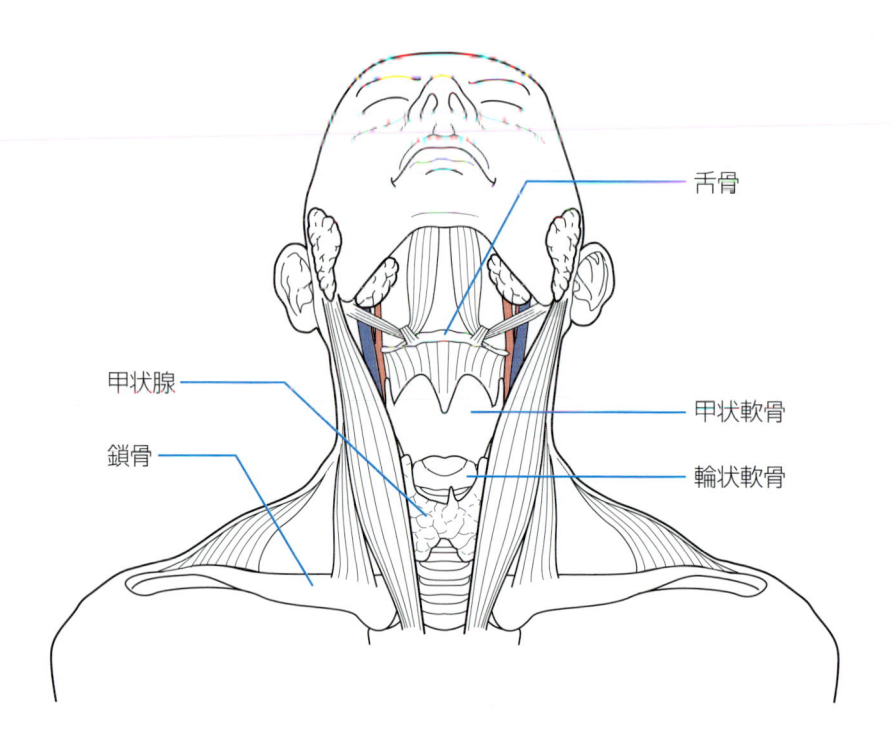

- 舌骨
- 甲状腺
- 甲状軟骨
- 鎖骨
- 輪状軟骨

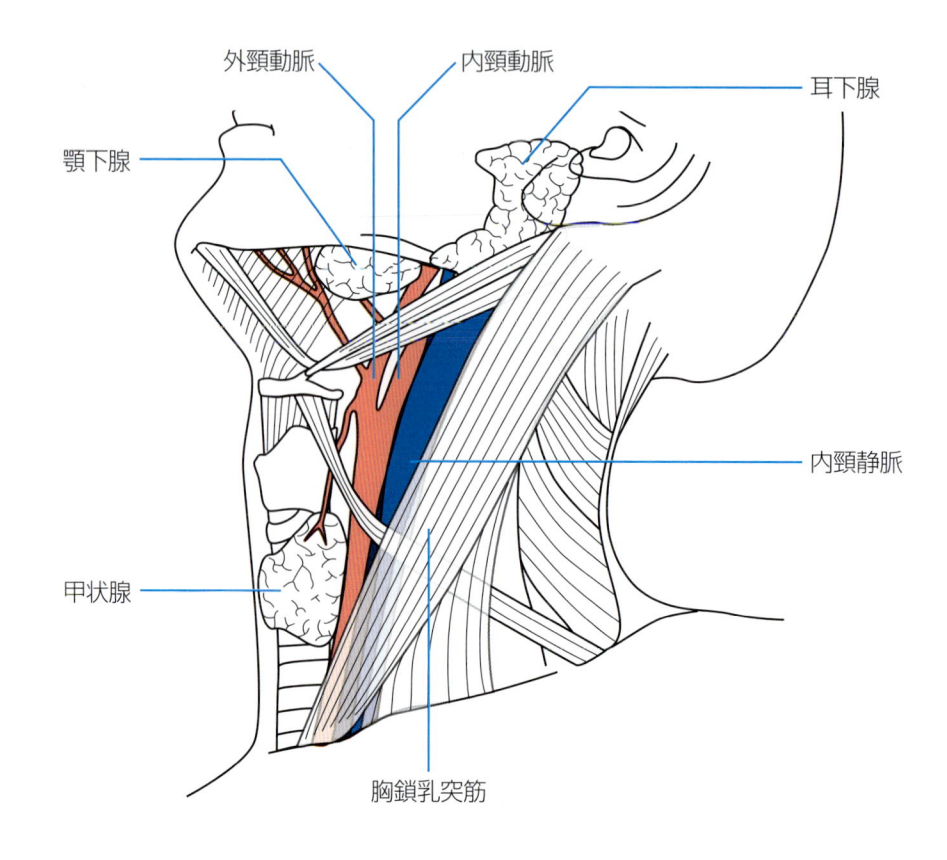

- 外頸動脈
- 内頸動脈
- 耳下腺
- 顎下腺
- 内頸静脈
- 甲状腺
- 胸鎖乳突筋

# 索引

## 和文索引

### あ

| | |
|---|---|
| 赤いポリープ | 111 |
| アクセント法 | 73, 111 |
| あくび-ため息法 | 71, 72, 111 |
| アセトアミノフェン | 5 |
| アデノウイルス性咽頭炎・扁桃炎 | 3 |
| アドレナリン | 88 |
| アナフィラクトイド紫斑病 | 65 |
| 　　　　扁桃摘出術 | 65 |
| アフタ | 5 |
| アメル® | 8 |
| アモキシシリン水和物 | 3 |
| アレビアチン® | 8 |
| アンカー強調嚥下法 | 236 |
| アンヒバ® | 5 |

### い

| | |
|---|---|
| 異型リンパ球 | 5 |
| 胃食道逆流 | 103, 108 |
| 胃食道逆流症 | 115, 120 |
| 　　　　治療方針 | 122 |
| 胃食道逆流を誘発しやすい病態 | 100 |
| イチゴ舌 | 3 |
| 異物症 | 48 |
| 　　CT検査 | 48 |
| 異物摘出のコツ | 7 |
| 咽喉頭異常感 | 145 |
| 咽喉頭異常感症 | 165 |
| 咽喉頭逆流症 | 96, 98, 99, 108 |
| 　　咽喉頭所見 | 101 |
| 咽喉頭酸逆流症 | 121 |
| 咽喉頭表在癌 | 150 |
| 咽喉頭麻酔 | 80 |
| 咽頭癌 | 145, 149 |
| 咽頭クリアランス | 217, 220 |
| 咽頭・喉頭全体の把握 | 35 |
| 咽頭残留 | 20 |
| 咽頭痛 | 2 |
| インピーダンス試験 | 105 |
| インフォームドコンセント | 139 |
| 　　嚥下障害の外科的治療 | 232 |

| | |
|---|---|
| 痙攣性発声障害 | 162 |
| 若年型喉頭乳頭腫症 | 139 |
| 両側反回神経麻痺 | 209 |

### う

| | |
|---|---|
| ウシコラーゲン | 156 |
| 裏声 | 178 |

### え

| | |
|---|---|
| エソメプラゾール | 123 |
| エリスロマイシン | 106 |
| 嚥下圧検査 | 21 |
| 嚥下関連筋群の強化トレーニング | 236 |
| 嚥下機能改善手術 | 226 |
| 　　ICのポイント | 232 |
| 嚥下機能評価 | 218 |
| 嚥下研究会X線透視検査チャート | 21 |
| 嚥下後の咽頭クリアランス | 220 |
| 嚥下姿勢の工夫 | 235 |
| 嚥下障害 | 15, 76 |
| 　　外科的治療法 | 226, 232 |
| 　　リハビリテーション | 234 |
| 嚥下前誤嚥 | 20 |
| 嚥下造影検査 | 20 |
| 嚥下内視鏡 | 214 |
| 嚥下内視鏡検査 | 19, 214, 217, 220 |
| 　　評価チャート | 215 |
| 嚥下パターン訓練 | 237 |
| 嚥下反射惹起の促通のための訓練 | 237 |
| 嚥下リハ | 234 |
| 炎症性疾患 | 48 |
| 　　CT検査 | 48 |

### お

| | |
|---|---|
| オゼックス® | 4, 6 |
| オメプラール® | 123 |
| オメプラゾール | 123 |
| 表声 | 178 |
| 音響分析 | 12 |
| 音声安静期間 | 112 |
| 音声機能検査 | 77 |
| 音声訓練 | 156 |
| 音声訓練の原理 | 71 |

| | |
|---|---|
| 音声訓練法 | 70 |
| 音声検査 | 40 |
| 音声治療 | 69, 76, 111, 117 |
| 　　小児の場合 | 118 |
| 音声の音響分析 | 77 |
| 音声の聴覚心理的評価 | 77 |
| 音声の評価方法 | 76 |

### か

| | |
|---|---|
| ガーダシル® | 140 |
| カーテン徴候 | 216 |
| 外転型痙攣性発声障害 | 158 |
| 下咽頭 | 36 |
| 下咽頭癌 | 145 |
| 下咽頭頸部食道癌 | 167 |
| 下咽頭・喉頭 | 54 |
| 　　MRI | 54 |
| 過緊張性発声障害 | 12 |
| 顎突出法 | 236 |
| ガスモチン® | 123 |
| 画像の記録法 | 38 |
| カモスタットメシル塩酸 | 106 |
| カルバマゼピン | 5, 8 |
| カロナール® | 5 |
| 癌 | 11 |
| 簡易嚥下誘発テスト | 19 |
| 患児の賛同 | 139 |
| 関節リウマチ | 203 |
| 感染防御方法 | 144 |

### き

| | |
|---|---|
| 気管孔維持 | 206 |
| 気管孔レチナ | 210 |
| 気管切開術 | 90 |
| 気管挿管 | 89, 209 |
| 季節性喉頭アレルギー | 97 |
| 気道確保 | 88 |
| 逆流症状インデックス | 122 |
| 逆流所見スコア | 122 |
| 逆流性食道炎 | 103, 168 |
| 急性咽頭炎・扁桃炎の重症度スコア | 4 |
| 急性喉頭炎 | 13 |
| 急性喉頭蓋炎 | 6, 13, 86, 92 |
| 　　インフォームドコンセント | 93 |

| | |
|---|---|
| 吸入ステロイド | 110, 117, 123 |
| キュバール® | 110, 123 |
| 胸肋鎖骨過形成症 | 65 |
| 　　　　扁桃摘出術 | 65 |
| 局所性ジストニア | 158 |
| 鬱血気道障害 | 106 |

## く

| | |
|---|---|
| 空気力学的検査 | 12, 46, 77 |
| クラバモックス® | 3, 4 |
| クラビット® | 5, 6 |
| クラブラン酸カリウム | 3 |
| クリンダマイシン | 5, 88 |

## け

| | |
|---|---|
| 経口的咽喉頭部分切除術 | 151 |
| 頸動脈小体腫瘍 | 58 |
| 　　　　MRI | 58 |
| 経鼻胃管症候群 | 204 |
| 頸部腫瘤 | 147 |
| 痙攣性発声障害 | 11, 14, 76, 158 |
| 外科的気道確保 | 89 |
| 結核 | 141 |
| 血管拡張を伴う赤いポリープ | 111 |
| 血管腫 | 55 |
| 　　　　MRI | 55 |
| 結節 | 11 |
| 血中酸素飽和度モニター | 18 |
| ケナコルト-A® | 118 |

## こ

| | |
|---|---|
| 口蓋扁桃癌 | 146 |
| 甲状軟骨下顎骨固定術 | 229 |
| 甲状軟骨形成術Ⅰ型 | 156, 193 |
| 　　　　手術手技 | 189 |
| 甲状披裂筋切除術 | 158 |
| 硬性喉頭鏡の一覧 | 30 |
| 硬性喉頭ファイバースコープ | 182 |
| 喉頭アレルギー | 96, 97 |
| 喉頭蓋嚢胞 | 78, 130 |
| 喉頭蓋の観察 | 35 |
| 喉頭下降期型誤嚥 | 20 |
| 喉頭癌 | 78, 108, 145 |
| 喉頭気管乳頭腫症 | 132 |
| 喉頭気管分離術 | 230 |
| 喉頭挙上期型誤嚥 | 20 |
| 喉頭挙上術 | 228 |
| 喉頭結核 | 141 |

| | |
|---|---|
| 喉頭斜位 | 36 |
| 喉頭小嚢囊胞 | 130 |
| 喉頭上皮過形成症 | 171 |
| 喉頭ストロボスコピー | 12, 26 |
| 　　　　声帯結節 | 116 |
| 　　　　声帯ポリープ | 90 |
| 喉頭内視鏡 | 116 |
| 　　　　声帯結節 | 116 |
| 喉頭内視鏡検査 | 10, 34 |
| 　　　　ポイント | 182 |
| 　　　　両側声帯麻痺 | 205 |
| 喉頭肉芽腫 | 102 |
| 喉頭肉芽腫症 | 120 |
| 喉頭乳頭腫 | 78, 132 |
| 　　　　内視鏡所見 | 133 |
| 喉頭粘膜上皮におけるペプシンの役割 | 108 |
| 喉頭嚢胞 | 126 |
| 喉頭の画像記録 | 38 |
| 喉頭微細手術 | 82, 111, 118, 174 |
| 喉頭ファイバースコープ | 182 |
| 喉頭麻痺 | 202 |
| 喉頭流入 | 20 |
| 後部声門狭窄 | 203 |
| 声変わり障害 | 177 |
| 声の衛生 | 155 |
| 声の衛生指導 | 74, 76, 110, 117, 123 |
| 声の高さの検査 | 44 |
| 声の強さの検査 | 44 |
| 誤嚥防止手術 | 229 |
| 　　　　IC のポイント | 233 |
| 呼吸器症状を訴える症例 | 51 |
| 　　　　CT 検査 | 51 |
| 呼吸筋トレーニング | 238 |
| コラーゲン | 156 |

## さ

| | |
|---|---|
| サーバリックス® | 140 |
| 最長持続発声時間 | 110 |
| 　　　　甲状軟骨形成術Ⅰ型 | 191 |
| 最長発声持続時間 | 12, 45, 77 |
| 再発性乳頭腫 | 139 |
| 嗄声 | 9, 127, 132 |
| サワシリン® | 3, 4 |

## し

| | |
|---|---|
| 自家筋膜移植 | 156 |
| 自然炎症 | 94 |

| | |
|---|---|
| 耳痛 | 145 |
| 耳閉感 | 145 |
| シメチジン | 5 |
| ジスロマック® | 5 |
| 若年型喉頭乳頭腫症 | 139 |
| ジャクソン喉頭直達鏡 | 119 |
| 習慣性扁桃炎 | 62 |
| 　　　　扁桃摘出術 | 62 |
| 術後性両側声帯麻痺の気道管理 | 206 |
| 腫瘍性疾患 | 49 |
| 　　　　CT 検査 | 49 |
| 上咽頭 | 53 |
| 　　　　MRI | 53 |
| 上咽頭癌 | 145 |
| 　　　　MRI | 54 |
| 小水疱 | 5 |
| 掌蹠膿疱症 | 62 |
| 　　　　扁桃摘出術 | 62 |
| 掌蹠膿疱症重症度指数 | 63 |
| 掌蹠膿疱症性関節炎 | 65 |
| 小児結節 | 115 |
| 小児嗄声 | 115 |
| 上部消化管透視検査 | 104 |
| 上部消化管内視鏡検査 | 103 |
| 　　　　両側声帯麻痺 | 205 |
| 上部食道内視鏡検査 | 22 |
| 食形態の工夫 | 236 |
| 食道アカラシア | 169 |
| 食道内圧検査 | 105 |
| 食道バルーン訓練 | 237 |
| 食道表在癌 | 150 |
| 食物テスト | 18 |
| 白いポリープ | 112 |
| 心因性失声症 | 73 |
| 心因性発声障害 | 12 |
| 滲出性中耳炎 | 145 |

## す

| | |
|---|---|
| 随意的嚥下法 | 236 |
| ステロイド | 88, 118 |
| ステロイドパルス療法 | 64 |
| 　　　　扁桃摘出術 | 64 |
| ストロボスコピー | 102 |
| 　　　　咽喉頭逆流症 | 102 |
| スピーチカニューレ | 206 |
| スピーチバルブ | 210 |

258 ●索引

## せ

| 項目 | ページ |
|---|---|
| 性器疣贅 | 140 |
| 声区 | 178 |
| 声帯萎縮 | 76 |
| 声帯横隔膜症 | 78, 134 |
| 声帯外転障害 | 14 |
| 声帯結節 | 76, 115 |
| 　　喉頭内視鏡所見 | 116 |
| 声帯結節やポリープと囊胞の鑑別 | 12 |
| 声帯再生術 | 156 |
| 声帯振動 | 26 |
| 声帯正中移動 | 191 |
| 声帯切除術 | 156 |
| 声帯注入術 | 156 |
| 声帯突起肉芽腫 | 121 |
| 声帯内側喉頭筋筋膜自家移植術 | 152 |
| 声帯囊胞 | 78, 126 |
| 声帯の内視鏡画像 | 77 |
| 声帯の白色性病変 | 102 |
| 声帯白板症 | 78, 171 |
| 声帯瘢痕性病変 | 12 |
| 声帯ポリープ | 76, 78, 82, 109 |
| 声帯麻痺 | 202 |
| 　　原因 | 185 |
| 　　診断 | 182 |
| 　　CT 検査 | 48 |
| 声帯溝症 | 152 |
| 声門開大術 | 206, 209 |
| 声門上癌 | 145 |
| 声門閉鎖不全 | 72, 76 |
| 切開排膿のコツ | 4 |
| 舌根部，喉頭蓋谷の観察 | 35 |
| 接触性肉芽腫 | 121 |
| 舌背挙上訓練 | 236 |
| セフカペンピボキシル塩酸塩水和物 | 3 |
| セフジトレンピボキシル | 3 |
| セフトリアキソンナトリウム水和物 | 5 |
| セレスタミン® | 117 |
| 尖圭コンジローマ | 140 |
| 穿刺吸引細胞診 | 142 |
| 前舌保持嚥下法 | 237 |

## そ

| 項目 | ページ |
|---|---|
| 挿管性肉芽腫 | 123 |
| 早期咽頭流入 | 20 |
| 組織リモデリング | 94 |
| ソル・コーテフ® | 88 |

## た

| 項目 | ページ |
|---|---|
| 唾液腺 | 54 |
| 　　MRI | 54 |
| 唾液腺腫瘍 | 57 |
| 　　MRI | 57 |
| タガメット® | 5 |
| 多系統萎縮症 | 205 |
| 竹節状声帯結節 | 116 |
| タケプロン® | 8, 117, 123 |
| 脱力を伴うため息法 | 71 |
| ダラシン® | 88 |
| ダラシンS® | 5 |
| 胆汁の逆流 | 106 |

## ち

| 項目 | ページ |
|---|---|
| チアマゾール | 5 |
| チック | 103 |
| 中咽頭 | 54 |
| 　　MRI | 54 |
| 中咽頭癌 | 145, 149 |
| 中枢性発声障害 | 14 |
| 直達喉頭鏡検査 | 205 |
| 　　両側声帯麻痺 | 205 |
| 貯留囊胞 | 127 |
| 治療的電気刺激療法 | 237 |

## つ

| 項目 | ページ |
|---|---|
| 通年性喉頭アレルギー | 97 |

## て

| 項目 | ページ |
|---|---|
| テグレトール® | 5, 8 |
| 鉄欠乏症候群 | 168 |
| 鉄欠乏性嚥下困難 | 168 |
| 転移性頸部リンパ節腫大 | 147 |
| てんかん発作 | 103 |
| 電子スコープ | 116 |
| 　　声帯結節 | 116 |
| 伝染性単核球症 | 5 |

## と

| 項目 | ページ |
|---|---|
| 頭頸部癌術後の嚥下障害 | 240 |
| 頭頸部癌治療後の嚥下リハビリテーション | 240 |
| 頭部挙上法 | 236 |
| 特発性食道拡張症 | 169 |
| 特発性食道痙攣 | 170 |
| トスフロキサシントシル酸塩水和物 | 4 |
| 特発性肉芽腫 | 121 |
| トラネキサム酸 | 117 |
| トランサミン® | 117 |
| トリアムシノロンアセトニド | 118 |
| トリメブチンマレイン塩酸 | 106 |

## な

| 項目 | ページ |
|---|---|
| 内視鏡下喉頭手術 | 78, 82 |
| 　　インフォームドコンセント | 82 |
| 内視鏡的咽喉頭手術 | 150 |
| 内転型痙攣性発声障害 | 12, 158 |
| 難治性声帯炎 | 78 |
| 難聴 | 145 |

## に

| 項目 | ページ |
|---|---|
| 乳頭腫 | 11 |

## ね

| 項目 | ページ |
|---|---|
| ネキシウム® | 123 |

## の

| 項目 | ページ |
|---|---|
| 囊胞 | 11 |
| 囊胞の喉頭ストロボスコピー所見 | 129 |
| 囊胞壁破損時の対応 | 130 |

## は

| 項目 | ページ |
|---|---|
| 白板症 | 11 |
| パターソン・ケリー症候群 | 168 |
| 白血球の減少 | 5 |
| 発声訓練 | 117 |
| 発声持続時間の測定 | 44 |
| 発声時の声門閉鎖不全 | 72 |
| 発声能力検査 | 43 |
| 発熱 | 3 |
| ハミング法 | 71, 72 |
| パリエット® | 8, 123 |
| パルミコート® | 110, 117, 123 |
| 反回神経麻痺 | 14, 49, 202, 209 |
| 反復唾液飲みテスト | 18 |

## ひ

| 項目 | ページ |
|---|---|
| ヒアルロン酸 | 156 |
| 鼻咽腔の観察 | 35 |
| 鼻出血 | 145 |
| ヒスタミン $H_1$ 受容体拮抗薬 | 98 |
| 非挿管自発換気下麻酔 | 140 |
| 非挿管性肉芽腫 | 123 |
| ピッチの調節法 | 74 |
| ヒト乳頭腫ウイルス | 149 |

ヒトパピローマウイルス 132
ヒドロコルチゾン 88
鼻閉 145
披裂軟骨内転術 195, 200

## ふ

フェニトイン 8
腹式呼吸 73
プッシング法 71, 73
ブデソニド 117, 123
プリング法 71, 73
フルタイド® 117, 123
フルタイドエアー® 110
フルタイドディスカス® 110
フルチカゾン 123
フルチカゾンプロピオン酸エステル 117
プロトンポンプ阻害薬 105, 123
プロトンポンプ阻害薬テスト 98
フロモックス® 3, 4
噴門痙攣症 169

## へ

平均呼気流率 191
　甲状軟骨形成術I型 191
閉口での咳払い 71
ベクロメタゾン 123
ペプシン 108
ヘルパンギーナ 5
変声障害 177
片側声帯麻痺 188
　音声改善手術の選択基準 183
　披裂軟骨内転術 195
扁桃周囲膿瘍 4, 48
　MRI 56
　扁桃摘出術 62
扁桃摘出術 62
　ステロイドパルス療法 64
扁桃病巣疾患 66
　扁桃摘出術 66
扁平上皮癌 7, 173

## ほ

包括的音声訓練法 73
ボスミン® 88
補中益気湯 136
ボツリヌス毒素注射 76
ボツリヌス毒素の甲状披裂筋内注

入療法 158
ポリープ 11
ポリープ切除術 80
ポリープ様声帯 78, 102
ホワイトアウト 19, 217, 220

## ま

マイクロデブリッダー 133
麻痺原因検索のポイント 185
麻痺と脱臼の鑑別 10
慢性炎症 94
慢性喉頭炎 94

## み

水飲みテスト 18

## め

メイアクトMS® 3, 4
迷走神経傍神経節腫 58
　MRI 58
メルカゾール® 5

## も

モーラ法 162
モサプリドクエン酸塩 123
モサプリドクエン酸塩水和物 106

## よ

ヨクイニン 136

## ら

ラインケ浮腫 11
ラウドネスの調節法 74
ラベプラゾールナトリウム 8, 123
ランソプラゾール 8, 117, 123

## り

六君子湯 106, 123
隆起性病変の鑑別 11
両側声帯運動障害 202
両側声帯麻痺 202
両側反回神経麻痺 13, 209
両側声帯麻痺例での喉頭内視鏡の
　観察ポイント 184
輪状咽頭筋切断術 227
輪状甲状膜穿刺術・切開術 89
輪状披裂関節炎 203
リンパ管腫 55

MRI 55

## る

類表皮囊胞 127
　喉頭ストロボスコピー所見 128

## れ

レキシン® 8
レチナ 210
レチノイン酸 137
レティナ 206
レボフロキサシン水和物 5

## ろ

ロセフィン® 5, 6

## わ

ワルチン腫瘍 58
　MRI 58

# 欧文索引

## 数字

13C呼気試験法による胃排泄能試
　験 105
24時間pHモニタリング 104, 108

## A

abductor spasmodic dysphonia
　（ABSD） 158
aciclovir 137
adductor spasmodic dysphonia
　（ADSD） 158
adult onset RRP（AORRP） 132
autologous transplantation of fascia
　into the vocal folds（ATFV） 152
A群β溶連菌 3

## B

botulinum toxin 158
BT療法 158

## C

Cervarix® 137
Chiari点 4
cidofovir 135, 140

| | | |
|---|---|---|
| cough prolonged to a hum | 74 | |
| cricoarytenoid arthritis | 203 | |
| CT 検査 | 47 | |

### D

| | |
|---|---|
| diaphragmatic breathing | 73 |
| digital subtraction angiography (DSA) | 59 |
| d-クロルフェニラミンマレイン酸塩・ベタメタゾン配合 | 117 |

### E

| | |
|---|---|
| Ejnell 法 | 210 |
| endoscopic laryngo-pharyngeal surgery (ELPS) | 150 |
| epithelial hyperplasia | 171 |
| esophagogastroduodenoscopy (EGD) | 22 |

### F

| | |
|---|---|
| falsetto | 178 |
| fiberoptic endoscopic evaluation of swallowing (FEES) | 214 |
| FNAC (fine needle aspiration cytology) | 142 |

### G

| | |
|---|---|
| GARDASIL® | 137 |
| gastroesophageal reflux disease (GERD) | 115, 120 |
| 治療 | 122 |
| glottal incompetence | 73 |
| GRBAS 尺度（スケール） | 10, 42, 77 |

### H

| | |
|---|---|
| $H_2$ ブロッカー | 106 |
| homeostatic inflammation | 94 |
| human papillomavirus (HPV) | 132, 149 |

### I

| | |
|---|---|
| I3C (indole-3-carbinol) | 136 |
| IgA 腎症 | 63 |
| 扁桃摘出術 | 63 |
| informed consent | 139 |
| interferon-α | 134 |

### J

| | |
|---|---|
| juvenile onset RRP (JORRP) | 132, 139 |

### K

| | |
|---|---|
| Kayser-Gutzmann 法 | 71, 178 |
| Killian 三角 | 169 |
| K-point 刺激法 | 237 |

### L

| | |
|---|---|
| laryngomicrosurgery | 82, 111, 118 |
| laryngopharyngeal reflux disease (LPRD) | 96, 99, 121 |

### M

| | |
|---|---|
| Maragos 法 | 197 |
| maximum phonation time (MPT) | 12, 45, 77, 110 |
| mean flow rate (MFR) | 12 |
| Mendelsohn 法 | 236 |
| modal | 178 |
| moderate dysplasia | 173 |
| MRI 検査 | 53 |
| mutational dysphonia | 177 |
| mutational falsetto | 177 |

### N

| | |
|---|---|
| narrow field laryngectomy | 230 |
| nasogastric tube syndrome | 204 |

### O

| | |
|---|---|
| one airway one disease | 96 |

### P

| | |
|---|---|
| Palmoplantar Pustulosis Area and Severity Index (PPPASI) | 63 |
| paradoxical vocal fold movement | 14 |
| parent permission | 139 |
| patient assent | 139 |
| Pegasys® | 135 |
| peginterferon α-2a | 135 |
| Plummer-Vinson 症候群 | 168 |
| posterior glottic laryngeal stenosis | 203 |
| preternatural pocket | 169 |
| proton pump inhibitor (PPI) | 98, 105, 123 |
| puberphonia | 177 |

### Q

| | |
|---|---|
| pustulotic arthro-osteitis (PAO) | 65 |
| QuantiFERON TB (QFT) | 142 |

### R

| | |
|---|---|
| recurrent respiratory papillomatosis (RRP) | 132, 139 |
| reflux finding score (RFS) | 122 |
| reflux symptom index (RSI) | 122 |
| repetitive saliva swallowing test (RSST) | 18 |
| resonant voice therapy | 73 |

### S

| | |
|---|---|
| severe dysplasia | 173 |
| Shaker 法 | 236 |
| silent aspiration | 217 |
| silent cough | 73 |
| simple swallowing provocation test (SSPT) | 19 |
| slicing mucosa surgical technique | 156 |
| spasmodic dysphonia (SD) | 158 |
| sterno-costo-clavicular hyperostosis (SCCH) | 65 |

### T

| | |
|---|---|
| TAM | 159 |
| therapeutic electrical stimulation | 237 |
| thermal stimulation | 237 |
| Thompson 点 | 4 |
| thyroarytenoid myectomy Muta method (TAM) | 158 |
| tongue holding swallow (THS) | 237 |
| TP2 | 160 |
| transoral videolaryngoscopic surgery (TOVS) | 151 |
| type 2 thyroplasty (TP2) | 158 |

### U

| | |
|---|---|
| Um-Hum 法 | 71 |

### V

| | |
|---|---|
| videoendoscopic evaluation [examination] of swallowing (VE) | 19, 214 |

| | | |
|---|---|---|
| videofluorographic examination of swallowing (VF) 20 | voice handicap index (VHI) 77 | white lesion 171 |
| vocal function exercise 73, 180 | voice handicap index (VHI)-10 13 | white out 現象 217 |
| vocal hygiene 74 | **W** | **Z** |
| vocal process granuloma 121 | Warthin 腫瘍 58 | Zenker 憩室 169 |
| vocal register 178 | ─ MRI 58 | |

**ENT臨床フロンティア**
イーエヌティ りんしょう
"Frontier" Clinical Series of the Ear, Nose and Throat

## のどの異常とプライマリケア
 い じょう

2013年5月15日　初版第1刷発行 ⓒ〔検印省略〕

| | |
|---|---|
| 専門編集 | 久　育男（ひさ　やすお） |
| 発行者 | 平田　直 |
| 発行所 | 株式会社 中山書店 |
| | 〒113-8666　東京都文京区白山1-25-14 |
| | TEL 03-3813-1100（代表）　振替 00130-5-196565 |
| | http://www.nakayamashoten.co.jp/ |
| 装丁 | 花本浩一（麒麟三隻館） |
| DTP・本文デザイン | 株式会社明昌堂 |
| 印刷・製本 | 三松堂株式会社 |

ISBN978-4-521-73464-4

Published by Nakayama Shoten Co., Ltd.　　　　　　Printed in Japan
落丁・乱丁の場合はお取り替えいたします

・本書の複製権・上映権・譲渡権・公衆送信権（送信可能化権を含む）は株式会社中山書店が保有します．

・ JCOPY ＜（社）出版者著作権管理機構 委託出版物＞
本書の無断複写は著作権法上での例外を除き禁じられています．複写される場合は，そのつど事前に，（社）出版者著作権管理機構（電話 03-3513-6969，FAX 03-3513-6979，e-mail: info@jcopy.or.jp）の許諾を得てください．

本書をスキャン・デジタルデータ化するなどの複製を無許諾で行う行為は，著作権法上での限られた例外（「私的使用のための複製」など）を除き著作権法違反となります．なお，大学・病院・企業などにおいて，内部的に業務上使用する目的で上記の行為を行うことは，私的使用には該当せず違法です．また私的使用のためであっても，代行業者等の第三者に依頼して使用する本人以外の者が上記の行為を行うことは違法です．

実地医家の日常診療で遭遇する実際的なテーマを中心にとりあげ,
診療実践のスキルと高度な専門知識をわかりやすく解説

# ENT[耳鼻咽喉科] 臨床フロンティア

**全10冊**

編集委員●小林俊光(東北大学) 髙橋晴雄(長崎大学) 浦野正美(浦野耳鼻咽喉科医院)

●B5判／並製／オールカラー／各巻平均280頁／本体予価13,000円

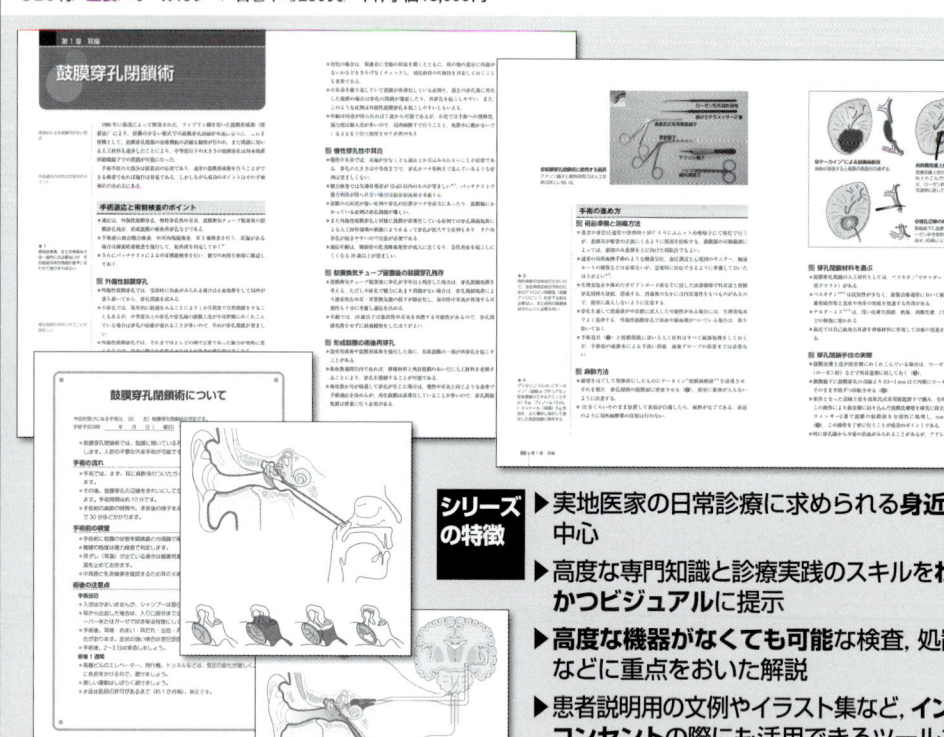

## シリーズの特徴

▶ 実地医家の日常診療に求められる**身近なテーマ**が中心

▶ 高度な専門知識と診療実践のスキルを**わかりやすく,かつビジュアルに提示**

▶ **高度な機器がなくても可能な検査,処置,小手術**などに重点をおいた解説

▶ 患者説明用の文例やイラスト集など,**インフォームド・コンセントの際にも活用できるツールを提供**
（イラスト集は弊社ホームページより画像データをダウンロードしてご利用いただけます）

## 全10冊の構成と専門編集

| | | |
|---|---|---|
| ■ 実戦的耳鼻咽喉科検査法 | 小林俊光(東北大学) | 定価(本体13,000円+税) |
| ■ 耳鼻咽喉科の外来処置・外来小手術 | 浦野正美(浦野耳鼻咽喉科医院) | 定価(本体13,000円+税) |
| ■ 急性難聴の鑑別とその対処 | 髙橋晴雄(長崎大学) | 定価(本体13,000円+税) |
| ■ めまいを見分ける・治療する | 内藤 泰(神戸市立医療センター中央市民病院) | 定価(本体13,000円+税) |
| ■ がんを見逃さない―頭頸部癌診療の最前線 | 岸本誠司(東京医科歯科大学) | 定価(本体13,000円+税) |
| □ のどの異常とプライマリケア | 久 育男(京都府立医科大学) | 定価(本体13,000円+税) |
| □ 口腔・咽頭疾患,歯牙疾患の臨床 | 黒野祐一(鹿児島大学) | |
| □ 風邪症候群と関連疾患―そのすべてを知ろう | 川内秀之(島根大学) | |
| □ 子どもを診る・高齢者を診る―耳鼻咽喉科外来診療マニュアル | 山岨達也(東京大学) | |
| □ 耳鼻咽喉科 最新薬物療法マニュアル―選び方・使い方 | 市村恵一(自治医科大学) | |

※諸事情によりタイトルなど変更する場合がございます.

### お得なセット価格のご案内

全10冊予価合計
**130,000円+税**
↓
セット価格
**117,000円+税**

**13,000円おトク!!**

※お支払は前金制です.
※送料サービスです.
※お申し込みはお出入りの書店または直接中山書店までお願いします.

**中山書店** 〒113-8666 東京都文京区白山1-25-14
TEL 03-3813-1100 FAX 03-3816-1015
http://www.nakayamashoten.co.jp/